Luce Brett

Ich bin nicht ganz dicht

Luce Brett

Ich bin nicht ganz dicht

Eine Frau spricht Klartext und bricht das Tabu Inkontinenz

Aus dem Englischen übersetzt
von Beate Brandt

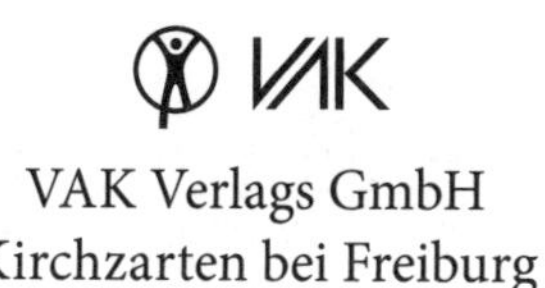

VAK Verlags GmbH
Kirchzarten bei Freiburg

Titel der englischen Originalausgabe: *PMSL*

Die englische Originalausgabe mit der ISBN 978-1-4729-7748-9 ist erschienen bei Green Tree, Bloomsbury Publishing Plc, London, UK.

Verlag und Autorin haben sich um eine inklusive Sprache bemüht. Die englische Sprache kennt keine weiblichen und männlichen Formen von Substantiven, für die deutsche Übersetzung mussten daher Anpassungen vorgenommen werden.

Bibliografische Information der Deutschen Nationalbibliothek
Die Deutsche Nationalbibliothek verzeichnet diese Publikation in der Deutschen Nationalbibliografie; detaillierte bibliografische Daten sind im Internet über http://dnb.d-nb.de abrufbar.

VAK Verlags GmbH
Eschbachstraße 5
79199 Kirchzarten
Deutschland
www.vakverlag.de

Übersetzung: Beate Brandt
Lektorat: Nadine Britsch
Illustrationen: Jasmine Parker, Jasmineillustration.com
Layout: Richard Kiefer
Umschlag: Kathrin Steigerwald
Satz & Druck: Friedrich Pustet GmbH & Co. KG, Regensburg
Printed in Germany
ISBN: 978-3-86731-250-9

Für alle,
die auch nicht ganz dicht sind.

„Stigma, das"
Substantiv, Neutrum

„Etwas, wodurch etwas oder jemand deutlich sichtbar in einer bestimmten, meist negativen Weise gekennzeichnet ist und sich dadurch von anderem unterscheidet."[1]

Duden

„Blasenschwäche betrifft einen von drei Menschen und ist verbreiteter als Heuschnupfen."[2]

World Federation for Incontinence and Pelvic Problems

Inhaltsverzeichnis

Hinweise von Autorin und Verlag

Um die Privatsphäre von Familienmitgliedern, Freundinnen und Freunden, Kolleginnen und Kollegen sowie Mitarbeiterinnen und Mitarbeitern im Gesundheitswesen zu schützen, bei denen ich in Behandlung war, habe ich persönliche Informationen, Daten und Details zu meinen Klinikaufenthalten teilweise verändert. Der Buchinhalt entspricht trotz dieser Anonymisierung natürlich in allen Teilen der Wahrheit und basiert auf meinen Erfahrungen und Erinnerungen.

Dieses Buch dient der Information über Möglichkeiten der Gesundheitsvorsorge. Wer diese Informationen anwendet, tut dies in eigener Verantwortung. Autorin und Verlag beabsichtigen nicht, Diagnosen zu stellen oder Therapieempfehlungen zu geben. Die vorgestellten Vorgehensweisen sind nicht als Ersatz für professionelle Behandlung bei ernsthaften Beschwerden zu verstehen.

VORWORT VON ELAINE MILLER

Physiotherapeutin, Comedienne, Fellow-Mitglied der *Chartered Society of Physiotherapists*

Es gibt Fragen, die man nicht so gerne hört, etwa „Warst du auch mal hübsch, Mama?" oder „Wer hat Sie denn eingeladen?" Die Frage „Machen Sie in die Hose?" stellt alle anderen aber ganz sicher in den Schatten. Das Thema Inkontinenz ist so sehr mit Tabus behaftet, dass eine Frage dieser Art wohl nur selten gestellt wird. Und wenn das Thema doch einmal aufkommt, lachen die meisten Betroffenen wohl am ehesten peinlich berührt kurz auf oder verneinen die Problematik. In meinem Fall sehen die Dinge etwas anders aus, denn als Physiotherapeutin, die auf Beckengesundheit spezialisiert ist, stelle ich diese Frage mehrmals pro Tag.

Die Statistiken zu Inkontinenz sind keine schöne Lektüre – eine von drei Frauen macht in die Hose, und rund jede Zehnte hat Probleme, den Stuhlgang zu kontrollieren.[1] Das ist ganz schön schockierend, oder? Schauen Sie sich im Büro, im Bus, Ihrem Yoga-Kurs, Ihrem Zuhause um – sobald drei Frauen anwesend sind, dann denkt aller Wahrscheinlichkeit nach eine von ihnen gerade die meiste Zeit an ihre Blase und ihren Darm. Inkontinenz betrifft Frauen aller Altersstufen, Ethnien und Gesellschaftsschichten – Frauen, die keine Kinder haben ebenso wie Mütter, die von einer Geburtsverletzung betroffen sind, sportliche Frauen ebenso wie Frauen, die vorwiegend sitzen. Statistisch gesehen kann man sagen: Allein die Tatsache, eine Frau zu sein, erhöht Ihr Risiko, inkontinent zu werden.[2,3,4,5,6] Ich glaube, dass wir dieses Thema stärker ins Rampenlicht rücken sollten, und deshalb war ich sofort begeistert, als Luce mir von ihren Plänen berichtete, ein Buch darüber zu schreiben.

Ich bin mir übrigens ziemlich sicher, dass die Statistiken lügen und die Zahlen zu niedrig sind. Es ist uns peinlich und wir reden nicht darüber. Eher selten wird wohl jemand die Frage „Machen Sie in die Hose?" laut und deutlich mit Ja beantworten.

Mich bringt so leicht nichts in Verlegenheit. Urin, Stuhl und Sex sind meine Lieblingsthemen. Der Beckenboden ist wie ein verlässliches Rechtssystem – sein Vorhandensein ist uns nicht jeden Tag bewusst, aber ohne dieses Konstrukt versinkt das Leben im Chaos. Die meisten Tage in meiner Praxis verbringe ich damit, armtief in betroffenen Frauen zu stecken und zu versuchen, ihre Kontinenz wiederherzustellen. Bevor Sie das falsch verstehen – ich liebe meine Arbeit. Mit Inkontinenz zu leben, erfordert eine Menge Planung und Organisation, und es ist großartig zu erleben, wenn Frauen das Haus wieder verlassen können, ohne eine riesige Tasche voller Wechselklamotten und einem Plan B im Gepäck. Die Geschichten, die ich in meiner Praxis über die Momente höre, in denen die schlimmsten Befürchtungen Realität wurden, sind immer wieder erschütternd. Inkontinenz kann ein ganzes Leben ruinieren.

Frustrierend ist für mich immer wieder, dass Frauen oft Jahre warten, bis sie sich Hilfe suchen. Das ärgert mich vor allem deshalb, weil Physiotherapie den meisten helfen kann. Ich fragte mich also, ob Humor ein Mittel sein könnte, mit dem Tabu und der Scham zu brechen, und so tat ich das, was auf der Hand lag – mein Hobby Stand-up-Comedy mit meiner Arbeit zu verbinden. Ich schrieb eine Nummer über den Beckenboden für einen Auftritt beim *Edinburgh Fringe Festival*, in dem Wissen, dass Comedy bei Gesundheitsthemen ein wunderbares Medium sein kann. Man muss lediglich darauf achten, dass das Problem selbst zur Zielscheibe des Witzes wird und nicht die Person mit dem Problem.

Auf der Internetseite *Mumsnet* finden sich unzählige Geschichten über Geburtsverletzungen, Prolaps (Vorfall von inneren Organen) und Hämorrhoiden. Seiten über Seiten, auf denen Frauen ehrlich über ihre Erfahrungen berichten, aufgrund der Anonymität meist mit brutaler Offenheit.

Hier stieß ich zum ersten Mal auf Luce Brett und ihren Blog über Inkontinenz. Er wirft einen umfassenden, witzigen, schonungslosen und mit Flüchen gespickten Blick auf die üblichen Abläufe in Kliniken und Praxen, und das auf absolut geniale Weise. Ihr Bericht über die einzelnen Untersuchungen fesselte mich. Ich selbst hatte diese Erfahrung noch nicht gemacht, und ich musste laut lachen über die Art und Weise, wie Ärztinnen und Ärzte die Dinge verkomplizieren. Luce war auch bereit, klar und deutlich ihre Wut und Angst zu äußern, sodass ich als Leserin komplett nachvollziehen konnte, wie sie sich fühlte, auch wenn es um schwierige Emotionen ging. Ich wollte diese geniale Frau finden und sie mir zur Freundin machen. Das tat ich dann auch, und seither haben wir unseren Beckenböden mit Lachen und Weintrinken schon so einiges zugemutet.

Es gibt nicht viele Menschen, die so für sich eintreten, wie Luce es für sich – und am Ende für uns alle – getan hat. Sie ist eine Patientin mit Fachwissen und somit laut der hierfür geltenden Definition „ausgestattet mit den Fähigkeiten, dem Selbstvertrauen und dem notwendigen Wissen, um informierte Entscheidungen über ihre eigene gesundheitliche Versorgung und den Umgang mit chronischen Erkrankungen zu treffen."[7] Das Gesundheitswesen braucht solche Patientinnen, die uns zeigen, was man besser machen kann (beispielsweise mit Fragen wie „Wo lege ich meinen Schlüpfer hin, wenn ich ihn für eine Untersuchung ausziehen muss?") und die uns daran erinnern, auch dann Mitgefühl zu zeigen, wenn Zeit und Ressourcen knapp bemessen sind. (Ein passendes Behältnis mit einem Schild darüber sollte nicht wirklich zur Debatte stehen müssen, finden Sie nicht auch?)

Dieses Buch sollte zur Pflichtlektüre für alle im Gesundheitswesen Tätigen werden. Es erinnert uns daran, dass hinter jedem Symptom ein Mensch steht. Luce erzählt auch von herausragenden Beispielen für eine gute und mitfühlende Betreuung. Wie Sie noch sehen werden, sollten wir uns alle bemühen, „ein bisschen mehr wie Carol" zu sein.

Irgendwie ist es Luce gelungen, einer Blasendysfunktion auch eine spaßige Seite abzugewinnen. Sie hat die seltene Gabe, die Peinlichkeit und Belastung eines Lebens mit Inkontinenz mit Humor zu beschreiben, ohne dabei die Herausforderungen herunterzuspielen. Gleichzeitig verleiht sie ihrer Wut darüber Ausdruck, dass statistisch gesehen viele Frauen einer unnötig traumatisierten, deprimierenden und inaktiven Zukunft mit Inkontinenz entgegensehen.

Offenheit ist das Gegenmittel für Tabus, und ich bin mir sicher, dass dieses Buch uns dazu bringen wird, über wichtige und intime Probleme zu sprechen und die Isolation und Scham zu überwinden, die Menschen davon abhält, sich Unterstützung zu suchen.

Wenn Sie eine Blase oder einen Darm haben, dann sollten Sie dieses Buch lesen.

Elaine Miller, Januar 2020

Wie alles begann, oder: Wie bin ich nur hier gelandet?

September 2007, Nebengebäude, Uniklinik, London

Als ich zum ersten Mal eine Physiotherapeutin für Frauengesundheit treffe, habe ich Angst. Ich bin zudem gestresst, verwirrt und komme zu spät. In meinem Kopf kreisen zahllose Fragen und Ängste, aber ich mache mir vor allem Gedanken über Sprache. Wie, frage ich mich, nenne ich meine beschädigten Körperteile? Sind Physiotherapeuten gesprächiger als Ärzte? Wenn es um die korrekten Begriffe geht, verwechsele ich vielleicht meine Vulva mit den Schamlippen und mache mich zur Idiotin, vor allem, weil ich nicht sicher bin, was wo und wie genäht wurde, wo die Narben beginnen und wo ich ende. Und wenn ich mich nicht richtig ausdrücken kann, was mache ich dann? Verfalle ich in Comic-Sprache? Werde ich womöglich vor lauter Panik platt und vulgär und beschäme beide Seiten?

Ich grübele noch darüber, als ich von einer jungen Frau mit australischem Akzent aufgerufen werde. Ich folge ihr durch einen langen Gang, vorbei an Büros, Fitnessräumen und Räumen voller Krücken. Dies ist ein Ort für Menschen, die echte gesundheitliche Probleme haben. Der Raum meiner Begleiterin ist frei von Krücken. Es gibt ein Waschbecken, eine Liege, einen Schreibtisch mit Stühlen und ein anatomisches Poster an der Wand. Auf dem Poster sieht man in Seitenansicht, wie ein Baby aus dem Geburtskanal austritt. Es flutscht einfach so heraus, ohne Blut oder größere Probleme.

Sie fragt mich nach meiner Erfahrung mit der Geburt und ich rezitiere die Highlights wie ein Gedicht, das ich für die Schule auswendig gelernt habe. Ich bin mittlerweile geübt darin, alles in chronologischer Reihenfolge aufzulisten und weiß genau, welche Fakten Mediziner zuerst hören wollen: erste Schwangerschaft, erstes Baby, voll ausgetragen, Lebendgeburt, Spontangeburt, keine vorherige Inkontinenz. Ich höre mich an wie ein Roboter, aber ich kann es mir einfach nicht erlauben, jetzt emotional zu werden.

Die Haut der Therapeutin, die in den Zwanzigern sein muss, ist glatt und strahlend. Trotzdem glaube ich, dass sie erfahren ist. Wie aufs Stichwort nickt und seufzt sie und hebt die Augenbrauen. Ich schaue nicht zu genau hin, für den Fall, dass sie nett und mitfühlend ist, und erzähle meine Geschichte lieber dem staubigen Plastikmodell einer Hüfte, das in ihrem Regal steht.

Sie fragt nach Situationen, in denen ich den Urin nicht halten kann – meine erste Hausaufgabe im Fach Inkontinenz. Ich zähle auf: gehen, laufen, strecken, husten, niesen, ein Baby hochnehmen, pupsen, rufen, weinen, stehen, große Schritte machen, in den Bus einsteigen, Gymnastik machen, Treppen steigen …

Ich schaue auf und sehe, wie sie mich anstarrt. Spätestens beim Pupsen hatte ich ihre volle Aufmerksamkeit.

Es ist so unglaublich intim, dass mir erst kurz vor der Untersuchung, als ich schon mit nacktem Unterkörper und aufgestellten Knien auf der Papierunterlage liege, bewusst wird, dass ich nicht einmal weiß, wie sie heißt.

Irgendwie fühlt es sich nicht nach dem richtigen Moment an, nach ihrem Namen zu fragen.

„Jetzt wird es ein wenig kalt …", sagt sie und legt los. Ihre Hand ist zum Pfadfindergruß geformt und fühlt sich durch die Handschuhe und das Gleitmittel kalt und glitschig an. Sie hat „Übungen" für mich, die ich machen soll. Anheben und Zusammendrücken. Für einen längeren oder kürzeren Moment soll ich ihre Finger mit dem Beckenboden umfassen. Ich kann ihre Fingerknöchel spüren, muss mich aber unheimlich konzentrieren, um sie zusammenzudrücken und wie angewiesen in den Griff zu bekommen, vor allem, weil ich gleichzeitig versuche, auch ihrem anderen Rat zu folgen: „Sie müssen sich nicht schämen, Luce."

Ich entschuldige mich. Ich möchte alles richtig machen, obwohl ich kaum glauben kann, was mir da gerade passiert. In den Baby-Büchern gibt es kein Kapitel über den passenden Smalltalk, während eine fremde Hand in dir steckt.

„Versuchen Sie sich zu entspannen", sagt sie, während ich versuche zu ignorieren, dass sie gerade meinen Analreflex geprüft hat und ich spürbar zusammengezuckt bin. Ich sollte das Wort „anal" nicht so schrecklich finden, ich bin schließlich erwachsen. Aber ich bin auch am Limit. Die vergangenen Wochen waren eine wilde Mischung aus Schock, Erschöpfung, gruseligen Ammenmärchen und Erniedrigung, und ich wünsche mir derzeit vor allem eins: einen Reset-Knopf. Ich möchte mein Leben bis zu dem Moment zurückspulen, in dem ich Mutter wurde. Oder vielleicht zu dem Moment kurz danach, als ich sauber gewaschen im Krankenhausbett lag. Stattdessen liege ich nun hier.

Ich konzentriere mich auf das Baby auf dem Poster. Seine Augen sind geschlossen und es gleitet wie ein kleiner Frosch aus seiner Mutter heraus. Ich bin nervös und gereizt zugleich. Aber ich bin auch von Natur aus fügsam und leicht zu motivieren.

„Wer A sagt, muss auch B sagen", denke ich und presse und halte und presse und halte, während sie die Sekunden zählt. Ich kann das schaffen. Ich bin eine erwachsene Frau und sie ist nicht die Erste, die meine malträtierte Muschi auf Schäden untersucht. Und vielleicht kann diese junge Frau in ihrem sportlichen Poloshirt mir im Gegensatz zu allen anderen praktische Hilfe bieten. Speziell in punkto Anspannen und Halten.

Meine Gedanken wandern zu meinem Baby, das im Warteraum bei einer Freundin ist. Täglich entfaltet und öffnet mein kleiner Sohn sich mehr, wie ein kleiner Kohlkopf. Er schläft mit weit ausgebreiteten Armen, ein pummeliger Jesus mit neugierigen schwarzen Augen. Beim Gedanken an ihn spüre ich die Milch einschießen. Aber dann blendet mich plötzlich die Sonne, die durch das Fenster fällt, und das gute Gefühl verschwindet jäh. Fenster erinnern mich an den Kreißsaal. Sie machen mir Angst und lösen unangenehme Gefühle aus.

Ich schließe erneut die Augen und reiße mich mit ausgebreiteten Beinen zusammen. Die Physiotherapeutin bittet mich, jetzt ganz fest zuzudrücken. Aus ihrem Mund tönt es: „Halten, halten, halten."

Ich kann nicht so richtig fühlen, was ich da mache, aber ich lerne schnell, und was mir an Technik fehlt, mache ich durch Willenskraft und Begeisterung wett. Und Angst. Sie hat immer noch die Hand in mir, und ich möchte sie nicht verärgern. Ich drücke und presse und ziehe und halte. Ich liefere eine echte Glanzleistung ab. Ich möchte eine erstklassige Patientin sein, fast so sehr, wie ich wieder ganz ich selbst sein will.

Und dann ist es vorbei.

„Ziehen Sie sich bitte an, dann reden wir über das Ergebnis", sagt sie und zieht die Handschuhe aus.

Wir tauschen ein paar Nettigkeiten aus, während ich mich anziehe und mit Papierhandtüchern abwische. Es gab nichts, wo ich meine Sachen hätte aufhängen können, also hatte ich sie einfach zusammengeknüllt und zu einem Ball gerollt, aus Angst, sie könne die Einlage in meiner Unterhose sehen. Sie fragt mich, was ich heute noch vorhabe. Die ehrliche Antwort lautet, dass ich den Nachmittag wahrscheinlich damit verbringen werde, mit meinem Sohn unter dem Esstisch zu liegen. Er scheint lieber in Ecken zu starren als auf seinen nagelneuen Spielbogen, und ich mag es dort, weil es kühl und dunkel ist und wir zwei für uns sind. Aber das kann ich ihr nicht erzählen, weil es doch ein wenig gestört klingen könnte.

Dennoch tut das Geplauder seine Wirkung. Es nimmt mir das Gefühl der Erniedrigung, und ich fühle mich fast normal. Deshalb bin ich auf den folgenden Satz nicht vorbereitet.

Kein Getue, keine Vorwarnung. Sie gibt „allen ihren Frauen" eine Note von eins bis fünf für die Stärke ihres Beckenbodens. Auf der Grundlage dessen, was sie bei einer Frau erwarten würde, bei der die Geburt sechs Wochen zurückliegt, ordnet sie mich, bei der schon nahezu drei Monate seit der Geburt vergangen sind, auf der Skala bei minus drei ein.

„LECK MICH AM ARSCH", denke ich. MINUS DREI? Ich wusste nicht, dass es ein Test war. Wenn ich es gewusst hätte, hätte ich mich vorbereitet. Ich bekomme keine Minus-Noten. Mein Foto war beim Schulabschluss in der Zeitung. Ich will den Test noch einmal machen und die Bestnote erreichen.

Was ich tatsächlich sage, ist noch schlimmer. Ich stottere so etwas wie: „Nein. Bitte. Ich kann das besser. Bitte … *Schreiben Sie das etwa auf*? Oh Gott. Bitte schreiben Sie das nicht auf. Wirklich, wir bekommen das hin."

Und dann höre ich mich sagen: „Was bedeutet fünf? Wie bekomme ich eine Fünf?"

Ich denke nicht einmal darüber nach, wie es sich anfühlt, „eine ihrer Frauen" zu sein. Ein Mitglied des exklusiven Klubs von Frauen, die sich in die Hose pinkeln. Ich möchte keine schlechte Verliererin sein, aber minus drei klingt katastrophal und suggeriert ganz klar, dass ich es entweder nicht draufhabe oder mich nicht ausreichend angestrengt habe.

Sie spürt meine Angst und überschüttet mich mit aufmunternden Worten. Es gibt so viel, was wir machen können. Ich bin noch jung, erst 30, und das ist großartig, das Spiel ist noch nicht vorbei.

„Die Jüngste im Wartezimmer zu sein, hat sich in diesem Fall nicht so toll angefühlt", denke ich, während sie weiterredet.

Die Bewertung ist nur eine Basis, und nein, ich bin nicht unwiderruflich kaputt da unten, und, keine Sorge, es bedeutet auch nicht, dass ich kein zweites Kind bekommen kann. Den letzten Satz äußert sie so beiläufig, dass ich nicht weiß, wie ich darauf reagieren soll. Ich habe das Gefühl, froh sein zu müssen, dass ich wahrscheinlich noch mehr Kinder bekommen kann. Aber es alarmiert mich, dass das überhaupt fraglich war. Womöglich habe ich doch ein echtes Problem?

Ich strahle sie an, bemüht, meine Erleichterung zu zeigen. Hurra! Noch mehr Babys! Und spüre, wie mir das Lächeln im Gesicht einfriert und die Tränen kommen. Ich würde ja versuchen, sie mit einem Husten zu überspielen, aber ich habe gerade meine Leggings angezogen und möchte mir nicht schon wieder in die Hose machen.

„Nun, es könnte wohl schlimmer sein", sage ich, und schäme mich wegen des leichten Zitterns in meiner Stimme.

Sie schaut mich an und seufzt, als täte es ihr dieser ganze Schlamassel unendlich leid. Dass es da unten so katastrophal bei mir aussieht. Vielleicht ahnt sie, wie es sich anfühlt, wieder hier zu sein, nur ein paar Flure entfernt vom Ort des grausigen Geschehens, wenn ich doch eigentlich beim Babymassagekurs sein sollte. Dieser Anflug von Mitgefühl ist das *Schlimmste*. Ich fühle mich schutzloser als in dem Moment, als ich nackt auf der Liege lag. Es scheint, als könne sie genau sehen, wie zerbrechlich ich bin in meinem Still-BH, mit den ungewaschenen Haaren und einem Make-up, das nicht mehr zu meinem Gesicht passt.

Sie fügt hinzu, dass ich „30 Prozent Gefühl" habe. Ich weiß nicht, ob das gut oder schlecht ist. Sie klingt hoffnungsvoll, doch ich höre schon gar nicht mehr so genau zu.

Sie erzählt etwas von „konservativen Maßnahmen“ und „Beckenbodenübungen“. Über Operationen müssen wir uns noch keine Gedanken machen. Wir können mit dem „Blasentraining“ beginnen, sobald ich mein „Blasentagebuch“ geführt habe.

Ich erhalte einige Infobroschüren. Auf allen steht dick und fett „Blase“. Beim Überfliegen bleibe ich an einigen Worten hängen: trinken, messen, aufzeichnen. Gleichzeitig höre ich sie von Routine, Biofeedback, Ordnung, Aufzug und Ampel reden. Nichts davon ergibt einen Sinn.

Mit schwirren tausend Fragen im Kopf herum, aber ich kann sie nicht stellen. Sie rutschen mir immer wieder durch die Finger. Ich sollte eigentlich ganz woanders sein und meinen Mutterschaftsurlaub genießen, nachdem die Nähte verheilt sind und diese verrückte und schlimme Geburt endlich vorbei ist. Ich hole tief Luft und versuche, gegen die aufkommende Panik anzuatmen. Ich will ihr sagen, dass ich für all diesen Mist keine Zeit habe, dass ich viel zu jung dafür bin. Und selbst wenn da unten alles kaputt sein sollte, habe ich derzeit ganz andere Prioritäten – ich muss schließlich eine neue Identität entwickeln, 10 kg abnehmen und einen kleinen Menschen großziehen.

Aber natürlich kann sie nichts dafür, also tue ich das Einzige, zu dem ich gerade in der Lage bin: Ich setze mein nettestes Lächeln auf, binde mir die Strickjacke um die Hüfte und tue so, als würde mir all das nichts ausmachen. Als gingen mir die Worte „inkontinent“, „vaginal“ und „Riss“ leicht über die Lippen und als wüsste ich genau, was die richtige Tena-Lady-Größe für mich ist.

Ich beschließe, mich bei ihr für ihre Zeit zu bedanken und strecke ihr die Hand entgegen. Aber irgendwie greifen wir aneinander vorbei. Die alltägliche Berührung fühlt sich merkwürdig, unwirklich und falsch an, und nun schäme ich mich wirklich. Aber ich rette die Situation. Ich sage ihr, dass ich mein Tagebuch führen und meine Übungen machen werde. *Schauen Sie!* Ich habe „3 x 10“ auf meine Broschüren geschrieben, um es ja nicht zu vergessen. Nächste Woche werde ich wieder hier antreten, mit meinem neuen und tapferen Ich. Ich salutiere beinahe.

Als sich die Tür hinter mir schließt, schaue ich auf den blaugrauen Vinylboden und beiße mir auf die Lippe, aber es ist bereits zu spät. Tränen quellen aus meinen Augen und fließen meine Wangen hinunter. Ich kann sie nicht aufhalten, aber ich kann es auch nicht ertragen, dass mich jetzt jemand weinen sieht. Für heute kann ich kein Mitgefühl mehr ertragen. Also suche ich nach der nächsten Toilette. Ich laufe schneller, als ich es seit Langem getan habe. Das war, bevor ich schwanger und unförmig wurde, und es fühlt sich an wie ein anderes Leben. Ich stürme in die Kabine und ignoriere die Urinspur, die ich hinter mir herziehe, und meine nassen Socken und Schuhe.

„*Wie zum Teufel bin ich nur hier gelandet?*", denke ich, während ich langsam an der Wand nach unten gleite und auf den Boden sinke. „*Und was zum Henker soll nur aus mir werden?*"

TEIL I

SCHWANGERSCHAFT UND GEBURT

Kapitel 1

Kein Blatt vor den Mund

Das Leben verläuft nicht immer so, wie wir es erwarten. Als ich mein erstes Kind zur Welt brachte, kam in den sozialen Medien gerade das Phänomen des „Sharenting“ auf, des Veröffentlichens von Bildern und Informationen über den eigenen Nachwuchs im Internet. Obwohl im Jahr 2007 weder Microblogging noch Fotofilter ein Thema waren, gab es doch zunehmend die Erwartung, dass wir alle ein Leben führen konnten (und sollten), was man auch mit aller Welt teilen konnte. Fotografische Einblicke sollten belegen, dass wir es in jedem Lebensbereich echt draufhatten.

Meine erste Geburtserfahrung passte nicht so ganz in dieses Schema. Mein Körper und mein Verstand stellten ihre Funktion ein, und das zu einem Zeitpunkt, an dem sie eigentlich ihre volle Blüte hätten erreichen sollten. Ich verließ die Neugeborenen-Station im reifen Alter von 30 Jahren mit einer Reihe von Inkontinenzproblemen, die sich in den darauffolgenden 10 Jahren zu einem epischen Drama auswachsen sollten. Der Zusammenbruch meines Entsorgungssystems wurde von einer Kombination aus relativ normalen, aber bleibende Schäden hinterlassenden Verletzungen, Pech und einer vererbten körperlichen Überbeweglichkeit verursacht, die ich immer für eine gute Sache gehalten hatte. Die Tatsache, dass ich als Teenager einen Spagat beherrschte, bedeutete einfach, dass meine Muskeln und Bänder sich leicht überdehnen ließen – vor allem die in meinem Beckenboden, die dafür sorgen, dass im Bauchraum alles an Ort und Stelle bleibt. Nach der Geburt war ich auch mental angeschlagen. Ich erlebte aus erster Hand, warum Inkontinenz zu den letzten medizinischen Tabus zählt – und zu den hartnäckigsten.

In einer Gesellschaft, die die Anzeichen des Alters ebenso fürchtet wie das Altern selbst und sich gerne bewertend und scharfzüngig auf Schwächen und Fehlbarkeiten stürzt, ist kein Platz für das Thema Inkontinenz. Inkontinenz hält uns den Spiegel unserer Ängste vor und macht uns bewusst, dass der körperliche Verfall uns allen droht, und mit ihm die öffentliche Beschämung.

Von Inkontinenz sind mehr Frauen betroffen als Männer – ein weiterer Grund, weshalb das Thema nicht die Aufmerksamkeit bekommt, die es verdient hat. Und es gibt die mehr oder weniger offen geäußerte Ansicht, dass Inkontinenz einfach zum Frausein dazugehört und jeder weibliche Körper früher oder später davon betroffen ist. Sei es aus Unwissenheit oder Streitlust – Mediziner, und auch viele Frauen, halten an der alten Lüge fest, dass Inkontinenz Teil des Älterwerdens ist. Etwas, mit dem Frauen sich einfach abfinden müssen – wie mit Falten oder mit Männern, die uns die Welt erklären.

Es ist im Übrigen ein weltweites Phänomen, das eine Lawine von Kummer, Verzweiflung und Vernachlässigung nach sich zieht. Inkontinenz ist so stigmatisiert, dass die Betroffenen oft keine Stimme haben und an den Rand der Gesellschaft gedrückt oder ignoriert werden. Sie tragen schwer an ihrer Scham und denken häufig, sie hätten keine Behandlung verdient. Laut Forschungen des *National Childbirth Trust* aus dem Jahr 2016 schämten sich 38 Prozent der Britinnen mit Inkontinenz zu sehr, um sich einer medizinischen Fachkraft anzuvertrauen.[1] Manche reden nicht einmal mit dem Partner oder der besten Freundin darüber.

Ich habe lange gebraucht, um zu verstehen, was mit mir passiert war. Ich musste mir die ganze Geschichte wie ein Mosaik aus Krankenhausbriefen, Blogs, Erinnerungen, Arztberichten, hastig gekrakelten Notizen zu Beratungsstellen und gemeinnützigen Vereinen, Medienberichten, medizinischen Forschungsbeiträgen und Aufklärungskampagnen zusammensetzen.

Ich fand jede Menge Informationen darüber, dass Betroffene sich Hilfe suchen sollten und diese auch bekommen würden. Seltener fand ich Berichte, in denen Betroffene ihre eigenen Erfahrungen schilderten oder offen über den Schmerz und das Chaos, die Kosten und die Absurdität des Ganzen sprachen.

Genau das versuche ich nun mit diesem Buch zu tun. Es enthält Momentaufnahmen aus dem vergangenen Jahrzehnt und schildert mein Denken und meine Erfahrungen in einer Zeit, in der meine intimsten Funktionen mehr als einmal für Peinlichkeiten sorgten. Ein Jahrzehnt, in dem ich verzweifelt darauf hoffte, mit diesen Problemen nicht alleine dazustehen. Ich fragte mich, ob auch andere Angst vor den Behandlungen hatten und sich Gedanken um die Auswirkungen auf sie selbst, ihre Kinder und ihr Liebesleben machten.

In die Vergangenheit einzutauchen, war nicht immer leicht. Wie viele Frauen, die eine traumatische Geburt durchlebten, hatte ich Flashbacks. Die plötzlich aufblitzenden Erinnerungen betrafen weniger die Geburt selbst, sondern das, was danach kam. Meine erste (und bei Weitem nicht letzte) Erfahrung, als Erwachsene in einer Pfütze meines eigenen Pipis zu stehen. Ein Samstagmorgen im Hochsommer, als das grelle Sonnenlicht erbarmungslos auf meine Verletzungen schien und das Wasser der Dusche weder das Blut verbergen konnte, das an meinen Beinen herunterlief, noch die wachsende Urinlache zu meinen Füßen.

Ich stand wie gelähmt da und schaute zu. Was war noch übrig von *mir* in diesem Körper einer „jungen Mutter"? Was genau war kaputt gegangen? Hatte ich das Schicksal irgendwie herausgefordert, indem ich der Geburt leichten Herzens und mit viel Optimismus entgegengesehen hatte? Weil ich nicht wusste, was mich erwartete?

In nur einer Stunde mit Presswehen hatte ich mich von einer gesunden jungen Frau in eine klapprige, undichte Totalkatastrophe verwandelt, und ich hatte viel mehr verloren als nur die Elastizität oder eine glatte Haut. Mir war mein inneres Gleichgewicht abhandengekommen. Erschüttert durch den Schock, den mein Körper erlitten hatte, erhielt ich zusätzlich die Diagnose einer Wochenbettdepression und den Stempel „traumatisiert". Einige Ärzte sprachen sogar von einer posttraumatischen Belastungsstörung.

Es gibt von diesem Morgen nur ein einziges Foto, das nichts davon anklingen lässt. Auf dem wir das Blut und die Nähte weggeschnitten haben und drei Gesichter in die Kamera starren. Auf dem Schwarzweißfoto, behaupten nette Menschen, sehen ich, mein Ehemann und das Baby ganz reizend aus, aber der panische Blick in meinen Augen lässt sich nicht leugnen. Die einzige Person, die jemals die Farbvariante zu

Gesicht bekam, meinte nur: „Verbrenn es, meine Liebe, DU SIEHST AUS, ALS WÄRST DU TAUSEND JAHRE ALT."

Der größere Schock war jedoch die Erkenntnis, dass unabhängig davon, wie sehr man es bräuchte, die Zeit niemals auch nur einen Moment stillsteht, damit man ein schwieriges Erlebnis in Ruhe verarbeiten kann. Das Leben hat seine eigene Vorstellung, vor allem, wenn es um Geburten geht. Es ist die heftigste Lektion für alle Gebärenden: Die Welt dreht sich auch ohne unser Zutun in schwindelerregender Geschwindigkeit weiter, und unsere Babys wachsen und haben Bedürfnisse, ganz egal, wo uns gerade der Kopf steht.

Und was ich lesen konnte zur kulturellen und historischen Sicht auf Geburtsverletzungen und Inkontinenz, hat mich ebenfalls wütend gemacht. Warum ertragen Frauen das so lange schon klaglos? Obwohl das Ganze wahrscheinlich schon seit der Zeit abläuft, als Eva oder eine ihrer Töchter den ersten Dammriss 3. Grades hatte (oder Schlimmeres) und das Problem ohne Kegel-Übungen (erste Beschreibungen stammen aus dem Jahr 1948)[2] oder einen Wäschetrockner in den Griff bekommen musste. Oder seit den Zeiten, in denen jemand zum ersten Mal betrunken war oder alt, in oder nach den Wechseljahren, verletzt oder krank, was einen Großteil der Themen des Alten Testaments recht gut zusammenfasst.

Warum sind nicht schon mehr Menschen an der Last und Einsamkeit der Verkörperung eines Tabus zerbrochen? Wann immer ich das Thema angesprochen habe, berichteten Frauen mir von ihren eigenen Erfahrungen oder denen ihrer Mütter, Großmütter oder Tanten. Einige davon mögen durchaus Stellvertretergeschichten gewesen sein, frei nach dem Motto: „Ich frage für einen Freund." Aber ich konnte die Wahrheit heraushören. Es gibt eine Menge Inkontinenzgeschichten da draußen, aber sie werden nur im Flüsterton erzählt, hinter grobem Humor versteckt, wie in Witzen über Einlagen und Trampoline, oder in den lustigen Grimassen, die wir bei Beckenbodenübungen schneiden.

Es gibt ein britisches Lagerfeuerlied mit dem Titel „Seven Old Ladies", eine grobe Parodie einer Ballade aus dem 18. Jahrhundert. Es ist vor allem für seine erste Zeile bekannt – *Oh dear what can the matter be? Seven old ladies stuck in the lavatory* – und beschreibt eine Reihe von bedauernswerten Frauen, die auf der Toilette feststecken. Es gibt hundert Varianten dieser Verse, aber die Inkontinenz kommt mehrfach vor, ausgedrückt durch die kleine Miss Murry, die sich beeilt, es aber nicht rechtzeitig schafft, oder Miss Moore, die nicht mehr warten kann und sich in die Hose macht. Es scheint, als seien Frauen mit Toilettenproblemen ein uraltes Thema, ein Teil der Kultur, und dennoch bleibt Inkontinenz ein belastendes und irritierendes Leiden. Nette Scherze übertünchen das echte Problem – Stigmata, die aus den Rissen im Lack der Zivilisation hervorquellen und unsere Definition in Frage stellen, wie ein Körper aussehen und funktionieren sollte.

Es gibt Hilfe. Physiotherapeutinnen, Ärzte und Spezialistinnen können einen sicheren Ort bieten, an dem sich niemand wie eine Idiotin oder Nervensäge vorkommen muss, und sie können gute Ergebnisse erzielen. Leider ist das gesellschaftliche Tabu so groß, dass die meisten Leute nicht einmal hingehen. Nur weil man sagt, dass es in Ordnung ist, sich Hilfe zu suchen, ist ein Teil der Wahrheit dennoch, dass Inkontinenz bitter ist und die meisten Menschen denken, dass nur müffelnde alte Damen und gesellschaftliche Außenseiter davon betroffen sind.

Das ist der Grund, warum ich dieses Buch geschrieben habe: Aus Wut über all die Mythen und die Frauenfeindlichkeit und in der Hoffnung, dass sich einige in dem Wissen, dass sie nicht alleine sind, weniger schlecht fühlen und Hilfe in Anspruch nehmen. Es ist mir wichtig, zu zeigen, dass Inkontinenz in der Regel behoben werden kann, und dass selbst in den Fällen, in denen dies nicht vollständig gelingt, ein gutes Leben möglich ist. Und dass es wirtschaftliche Vorteile hat, wenn wir inkontinenten Menschen helfen, ihre Blasenfunktion wieder in Ordnung zu bringen. Wir müssen alle erwachsen werden und vernünftig darüber sprechen, denn nur das ist angemessen, und es könnte das Leben von Millionen Menschen verbessern, meines eingeschlossen.

Menschen fragen mich häufig, ob es mir schon immer so leichtgefallen ist, über dieses Thema zu reden. Schön wär's. Ich hatte keine andere Wahl. Mein dreißigjähriges Ich, das durchaus bereit war, eine halbe Fußballmannschaft in die Welt zu setzen, wäre eher im Boden versunken, als in der Öffentlichkeit zu pupsen. Mein vierzigjähriges gebrochenes Ich musste einen Weg finden, mit dem Risiko zu leben.

Körperfunktionen zu erwähnen, galt in der Zeit, in der ich aufgewachsen bin, als unhöflich. Nicht nur in meiner Familie, sondern praktisch überall. Es wurden klare Grenzen zwischen den Geschlechtern gezogen. Sperma und kleine Jungs, die in der Öffentlichkeit pinkelten, waren witzig. Mädchen durften sich höchstens gut versteckt hinter Büschen zum Pinkeln niederlassen, über andere Ausscheidungen wurde gar nicht gesprochen. Periodenblut erschien in Anzeigen als blaue Flüssigkeit und die Puppen von *Tiny Tears*™ lehrten eine ganze Generation, dass die Körperfunktionen eines Mädchens unsichtbar sein sollten. Wir durften die Plackerei des Elterndaseins auf uns nehmen, aber sollten darauf achten, dass aus unseren kleinen Löchern nicht mehr als nur gelegentlich ein wenig Wasser floss.

(Un)reinen Tisch zu machen und öffentlich über meinen lädierten Intimbereich zu reden, war so nicht geplant. Ich wurde mit einer feministischen Weltsicht geboren, aber nicht mit absoluter Schamlosigkeit. Ich musste meine Schutzschicht und mein „Draufgängertum" von Grund auf neu aufbauen. Es begann im Babygeschäft *Mothercare*. Ich war so gestresst, dass ich ein einziges Leck war – das Gesicht tränenüberströmt, die Füße in einer Urinlache und mit einem Still-BH, der schon anfing, nach Joghurt zu riechen.

Spätsommer 2007, ein großes Geschäft für Babybedarf

Ich bin bei *Mothercare*. Ich bin nicht hier, um Babyschühchen oder Söckchen oder einen Kinderwagen zu kaufen. Diese aufregenden Momente habe ich schon hinter mir. Ich bin hier, weil ich mich vage zu erinnern glaube, dass sie eine ganze Abteilung mit Dingen haben, die Müttern helfen, all ihre Lecks zu meistern – von herausschießender Muttermilch bis hin zu postnatalen Blutungen und dem, was ich gerade wirklich brauche: eine Lösung dafür, dass ich mir aufgrund meiner Probleme unter der Gürtellinie jedes Mal meine Hose ruiniere, wenn ich den Kinderwagen über die Bordsteinkante schiebe.

Man hat mir gesagt, dass ich ein Problem mit dem Beckenboden habe, und es bereitet mir ziemliches Kopfzerbrechen. Ich habe Überweisungsscheine in meiner Tasche für Gespräche mit einem Spezialisten für Geburtstraumata und ich habe Termine für Physiotherapie-Sitzungen. Ich habe das Gefühl, schrecklich abstoßend zu sein. Es ist anstrengend und peinlich, dass ich immer befürchten muss, in die Hose zu machen, wenn ich mein Baby in einem Tuch trage oder irgendeines dieser Dinge tue, die Mütter eben tun.

Ich habe versucht, mir mit den Monatsbinden zu behelfen, die während meiner Schwangerschaft im Badezimmerschrank Staub angesetzt haben, musste aber feststellen, dass sie schlecht mit Urin umgehen können, denn dieser tropft nicht stetig wie Monatsblut, sondern tritt stark und schnell aus, wenn die Schleusen erst einmal geöffnet sind. Und durchgeweichte Monatsbinden neigen dazu, auf der Haut zu scheuern oder sich aufzulösen.

Ich schiebe meinen Sohn durch die Gänge, vorbei an Kinderkleidung, Turnschuhen und Sonnenhüten, Still-BHs und Kinderkostümen, und mache mir selbst vor, dass ich damit umgehen kann – bis ich zu den Töpfchen und Babytüchern komme. Sie weisen darauf hin, dass wir uns der richtigen Abteilung nähern: dem Gang der Scham, in dem allem geheiligt wird, was Saugkraft hat. Die Regale sind vollgestopft mit Plastikverpackungen in beruhigenden Blau- und Grüntönen, mit Tränen, die für die Urinmenge stehen und großen fetten Buchstaben, die laut davon tönen, wie diskret die Produkte doch sind und wie gut sie Gerüche überdecken.

Es gibt Kartons mit Unterwäsche für Inkontinenz, Auflagen fürs Bett und riesige Binden für die erste Zeit nach der Geburt, die sich verschämt neben den Windeln verstecken. Ich bin blutige Anfängerin auf diesem Gebiet. Mir war nicht bewusst, dass es so viele Arten von Windeln gibt, in jeder vorstellbaren Größe und Form, für Mädchen und für Jungen, zum Schwimmen und zum Schlafen, zum leichten Ausziehen für das Töpfchentraining – und für nutzlose kaputte Abwasserrohre wie bei mir.

Ich denke: „Windeln, Windeln, überall, sogar welche für mich", und breche unvermittelt in Tränen aus. Mir wird so langsam bewusst, dass dieser beschämende Schlamassel kein kurzzeitiges Problem ist. Ich werde diese Einlagen brauchen, wahrscheinlich auch eine neue Matratze, und eine Methode, die mich davor bewahrt, jemals wieder zu weinen, denn während ich dort stehe, wird mehr als deutlich, dass alles, was über den kleinsten Schluchzer hinausgeht, umgehend eine nasse Unterhose nach sich zieht.

Ich bleibe regungslos stehen und hoffe, dass meine Jeans genügend aufsaugen wird, um meine Würde zu wahren. Auch wenn ich an nichts glaube, bete ich, dass ich es schaffe, den Laden zu verlassen, ohne irgendwelche Bekannte zu treffen. Dass ich es schaffe, zu fliehen, ohne eine Pfütze auf dem Boden zu hinterlassen.

Am liebsten würde ich aufheulen. Es ist einfach nicht *fair*. Die mit Inkontinenz verbundenen Utensilien sind teuer und unbequem. Außerdem lebe ich in der permanenten Angst vor Missgeschicken in der Öffentlichkeit, die mein Problem für jeden sichtbar machen könnten. Ich scheue mich auch davor, meiner größten Angst ins Auge zu blicken, nämlich dass es nun für immer so bleiben wird und ich alle Marken durchprobieren und herausfinden muss, mit welcher ich wohl am besten zurechtkomme.

Aber es hilft nichts, ich muss das Problem angehen. Ich rufe meine Mutter an. Ihr Besuch war bereits angekündigt und sie hat mir zuvor schon Tampons und Binden besorgt.

Eine Woche später ist der Vorrat bereits aufgebraucht – kein gutes Zeichen. Ich habe immer noch Panik, selbst einkaufen zu gehen (und dass *Mothercare* mir eine Rechnung schickt, wenn ich eine Pfütze im Laden hinterlasse). Also muss mein Mann ran.

Drei Gehminuten von zu Hause und drei Millionen Lichtjahre außerhalb seiner Komfortzone wird eine kleine Apotheke zu unserer Retterin in der Not. Der ältliche Apotheker steht dem übermüdeten jungen Mann, der mit einem vollkommen neuen Universum voller Stigmata konfrontiert ist, hilfreich zur Seite. Gemeinsam durchforsten sie die gesamte Palette an Windeln für Erwachsene, und mein Mann wird zum Experten. Der Apotheker ist freundlich und tut so, als wüsste er nicht, wer ich bin, auch wenn das, was ich über die Jahre hinweg verschrieben bekomme (an Antidepressiva und Inkontinenzhilfen) immer peinlicher wird. Sanft dirigiert er meinen Mann zu den richtigen Produkten. Ich weiß nicht, wer von uns mehr erleichtert ist, als wir die Möglichkeit des Online-Shoppings entdecken. Es war ein weiterer Rettungsanker.

Ich würde gerne behaupten, dass ich unrealistische Vorstellungen über Körper und Geburten hinter mir lassen konnte und mich weigerte, verschämt über ein Leiden zu schweigen, dessen Name Bilder von Unmoral,

Exzessen und Kontrollverlust heraufbeschwört. Dass ich meinen Urinfluss ohne Probleme als „stark" einstufte und es keineswegs ironisch fand, meine Inkontinenz-Produkte und die Windeln meines Babys in den gleichen Einkaufswagen zu packen. Aber das wäre gelogen. Tatsächlich brach ich angesichts des ganzen Schlamassels zusammen, wurde wieder zum Kind und ließ jemand anderen meine Windeln kaufen.

Es mag komplett lächerlich anmuten, gleich an der ersten Hürde, meinem Missgeschick im Babyfachgeschäft, zu scheitern, aber es zeigt vielleicht auch deutlich, dass die Urangst davor, vor anderen gedemütigt zu werden, uns ein Leben lang begleitet. *Alle* erinnern sich an das Mädchen in der Grundschule, das sich nicht traute, die Hand zu heben und unter dessen Stuhl sich eine bernsteinfarbene Pfütze sammelte. Dieses Bild als Erwachsene wieder aufleben lassen zu müssen, mitten in einem Laden, trat bei mir eine Lawine des Selbsthasses los. Ich war bei der Geburt nicht gut genug gewesen. Ich wurde dafür bestraft, dass ich eine verschwitzte Katastrophe war, zu selten Yoga machte und keine positiven Gedanken pflegte. Es war der Wahnsinn, der da in mir sprach – und die Konditionierung.

Seit Jahrtausenden wird uns Frauen erzählt, dass das, was wir „da unten" haben, eklig ist und wir besser nicht darüber reden sollten. Außerdem werden Männer und Frauen, die den Abgang von Urin und Stuhl nicht kontrollieren können, oft auf brutale Weise lächerlich gemacht und in eine Außenseiterrolle gedrängt – obwohl wir alle wissen, dass Körper Schäden erleiden können und Inkontinenz weit verbreitet ist.

Es ist schwer zu verstehen, warum ein Leiden, das so häufig auftritt und so schwerwiegende Folgen hat, nicht mit mehr Ernst und Güte behandelt wird. Selbst wenn darüber gesprochen wird, kommen wir meist nicht über blöde Witze und Ängste hinaus. Beide verzerren das Bild und führen dazu, dass Patientinnen und Patienten keine sinnvollen Entscheidungen über ihre Behandlung treffen.

Ich habe mich auf die Suche nach den Ursachen gemacht. Ich wollte herausfinden, was es in meinen frühesten Erfahrungen – oder unser aller frühkindlichen Erfahrungen – gibt, das uns in dem Denken des kleinen Mädchens gefangen hält und in dem Glauben, dass wir nichts Besseres verdient hätten, als mit einer Art knarzender Matratze zwischen den Beinen herumzulaufen und Jeans, die schon nach kurzem Tragen wieder gewaschen werden müssen.

Es muss einige Gemeinsamkeiten geben, die den perfekten Sturm aus Scham und Verwirrung rund um das Thema Inkontinenz erschaffen haben. Irgendetwas in uns hat uns an den Punkt geführt, an dem ein häufig heilbares Problem schweigend und leidvoll erduldet wird. Ich war einsam, doch ich war nie alleine. Die Statistik sagt: Eine von drei Frauen erlebt Inkontinenz in ihrem Leben, aber viele Tausende versuchen nicht einmal, eine Behandlung zu bekommen. Und selbst diejenigen, die sich darum kümmern, brauchen häufig einen jahrelangen Anlauf. Dass man sich schämt, weil man in die Hose pinkelt, ist verständlich, aber dass eine ganze Gesellschaft Leidende deswegen beschämt? Das ist unverzeihlich.

Wir dürfen nicht zulassen, dass Inkontinenz im Zwielicht von Witzen und Wortspielen stecken bleibt. Es muss sich etwas ändern. Vielleicht können wir damit beginnen, offener über unseren Körper, unsere Vagina, Menstruation und Geburtserfahrungen zu sprechen und Frauen zu versichern, dass sie durchaus ein Aufheben darum machen dürfen, wenn hier irgendetwas schiefläuft.

Ich würde gerne behaupten, dass meine Reise damit begann, dass ich auf ein Paket Einlagen für Blasenschwäche starrte und mir bewusst wurde, dass es für uns alle etwas Besseres geben muss – aber Geschichten beginnen, ebenso wie gesellschaftliche Konditionierung, nie dort, wo man es annehmen würde.

Bei mir reichen die Gründe zurück zu der Zeit, in der ich groß wurde und meinen Körper kennenlernte. Ich gehöre zu einer Generation, der man beibrachte, die Klitoris zu finden, ohne den Beckenboden auch nur mit einem Wort zu erwähnen. Als ich älter wurde, kam die digitale Welt hinzu, in der die Körper von Frauen einer ständigen kritischen Betrachtung unterliegen, wohingegen ihre Meinungen als rebellisch, abschreckend, unsinnig und hysterisch gelten. Kompliziert wird das Ganze durch den Kampf der unterschiedlichen Vorstellungen unter uns Frauen selbst, bei dem wir versuchen, einander echtes Wissen über unsere Körper zu vermitteln, ohne uns gegenseitig mit dem Wissen über Geburten zu verängstigen oder die Erfahrungen in verschiedene Schubladen zu stecken – die guten, die großartigen, die eher schrecklichen.

Bei mir selbst hat es auch etwas mit eigenem Leugnen zu tun – meiner Zimperlichkeit meinem eigenen Körper gegenüber und der Unfähigkeit zu verstehen, wie diese ganzen Fortpflanzungsorgane eigentlich funktionieren (oder eben gerade nicht).

Nehmen wir die Wochen vor meinem dreißigsten Geburtstag. Unförmig, wild und sehr schwanger stellte ich fest, dass die Fantasien und Widersprüche über Frauen und ihre Körper all meine Vorstellungen vollkommen zum Erliegen gebracht hatten. Ich machte mir nur noch Gedanken darüber, wie man bei einem Baby eine Windel wechselt und welche Art von Roman ich in der Elternzeit schreiben würde. Kurz vor dem errechneten Termin wusste ich zwar, dass ich vor einem Abgrund stand, dennoch war ich lediglich damit beschäftigt, zu planen, wie schnell ich wieder ich selbst sein würde. Ich ignorierte die Möglichkeit, dass ich – unabhängig vom Ausgang der Geburt – für immer verändert aus der Erfahrung hervorgehen würde.

Kapitel 2

Geburt – was man erwartet

Mein Wissen über Geburten war bestenfalls oberflächlich, als ich zum ersten Mal schwanger wurde. Trotz meines feministischen Auftretens wusste ich nur, dass es manchmal *Schäden* geben konnte und dass ältere Damen zuweilen unter etwas litten, das man als Blasenschwäche bezeichnete. Was ich nicht wusste oder mir gar nicht erst in den Sinn kam, war die Möglichkeit, selbst mit diesen üblen medizinischen Realitäten konfrontiert zu werden.

Ich war auf genau die *falsche* Weise zu gut informiert.

So verbrachte ich beispielsweise viel Zeit damit, die Art von Schwangerschaftsbüchern zu lesen, in denen man lernt, welche Obstgröße der wachsende Fötus Woche für Woche erreicht. Ich hätte damit problemlos in jedem Quiz antreten können. Bei der Arbeit gaben wir der Reise von der Traube zur Wassermelone lustige Namen wie *In Fruitero* oder *Früchte der Gebärmutter.* Ich verdrängte den beängstigenden Gedanken, einen ausgewachsenen Kürbis durch dieses kleine Loch pressen zu müssen, ebenso wie den Gedanken an Hämorrhoiden, Krampfadern und all die Romane, die ich gelesen hatte, in denen Geburten schlimme Folgen hatten. Ich war nicht wirklich bereit für den Geburtsvorgang.

Anfang Juni 2007, ein hübscher Garten voller schwangerer Frauen, für die es kein Zurück mehr gibt

Es ist ein bedeutender, aber auch ein wenig angsteinflößender Tag. Nicht mein Stichtag – um *den* mache ich mir gar keine Gedanken –, sondern der Frauennachmittag meines Geburtsvorbereitungskurses.

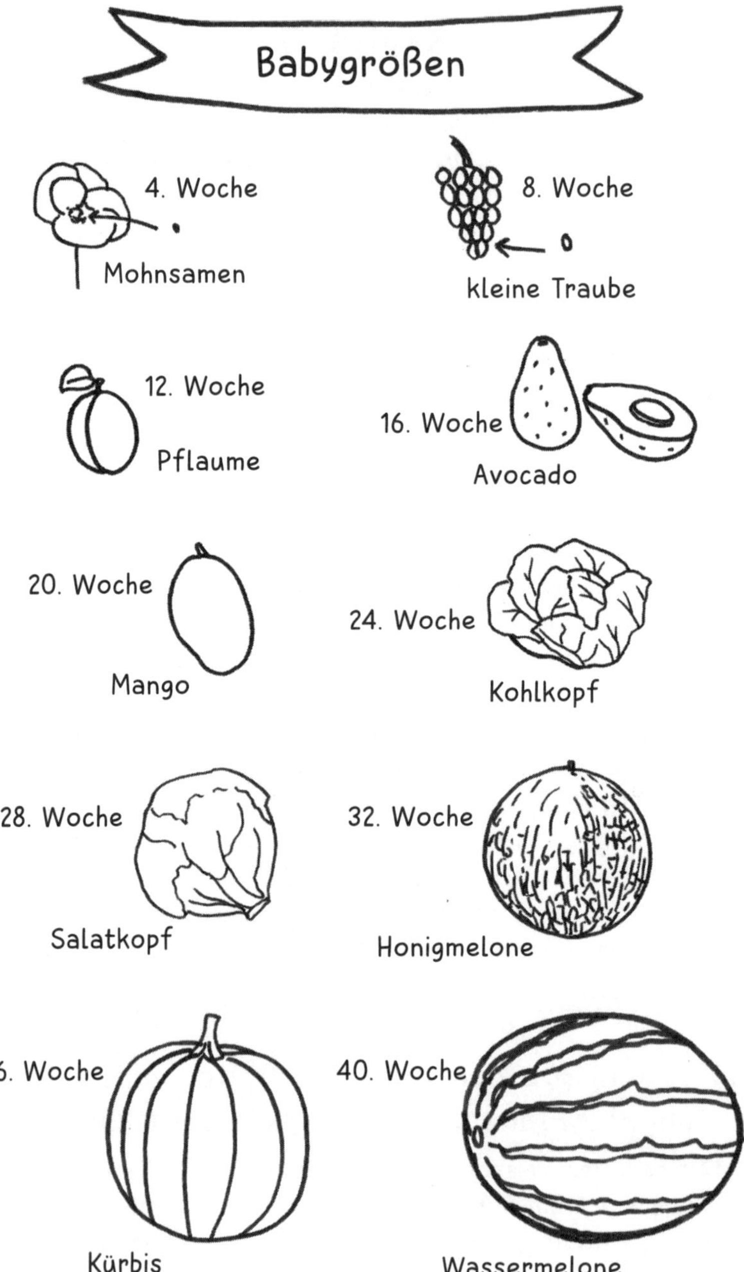
Babygrößen
4. Woche
Mohnsamen
8. Woche
kleine Traube
12. Woche
Pflaume
16. Woche
Avocado
20. Woche
Mango
24. Woche
Kohlkopf
28. Woche
Salatkopf
32. Woche
Honigmelone
36. Woche
Kürbis
40. Woche
Wassermelone

Wir sind alle in etwa der 36. Woche, unsere Babys sind nahezu voll ausgetragen (haben also das Kürbisstadium erreicht). Heute dürfen wir werdenden Mütter all die Fragen stellen, die wir nicht vor den eigenen oder fremden Partnern stellen möchten. Es stellt sich heraus, dass es um starken wässrigen Ausfluss geht (unangenehm, aber okay), Schleimpfropfen im Muttermund (oh GOTT), blutiges oder mit Kindspech behaftetes Fruchtwasser (weder gut noch okay), Schmerzen (pssssst), Hämorrhoiden (iiih!) und den ersten Stuhlgang nach der Geburt (offensichtlich ein großes „Ding" in Form eines Meilensteins und ein massives „Ding" in etwa der Form eines Baumstamms). Nichts als die nackte Wahrheit. Ich würde mir am liebsten die Ohren zuhalten.

Der Gemeindesaal, in dem wir uns normalerweise treffen, ist belegt, also sitzen wir im Garten einer der werdenden Mütter. Ich starre in den hübsch angelegten Teich, während um mich herum Geburtsverletzungen und seltene postnatale Albträume diskutiert werden: Nähte, Wochenbettdepression und Wochenbettpsychose.

All das klingt schrecklich und ist mir ebenso unangenehm, wie die Hand oder der Fuß, die da gerade gegen meinen Muttermund boxen. Ich stöhne kurz auf.

Die Situation fühlt sich surreal an. Ich fühle mich, als würden wir nur so tun, als wären wir erwachsen. Wir reden immer noch darüber, welche Hausschuhe wir während der Wehen tragen wollen, während die meisten von uns wahrscheinlich viel lieber andere Dinge wissen wollen: „Müssen wir bei der Geburt wirklich kacken? Wie sehr? Und kann man das verhindern?"

Unsere Kursleiterin sagt uns, dass wir ein Sieb kaufen müssen, wenn wir eine Wassergeburt wünschen. Das klingt nicht gerade gut. Ich überlege zu fragen, wie man die Hebamme dazu bewegen kann, einem einen Einlauf zu geben, wie dies früher üblich war, um das Ganze zu vereinfachen.

Ich habe tatsächlich eine Frage, aber ich traue mich nicht, sie zu stellen. Ich habe von einer jungen Mutter, an deren Lippen ich jetzt hänge wie an denen einer Wissenden, ganz nebenbei etwas über Dammschnitte aufgeschnappt. Ein Dammschnitt ist ein Schnitt, mit dessen Hilfe der Eingang zur Vagina (beziehungsweise der Ausgang für das Baby) ein wenig vergrößert wird. Genau wie Einläufe waren Dammschnitte in den 1970er- und 1980er-Jahren gang und gäbe, während sie heute nur noch erfolgen, wenn Instrumente bei der Geburt verwendet werden müssen oder das Baby sehr groß ist. Bei meiner Freundin klang es so, als wäre der Schnitt mit einer Schere gemacht worden. Bei dem Gedanken möchte ich am liebsten meine Beine zusammenpressen, aber mein hüpfballgroßer Bauch ist leider im Weg. Ich nehme all meinen Mut zusammen und stelle die Frage in einem Rutsch, in der wahnsinnigen Hoffnung, dass Einhörner auf magische Weise dafür sorgen, dass völlig naht- und schmerzfrei große Öffnungen entstehen.

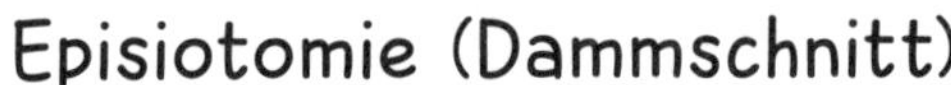

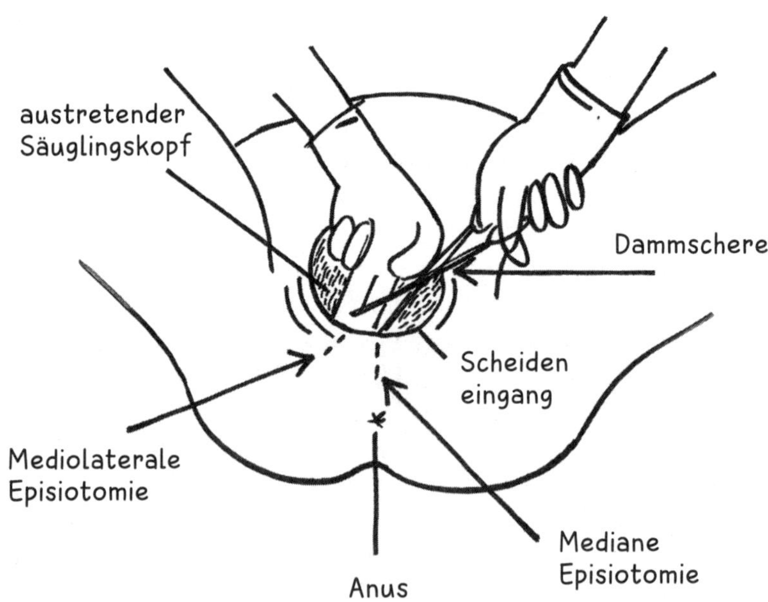

„Ja, wir verwenden Scheren", sagt die Kursleiterin, die auch als Hebamme arbeitet. „Was haben Sie denn gedacht, was wir nehmen?"

Ich denke nur: „Ach du Scheiße."

Wenn ich ehrlich bin, bin ich ein wenig verängstigt und finde das Ganze extrem peinlich. Es fühlt sich an, als würden wir das Schicksal herausfordern, indem wir über all diese Schwierigkeiten und Probleme reden, und ich bin nicht die Einzige, die beim Wort „Damm“ (mehr dazu in Kapitel 6) und der Empfehlung, ihn mit Mandelöl geschmeidig und dehnbarer zu machen, eher gequält lächelt. Es erscheint mir auch nicht unbedingt sinnvoll, mir jetzt noch etwas über die Risiken anzuhören, nachdem ich aus der Nummer ohnehin nicht mehr rauskomme.

Gegen Ende der Stunde bemüht sich die Kursleiterin, uns Beckenbodenübungen ans Herz zu legen und zeigt uns, wie man sie durchführt. Ich lächle selbstzufrieden. Ich kann beim Pinkeln mittendrin stoppen und den Urin einhalten, also muss ich mir darum wohl keine Gedanken machen. (Erst später finde ich heraus, dass das Anhalten des Strahls, um zu testen, wie viel Kontrolle man hat, aufgrund von Infektionsrisiken nicht mehr empfohlen wird, also bitte nicht zu Hause nachmachen!)

In jedem Fall möchte ich nicht über das Zusammenpressen nachdenken, sondern viel lieber im Park sitzen und Eis essen.

Aber die Kursleiterin lässt nicht locker. Wir sollen uns einen Aufzug vorstellen, der Stockwerk für Stockwerk nach oben fährt, und das Ganze in unserem Inneren nachstellen. Jetzt. Alle um mich herum bekommen einen versonnenen Blick. Ich werde diesen Blick, diese Mischung aus Konzentration und Überraschung, erst beim Töpfchentraining meines ersten Sohnes wieder erleben und in Panik verfallen, dass er gleich auf den Boden kackt.

Es ist die einzige Gelegenheit, an die ich mich erinnere, dass während der Schwangerschaft einmal das Wort Inkontinenz gefallen ist, abgesehen von den ominösen Einlagen, die mir für die Krankenhaustasche empfohlen werden. Ich versuche es mit dem Aufzug, habe den Dreh aber irgendwie nicht raus. Also lege ich den Gedanken beiseite und freue mich auf die nächste Woche. Es wird unsere letzte Stunde sein, und wir werden lernen, in welche Positionen wir uns am besten bei der Geburt begeben.

Später werde ich ziemlich gut bei den Kegel-Übungen, nachdem mir eine Physiotherapeutin gesagt hat, ich solle mir vorstellen, dass ich einen nicht weit genug eingeführten Tampon verschieben will, ohne meine Finger zu verwenden. BINGO! Aber da weiß ich auch schon, was eine Geburt bedeuten kann und wie zutreffend Metaphern sein können.

Nach der Geburt war mein Körper die denkbar beste Metapher für das Mutterwerden – der Beweis, dass es eine Verwüstung gegeben hatte, die dauerhaft und allgegenwärtig war: meine Vagina, mein persönlicher Raum, meine Bücherregale, mein Esszimmer, meine Brüste, nichts wurde ausgespart. Alles wurde durch ein magisches Wesen, das sich seinen Weg nach draußen bahnte, gedehnt und neu geformt. Wie konnte ich nur so schlecht darüber informiert sein, was mir bevorstand?

Ich habe nicht erwartet, dass eine Geburt so schrecklich sein konnte. Tatsächlich habe ich mein Leben lang die Tatsache ignoriert, dass Geburten verrückt, grauenhaft, ermüdend und schier endlos sein können. Auch wenn ich nicht so naiv war zu glauben, dass sie leicht oder toll sind oder wunderbar bestärkend, war ich doch in keiner Weise auf die hüftsprengende Explosion gefasst, die meinen Körper und mein Selbstbild zerstörte. Oder das epische Aufräumen nach der Veranstaltung. Man denkt ja immer, Frauen könnten mit jedem Schlamassel umgehen. Ich bin da wohl eher die sprichwörtliche Ausnahme.

Meine ausgeprägtesten Vorstellungen von einer Geburt zog ich aus denen, die ich selbst „miterlebt“ hatte – im Fernsehen oder in Romanen und Gedichten –, obwohl ich mir selbst da schon die Rosinen herauspickte. Während meiner Schwangerschaft war ich nahezu süchtig nach Geburten im Fernsehen. Die reale und fiktionale Ankunft eines neuen Lebens in einfach erzählten Geschichten. Beginnend mit einem hoffnungsvollen Bauchansatz und endend mit einem Baby. Die meisten waren entweder romantisch verklärt oder hoch dramatisch und ließen die banalen Details ebenso aus wie all das, was auf die Geburt folgte.

Erst im Jahr 2012, als die TV-Serie *Call the Midwife – Ruf des Lebens* radikale Ehrlichkeit ins britische Sonntagabendprogramm brachte, sah ich Bilder, die erahnen ließen, dass sowohl die Geburtserfahrung als auch der Schwangerschaftsbauch selbst nach Verlassen des Kreißsaals noch Spuren hinterließen. Die Geschichten, inspiriert von den Memoiren einer Hebamme, erforschen die schönen und schrecklichen Seiten der Geburt als Teil des gesamten Lebens einer Frau – von gefährlichen illegalen Abtreibungen und Blutvergiftungen bis hin zu Inkontinenz, Geburtstraumata, Adoption, Prolaps, Verbluten, Schlaganfällen bei der Geburt und Depressionen.

Ich will nicht unfair sein. Die Serie behandelt auch weniger dramatische und wichtige Situationen nach der Geburt und zeigte uns jede Woche neue Frauen. Einsame Mütter, glückliche Mütter, erleichterte Mütter, knapp mit dem Leben davongekommene Mütter, traumatisierte Mütter, gramgebeugte Mütter, bestärkte Mütter. Nette Frauen, böse Frauen, glückliche Frauen. Vor allem aber zeigten die Geschichten eines: Eine Geburt verändert alles, also ist es nahezu unmöglich, das frühere Leben einfach weiterzuführen, als wäre nichts geschehen. Diese Lektion hätte ich gerne schon gelernt, bevor ich zum ersten Mal schwanger wurde.

Die Landschaft der Fiktion bietet uns verschiedene Versionen unserer selbst, Vorstellungen davon, wie wir sein könnten oder sollten (oder auch nicht). Sie haben nichts mit dem echten Leben zu tun, und dennoch setzen sich diese Vorstellungen in uns fest, geben uns Hoffnung und unterhalten uns, fördern aber auch ein träumerisches Anhaften an ein Leben, das wir in Wirklichkeit nicht leben können.

Während meiner Schwangerschaft gab es auf einem Sender eine Babystunde, die ich andächtig verfolgte. Und als bei Abby aus der Serie *Emergency Room* frühzeitig die Wehen einsetzten, heulte ich auf dem Sofa wie ein Schlosshund, bis mein Mann mir anbot (mich anflehte?) den Fernseher auszuschalten.

„Neeiiiiiiin", jaulte ich und bekam prompt Schluckauf. „Wenn Du den Fernseher ausschaltest (*hicks*), werde ich niemals (*kurzer Schauer*) erfahren (*tiefer Atemzug*), wie (*tiefer erschaudernder Atemzug*) es ausgegangen ist!"

Die Charaktere von *Emergency Room* haben mich durch meine Zeit als Mädchen und Frau begleitet, mich bei Beziehungsschmerz getröstet und mein Singledasein versüßt. Auch beim ersten Zusammenziehen, meiner Hochzeit und nun meiner ersten Schwangerschaft sind sie meine treuen Begleiter.

Es gibt Untersuchungen dazu, inwieweit die traumatische Natur von Geburten in Film und Fernsehen sich auf die Angst vor der Geburt bei werdenden Müttern auswirkt.[1] Bei mir trat, glaube ich, trotz Abbys schrecklicher Geburtserfahrung die gegenteilige Wirkung ein. Meine geheimen Fantasien rankten sich nämlich eher um die Erfahrung von Daphne aus der australischen Serie *Nachbarn*, die ihr Baby vollständig bekleidet am Straßenrand bekam. Sobald Geburten begannen, wirklich angsteinflößend auszusehen, schaltete ich einfach innerlich ab und konzentrierte mich auf die nächste Episode, in der alles wieder gut war.

Es war nicht so, dass ich noch nie zuvor Geburtsgeschichten gehört hatte, aber die Erzählungen waren eher lückenhaft, vielleicht weil die Menschen automatisch einiges auslassen, um schwangere Frauen (oder alle Frauen) nicht zu verängstigen. Hinzu kommt natürlich, dass Geburten seltsam sein können, man teils unter Medikamenteneinfluss steht und die Zeit sich ziehen kann. Wie erklärt man etwas, das chaotisch, medizinisch, natürlich, emotional, linear, episodenhaft, körperlich, traumgleich, religiös, langweilig, friedlich, beängstigend, leicht und schwierig zugleich ist?

Als ich noch ein Kind war, erzählte meine Mutter mir geschönte Versionen ihrer Geburten, was für mein damaliges Alter ja auch besser geeignet war. Babys flutschten ihrer Aussage nach einfach so raus, ohne größere Probleme, ganz anders als bei den angsteinflößenden Geburten mit Notfällen und Geschrei in TV-Serien wie *EastEnders* oder *Brookside*. Ich konnte die Geschichten meiner Mutter auswendig aufsagen. Wie ihr bei mir die Fruchtblase geplatzt war und ich gleich darauf geboren wurde. Wie die Zwillinge am einem frostigkalten Aprilmorgen beinahe im Auto zur Welt gekommen wären. Und wie meine mittlere Schwester wie Supergirl mit ausgestreckter Hand aus ihr herausflog. Ich liebte diese Geschichten, weil sie so aufregend und schön waren. Nach den Details fragte ich nicht und lebte fröhlich mit diesen Familienschnappschüssen, bis ich selbst in den Wehen lag.

Heute wünschte ich, ich hätte mehr gewusst. Vielleicht hat meine Generation frühere Generationen, die nicht mithilfe von *Sex and the City* oder später *Girls* gelernt haben, offen über ihre Geschlechtsteile zu reden, ein wenig belächelt. Womöglich haben wir uns sogar für besser gehalten mit all unseren Gesprächen über Orgasmen, G-Punkte (erinnern Sie sich?), Cunnilingus und die *Vagina-Monologe*. Aber sie, unsere Großmütter und deren Großmütter, waren zumindest klug genug, um vernünftig über Geburten miteinander zu sprechen, und sei es hinter verschlossenen Türen. Nun ja, zumindest diejenigen von ihnen, die sie überlebt hatten.

Sie waren sogar bei Geburten anwesend oder bekamen zumindest die ganze Aufregung mit. Sie waren nicht vollkommen unvorbereitet. Und da war ich: In der einen Minute noch eine Karrierefrau, die kurz davor war, alles zu haben, mit einem prachtvollen Bauch, einem hübschen, aber ein wenig vagen Geburtsplan (ich wollte mich ja nicht aufspielen oder die Expertin raushängen lassen) und der Hoffnung auf eine stinknormale Wassergeburt. In der nächsten Minute: PENG! Kaputt.

Ich kenne einige Frauen, die sich schrecklich von der Welt betrogen fühlten, weil niemand ihnen die Wahrheit gesagt hatte. Meine Wut richtete sich mehr dagegen, dass meine Mutterschaft nicht nur mit Blumensträußen, sondern auch mit zerstörten Körperteilen eingeläutet wurde. Ich hätte mich ausführlich informieren können, aber ich habe die Realität ignoriert und mich lieber an die geschönten Geschichten gehalten, die ich als Kind schon geliebt hatte.

In der Woche, bevor ich meinen Sohn zur Welt brachte, erzählte meine Mutter mir, dass sie während der schlimmsten Momente auf ein Stück Stoff beißen musste, eine Art weiche Trense zwischen den Zähnen. Aber ich wollte zu dem Zeitpunkt schon nichts mehr hören, auch wenn ich später in ihre Fußstapfen treten sollte und so stark auf ein Mundstück eines Sauerstoffschlauchs biss, dass ich mir einen Backenzahn damit ruinierte.

Wenn ich das, was mir widerfahren ist, mit ein wenig Abstand betrachte, stelle ich erstaunt fest, dass mir tatsächlich jemand während der Schwangerschaft ein Beispiel für einen Film lieferte, der die wahren Bilder einer Geburt zeigte, und zwar in Technicolor. Es war eine Freundin von der Arbeit, die gerade entbunden hatte, als ich im fünften Monat war.

März 2007, eine Straße in London, ich tue so, als würde ich nicht die Augen vor der Wahrheit verschließen

Es ist ein freundlicher Wintertag und der in meinem Bauch heranwachsende Fötus hat die Größe einer Mango erreicht. Meine Kollegin Cat, die sich eigentlich in Elternzeit befindet, schaut im Büro vorbei und wir essen zusammen zu Mittag. Wir sind vertieft in ein Gespräch über

Geburten und ignorieren die Blicke, die uns auf der Straße treffen, wenn wir über Vagina und Co. reden. Die letzte Ultraschalluntersuchung hat gezeigt, dass ich einen Jungen erwarte, und ich fühle mich irgendwie erwachsen und nahezu selbstbewusst.

Cat berichtet mir lebhaft von ihrer Wassergeburt, einschließlich Rissen, Nähten, inneren Untersuchungen, Hebammen mit Wurstfingern und einer Spinalanästhesie. Obwohl sie mir sehr viel erzählt, habe ich das Gefühl, dass sie etwas auslässt, mich irgendwie schonen will. Ich spüre eine innere Spannung, es fühlt sich an, als wäre ich zurück in der Schule und würde mir ausmalen, wie das Leben als Erwachsene wohl sein wird. Und dann bleibt Cat plötzlich mitten auf dem Bürgersteig stehen. Sie starrt mich an und ihr wird wohl bewusst, wie verängstigt und schlecht vorbereitet ich bin. Sie sagt, sie müsse mir etwas erzählen, das eine andere Frau ihr gesagt habe, als sie ungefähr so weit gewesen sei wie ich. Ich habe solche Panik, dass es um den Stuhlgang während der Geburt geht, dass ich fast in Tränen ausbreche.

Aber es kommt noch schlimmer.

„Du weißt doch, dass viele behaupten, die Geburt ihres Kindes sei der schönste Tag im Leben. Dass es eine großartige Erfahrung ist, die sie genossen haben. Du weißt aber auch, dass es in Ordnung ist, wenn es nicht der beste Tag deines Lebens ist, oder? Wenn du es nicht großartig findest, also die Geburt meine ich. Versteh' mich nicht falsch, es ist großartig, ein Baby zu haben und ich liebe meines sehr, aber es war wirklich nicht der beste Tag in meinem Leben, Luce. Und das ist ok. Vielen Frauen geht es so. Du musst dich nicht verpflichtet fühlen, es toll zu finden."

Das fühlt sich so erschreckend wahr an, dass mir der Kopf schwirrt. Ich schaue auf meinen Bauch, der noch frei von Dehnungsstreifen ist, aber schon Kugelform erreicht hat. Ich nehme all meinen Mut zusammen, um diesen Moment der Ehrlichkeit zu nutzen, und platze mit der Frage heraus, die ich schon längst jemandem hätte stellen sollen, und bin fest entschlossen, die Antwort zu glauben.

„Wie war es denn nun tatsächlich?", frage ich. „Wie ist so eine Wassergeburt?"

„*Der weiße Hai*", sagt sie, ohne zu zögern. „Es ist wie bei *Der weiße Hai*." Alles wird schwarz.

Sommer 2007, die letzte Chance, alles zu erfahren: ein Gemeindesaal voller Frauen kurz vor der Geburt und ihre nervösen Partner

Wir sind zurück in der Kirche und sitzen auf einem Nylonteppich. Maria und Josef schauen auf uns herab. Unsere Kursleiterin hat uns eingeladen, einen Kaiserschnitt nachzustellen, zum Glück ohne Requisiten, aber es fühlt sich trotzdem angesichts der Erfahrungen von Maria im Stall ein wenig ungehörig an.

Wir werden gefragt, wie viele Menschen wohl bei einem Kaiserschnitt anwesend sind und auf welche Weise sie uns unterstützen. Ich denke an die arme Maria, allein in einem Stall zwischen all den Kuhfladen. Ich hoffe, Josef war die Art von Partner, die einem die Hand hält, anstatt grün anzulaufen, und dass die Frau des Herbergsbesitzers sie für ihre Tapferkeit gelobt hat, als sie beim Durchtrennen der Nabelschnur half. Es fühlt sich bescheuert an, eine Operation durchzuspielen, aber es soll sich noch als hilfreich erweisen. Nicht, weil ich mich an irgendwelche Einzelheiten erinnere, sondern weil es dann kein so großer Schock mehr war, zu realisieren, wie viele Menschen auf deinen nackten Intimbereich starren, wenn jemand auf den roten Knopf gedrückt hat.

Wir reden über Geburtspositionen und stellen sie nach. Es ist genauso quälend, wie es klingt. Wir sind mit unseren Schwangerschaften schon zu weit fortgeschritten, um einander auf den Rücken zu klopfen und so zu tun, als hätten wir Wehen. Unsere Kursleiterin spürt unsere Unruhe und zeigt uns ein paar Diagramme auf Arbeitsblättern. Bei einer Position sitzt man rittlings auf einem Stuhl „wie ein Cowboy", aufrecht, das Becken nach vorne gekippt und offen. Ich finde das alles sehr merkwürdig. Die Kursleiterin, die uns die Stellungen zeigt, sagt, dass sie alle auch gut auf der Toilette funktionieren.

„Oh Gott", denke ich. „Auf dem verdammten Klo?"

In der folgenden Woche treffe ich eine andere schwangere Frau, die gerade mit ihrem dritten Kind schwanger ist. „Oh ja", sagt sie, als ich ihr entsetzt von der Klo-Bemerkung erzähle. „Ich habe Stunden auf dem Klo verbracht. Es war der einzige Ort, wo ich eine bequeme Position finden konnte."

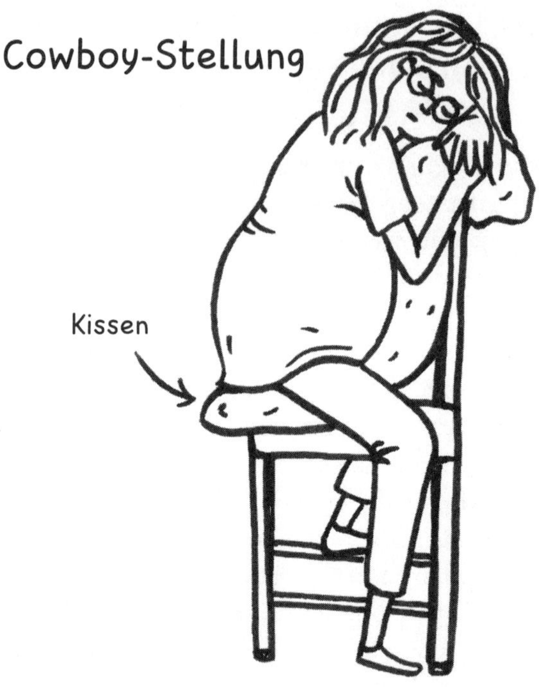

Ich stelle mir vor, wie ich rittlings auf dem Klo hocke und mich an den Spülkasten klammere. Ich finde die Idee abstoßend, auf der Toilette zu sitzen und zu pressen, als sei mein Kind ein besonders großer Haufen. Und was, wenn das Baby ins Klo fällt? Ich will nicht, dass mein Mann mich so sieht. Wie ich die Toilette reite, als wäre sie ein Pferd. *Das* wäre wirklich das Unwürdigste überhaupt.

Kapitel 3

Geburt – was man bekommt

Ich verbrachte die ersten Stunden meiner Wehen auf einer Toilette sitzend, stöhnend und im Cowboy-Stil den Spülkasten umklammernd. Und das war noch der am wenigsten entwürdigende Teil dieser schrecklichen 19 Stunden, und wahrscheinlich auch der folgenden zwei Jahre.

Der ganze Vorgang von Anfang bis Ende ist eine Mischung aus Schock, endlosem Warten und Erniedrigung. Als es vorbei ist, schreibe ich als erstes eine SMS an Cat. Kein Name, kein Gewicht, keine Details. Nur eine Zeile: „ES IST EINE GOTTVERDAMMTE VERSCHWÖRUNG."

Wie nicht anders zu erwarten, beinhaltet diese Verschwörung Schreien, Muhen, Betteln und Wimmern, garniert mir körperlichem Zerfall und Warten. Das einzig Überraschende ist, dass ich ein paar derbe Witze reiße, deren Timing nahezu perfekt ist.

Das ist alles, woran ich mich kurz nach der Geburt erinnern kann. Alles andere ist weg. Ich stehe neben meiner Pferdetoilette, die sich in einem an den Kreißsaal angeschlossenen Waschraum befindet, und schaue in einen Spiegel, der den gesamten Raum dominiert und eindeutig von einem Sadisten angebracht wurde. Da stehe ich, ein verrücktes, geisterhaftes Abbild meiner selbst, und starre auf eine schlaffe Parodie meines süßen runden Babybauchs. Meine Knie sind blutverschmiert, Pipi und Blut laufen mir an den zittrigen Beinen hinunter. Die warme Dusche hilft nicht wirklich. Wie sehr mein Intimbereich lädiert ist, wird erschreckend klar, als selbst das Naturkosmetik-Duschgel höllisch brennt. Am schlimmsten aber ist mein Gesicht, das zwar noch schön, jung und strahlend ist, aber plötzlich vor allem alt, verbittert und frustriert wirkt.

Hitze und Dampf und der Geruch nach Rost. Meine Sinne sind überaktiv. Ich höre die Hebamme draußen im Kreißsaal fast so gut wie mein eigenes Herz, das vor Liebe zu meinem Sohn Purzelbäume schlägt. Nicht die Art von Liebe, die aufregend ist und einen überwältigt, sondern etwas, das die Zeit überdauert und verbindet, wie Haut, die nach einer Verbrennung wieder neu zusammenwächst. Die Hebamme klingt aus irgendeinem Grund, den ich mir nicht erklären kann, besorgt. Ich habe Angst, dass sie mit mir schimpfen wird. Vielleicht bin ich schon zu lange hier drin oder brauche das ganze heiße Wasser auf. Vielleicht schließt die Tür, die ein wenig klemmt, nicht richtig und sie befürchtet, dass die blutige Pfütze (halb Pipi, halb Überreste) in den Korridor hinausläuft und eine arme Schwangere erschreckt, die gerade erst angekommen ist. Sie fragt, ob sie mir helfen könne. Ich weiß nicht, ob ich Hilfe brauche und wie diese aussehen könnte. Ich fühle mich, als hätte es mich entzweigerissen. Ich wünsche mir, dass niemand jemals Zeuge des Zustands sein muss, in dem ich mich befinde. Aber ich wünsche mir auch, dass mich jemand berührt, um mich daran zu erinnern, dass ich ein Mensch bin.

Als ich mich schließlich an all das erinnere, was zuvor geschehen ist, ist es kein schönes Gefühl.

Juli 2007, in die Jahre gekommene Entbindungsstation, große Uniklinik

Die Wehen haben eingesetzt. Ironischerweise eine Viertelstunde, nachdem mein Mann in die U-Bahn gestiegen ist, um zur Arbeit zu fahren. Mit zunehmender Stärke der Kontraktionen vergesse ich, was Ironie bedeutet, ebenso wie meinen Namen und alles, was ich je gelernt habe. Ich existiere in meinem eigenen Universum.

Wir kommen vormittags in der Klinik an, und man sagt mir, der Muttermund sei drei bis vier Zentimeter geöffnet und alles sehe „gut" aus. Wir dürfen entscheiden, ob wir bleiben oder noch einmal nach Hause gehen wollen. Mein Facebook-Status, im Jahr 2007 noch etwas relativ Neues, lautet bereits: „Luce Brett liegt in den Wehen." Mich packt die Sorge, dass ich versagt haben könnte, wenn ich jetzt nicht im Krankenhaus bleibe, und es alle wissen werden. Ich wäre ein Weichei und unfähig, die Regeln zu befolgen, die ich im Vorbereitungskurs gelernt habe.

Wir beschließen zu bleiben.

Wir erfahren, dass bei unserem Baby eine hintere Hinterhauptslage vorliegt, was bedeutet, dass sein Kopf falsch herum liegt und es mit dem Gesicht nach oben als Sternengucker geboren werden wird, wenn es sich nicht noch dreht. Mir läuft ein Schauer über den Rücken und ich verbringe einige Stunden und Wehen damit, meinen Sohn zu einer Drehung zu bewegen.

Es wird Abend, und die Hebammen schicken meinen Mann nach Hause. Auf der Entbindungsstation ist viel los, und da sich mein Muntermund nur um einen weiteren Zentimeter gedehnt hat, nehme ich anderen einen Raum weg.

Sie bringen mich auf den Korridor einer anderen Station und sagen mir, ich könnte ein wenig schlafen. Eine Lüge, wie sich herausstellt. Hier findet man keine Ruhe zum Schlafen, nicht zwischen all diesen Frauen in den Wehen, kranken Frauen, weinenden Babys und dem Personal, das mich tadelt, weil ich zu wimmern beginne, sobald mir das Lachgas-Sauerstoff-Gemisch ausgeht.

Zwischen den qualvollen Wehen packe ich meine Sachen und Notizen zusammen und biete an, nach Hause zu gehen. Ich weiß, dass mein Mann nicht hundertprozentig erfreut wäre, aber er wäre zumindest nett zu mir. Ein Arzt rollt mit den Augen und sagt mir, ich müsse bleiben. Ich fühle mich bestraft. Ich bin in Hinblick auf meinen Muttermund im Niemandsland. Zu wenig für den Kreißsaal, zu viel und zu schmerzgeplagt für dieses Höllenloch. Und keiner hilft mir. Nicht einmal dann, als meine ganze Welt in Scheiße versinkt in der ekligsten Toilette, die ich je gesehen habe.

Ich muss an den Film *Trainspotting* denken, als ich das erste Mal unter den strengen Blicken der Nachtschwestern hineintaumele. Die Toilette würde einen Oscar für Schmutz gewinnen.

Zuerst denke ich, dass sie gar nicht *so* schmutzig ist, sondern einfach nur alt und abgenutzt. Der Boden ist mit Toilettenpapier bedeckt und Papierhandtücher, teilweise benutzt, quellen aus dem Mülleimer. Eine Lampe flackert und brummt, die andere funktioniert gar nicht. In der Ecke stehen Kisten mit einem Energydrink. Ich spiele mit dem Gedanken, eine Dose zu stibitzen (ich war noch nie sehr brav, daran ändern auch die Wehen nichts), aber ich möchte mir nicht noch mehr Ärger einhandeln. Ich bin mir auch nicht sicher, ob ich überhaupt etwas trinken sollte, weil ich nicht richtig pinkeln kann, obwohl ich das Gefühl habe, gleich zu platzen.

Ich schaffe es, eine kleine Menge herauszubekommen, aber es tut ziemlich weh. Ich gehe wieder ins Bett und stütze mich dabei an der Wand des Korridors ab. Dann muss ich schon wieder.

So geht das rund zwei Stunden lang. Ich quäle mich auf Krankenhausbetten und Toiletten und wieder von ihnen herunter. Die Nacht fühlt sich seltsam gefährlich an. Jedes Mal, wenn ich über den Korridor wanke, bin ich fasziniert und verängstigt wegen der Geräusche, die mein Körper von sich gibt, und den immer neuen Formen meines Bauchs. Ich stöhne und pruste und stütze mich an den Wänden ab. Ich gehe schwerfällig. Mein Bauch ist zum Zerreißen gespannt und schwer. Und sehr hart. In meinem Inneren ist so viel Druck. Mein Rücken krümmt sich und meine Knie zittern.

Bei meinem letzten Besuch sitze ich auf dem Klo und starre den tropfenden Wasserhahn an, den ekligen Durchlauferhitzer, die schmutzigen Wände mit den Aufklebern, die zu Reinlichkeit und Händewaschen auffordern. Ich will gerade über die Ironie des Ganzen lachen, aber mir fällt das Wort nicht ein und plötzlich kippe ich nach vorne.

Ich gebe einen lauten gutturalen Schrei von mir. Ich weiß nicht, ob ich das Bewusstsein verliere. Mein Körper zieht sich spastisch zusammen. Ich verrenke mich, übergebe mich, pinkle mich voll und ein Häufchen scheint auch mitgekommen zu sein. Als ich wieder zu mir komme, sind meine Beine komplett mit warmer Flüssigkeit bedeckt. Blut? Pipi? Fruchtwasser? Fruchtwasser mit Blut und Pipi vermischt? Ich kann es wegen des mangelnden Lichts nicht erkennen. Alles sieht irgendwie bräunlich aus.

Ich spucke so viel aus, wie ich kann, und versuche dann die Bescherung aufzuwischen. Ich krieche auf dem Boden herum, die Haare hängen mir ins Gesicht, die Lippen sind aufgeplatzt. Ich verwende Papierhandtücher, um den Boden zu säubern, und hoffe, dass zumindest ein Teil der Kacke meine eigene ist und nichts von meinem Baby stammt. Eines weiß ich: Wenn mein Fruchtwasser voller Kindspech ist, also dem ersten Stuhlgang eines Babys, dann ist das kein gutes Zeichen. Wenn das Baby schon kackt, bevor es überhaupt auf der Welt ist, dann hat es Stress.

Ich denke: „Den haben wir gerade beide, Kleiner."

Es ist zu dunkel in der Toilette, um den Schlamassel aufzuräumen, und ich krieche zurück dahin, wo es ein Bett gibt und Licht. Bestimmt ist es dort sicherer.

„Vielleicht sterben wir hier", flüstere ich meinem Sohn beinahe zu. „Ich auf allen vieren, du zur Hälfte aus mir heraus, in einer Toilette und bedeckt mit Scheiße." Stattdessen sage ich laut „Bitte stirb nicht", als die Schmerzen stärker werden und mir schon wieder übel wird. Es fühlt sich nicht wie ein guter oder produktiver Schmerz an. Es fühlt sich so an, als säße etwas fest.

Als ich beim Bett angelangt bin, zittere ich am ganzen Körper. Ich will die beiden Frauen in der Schwesternstation beschimpfen, die mich den ganzen Weg haben kriechen lassen. „Vielleicht haben sie uns nicht gesehen", denke ich hoffnungsvoll, aber um zu überleben, erniedrige ich mich noch mehr. Ich beginne zu betteln.

Entschuldigungen quellen aus mir hervor: „Es tut mir leid. Es tut mir wirklich leid. Bitte helfen Sie mir. Ich glaube meine Fruchtblase ist geplatzt. Tut mir leid. Ich glaube, es könnte sich Kindspech im Fruchtwasser befinden. Ich glaube, ich habe in die Hose gemacht. Ich konnte nicht alles aufwischen. Da ist immer noch Kacke auf dem Boden. Bitte helfen Sie mir. Bitte. Es tut mir so leid."

Von irgendwoher kommt eine Hebamme angerannt. Sie ignoriert mich nicht, wie all die anderen es getan haben. Sie ist für mich da. Sie spritzt mir ein Schmerzmittel, aber bei den nächsten Wehen beginne ich zu schreien. Ich lege mir sogar die Hand, die sich nicht am Seitenteil des Betts festklammert, über den Mund und versuche die Geräusche, die aus meinem Mund kommen, zu unterdrücken, aber es gelingt mir nicht.

Das Geräusch ist so schrecklich, dass mein Mann es im Hintergrund hören kann, als die Hebamme ihn anruft und bittet, ins Krankenhaus zu kommen. Seine ersten Worte, als er mich sieht, sind: „Was zum Teufel haben Sie mit ihr gemacht?"

Im Kreißsaal bin ich jetzt bei achteinhalb Zentimetern angelangt. Obwohl ich mir bei dem halben Zentimeter nicht ganz sicher bin. Auf jeden Fall geht es jetzt schnell vorwärts. Ich schreie und verdrehe die Augen, als sei ich besessen. Wie Jamie Lee Curtis in *Halloween* und

Linda Blair in *Der Exorzist* knurre und brülle ich. Eine Hebamme zeigt sich besorgt um meinen Kehlkopf.

„Ich mache mir eher Sorgen um meine Muschi“, antworte ich ihr.

Die Hebamme ignoriert meine derbe Antwort, notiert aber, dass ich „sehr verzweifelt“ wirke. Man einigt sich auf eine Epiduralanästhesie.

Die Wirkung setzt so unmittelbar ein, dass ich anbiete, vor der Anästhesistin einen Kniefall zu machen. Später kommt wohl noch eine Spinalanästhesie hinzu, aber ich verliere ein wenig den Überblick. Ich weiß nur eins: Ich nehme alles, ich bin willenlos. Ich habe jetzt einen Katheter, der sich zwischen meinen Beinen hinausschlängelt und Zugänge an den Händen. Und plötzlich wird mir bewusst: Ich schreie nicht mehr. Es herrscht Stille.

„Na also, eine ganz andere Frau“, sagt eine erfahrene Hebamme, als sie mich an eine Hebammenschülerin namens Kay übergibt. Ich bin ruhig, sogar gesprächig, ein wenig benebelt. Mein Mann und ich hören uns auf unserem neuen iPod einen Beatles-Song an, während der Morgen anbricht. Das rettet uns erst einmal. Mein Mann singt mit und hält mich im Arm. Wir tun so, als sei nichts Schlimmes passiert und hoffen das Beste. Eine Stunde später ist der Muttermund zehn Zentimeter eröffnet und die Epiduralanästhesie wird leider abgestellt, damit ich pressen kann. Ich will gerade meinen Unmut darüber äußern, dass ich jetzt, wenn es am schlimmsten wird, die Unterstützung durch die Schmerzlinderung verliere, aber die Ereignisse sind wieder einmal schneller als ich und … zack! Ich bin wieder mitten im Schlachtgetümmel.

Blut spritzt aus meiner Hand, weil ich es geschafft habe, die Kanüle herauszureißen. Immer mehr Leute kommen und gehen. Ich sehe den Arzt, der mich nicht mehr nach Hause gehen lassen wollte. Jetzt ist er auf einmal freundlich und sieht besorgt aus. Die Gerüche und das allgegenwärtige klebrige Gefühl sind überwältigend. Der Raum ist so hell, klar und laut, dass ich nahezu hören kann, wie meine Haut reißt.

Zwei behandschuhte Hände begeben sich zwischen meine Beine und kommen rot mit Blut wieder hervor. Ich glaube, sie gehören einer anderen Ärztin, einer älteren Frau, aber ich habe den Überblick verloren. Sie beugt sich vor, eine Schere in der Hand, und sagt dann, ein Dammschnitt sei nicht notwendig. (Die Größe der Öffnung ist nicht mehr das Problem, weil mein Scheideneingang bereits weiter aufgerissen ist, als sie es überhaupt schneiden würden – Bravo, Luce!) Sie müssen allerdings eine Saugglocke verwenden, wenn ich das Baby nicht innerhalb der nächsten Minuten herauspresse, weil sein Herz zu schnell schlägt. Es ist ein Wettlauf gegen die Zeit.

Kay schaut mich verschwörerisch durch meine Beine an, ignoriert das ganze Drama rundum und spricht nur zu mir. Ich kann Ihren Atem auf meinem Oberschenkel spüren. „Du kannst das alleine schaffen, Luce. Ich weiß das."

Ich schließe die Augen und presse, während sich auf der dicken Unterlage, die sie mir unter den Hintern geschoben hat, eine warme Blutlache bildet.

Aber es ist nicht nur ein Drama, es hat auch etwas Heiteres. Es ist neun Uhr morgens an einem Tag im Juli und ich kann die Sonne auf meiner linken Wange spüren und riechen, dass jemand draußen vor dem Fenster raucht. Das stört mich nicht weiter. Ich würde jetzt ganz gerne selbst eine rauchen. Eine Zigarette und eine Tasse Tee und dann einfach zuschauen, wie die Leute kommen und gehen. Bereiten sie da gerade etwas vor? Einen Kaiserschnitt vielleicht? Oder kommt jetzt die Zange? Es ist mir egal. Ich will einfach nur, dass es vorbei ist. Ich mache genau das, was Kay mir sagt, weil sie die Einzige ist, die mich mit Namen anspricht.

Später erzählt Kay mir, wie stolz sie auf mich ist, weil ich während der Presswehen so stoisch und tapfer war, trotz des Risses. Sie gratuliert mir. Ich traue mich nicht, ihr die Illusion zu nehmen und zu sagen, dass ich einfach davon ausgegangen bin, dass ich und mein Sohn sowieso sterben. Und dass es mir egal war. Von Tapferkeit keine Spur.

Und dann: Wow! Mein Sohn wird geboren. Ich berühre seinen Kopf, als er aus mir herauskommt, nachdem ich es abgelehnt habe, ihn im Spiegel zu sehen. Auch das Berühren möchte ich zunächst nicht, aber Kay nimmt einfach meine Hand und schiebt sie mir zwischen die Beine. Sie sagt, das würde helfen, und tatsächlich ist es so. Sein Kopf fühlt sich uneben, merkwürdig und vertraut zugleich an. Und warm und nass zwischen den Büscheln meiner Schamhaare. Das Innere kommt nach außen. Ich kann fühlen, dass er fast da ist, und ich gebe noch einmal alles.

In den kommenden Jahren werde ich immer wieder meine Handfläche auf seinen Kopf legen, um es zu überprüfen. Ja, er fühlt sich immer noch gleich an, hat die gleiche Form. Es tröstet mich und ich bin traurig, als er sieben ist und ich die Konturen nicht mehr ausmachen kann, selbst wenn ich ihm verstohlen über die Haare streiche und ihm einen Kuss gebe, wenn er schläft.

Er ist so wunderschön, dass mir der Atem stockt, aber das Leben wirft mich erbarmungslos in die Realität des Kreißsaals zurück, mit zugeschnürter Kehle, weil ich keine Wahl habe. Sie heben ihn hoch und geben ihn mir. Mir ist übel. Ich weiß nicht, was ich ihm sagen soll.

Was mir auf der Zunge liegt ist „Scheiße, was haben wir nur gemacht", aber das kann ich nicht sagen. Ich möchte, dass er etwas Wichtiges hört. Das ist schließlich unser erster Mutter-Sohn-Moment.

Ich blicke auf ihn, seine winzigen, lilafarbenen Schultern, spüre ihn warm auf meiner Brust und flüstere: „Hallo, Kleiner."

Kay kümmert sich um die Nachgeburt und mir ist weiterhin übel. Überall sind Schläuche und Schüsseln voller Blut. Ich spreche undeutlich und meine Beine zittern. Mein Mann zieht sein Hemd aus und nimmt unseren Sohn an seine Brust, damit er den Herzschlag hören kann. Wir sagen unseren Familien Bescheid, aber ich bin nicht wirklich anwesend.

Mir geht durch den Kopf, dass William Blake in seinem Gedicht *Kindliches Leid*[1] ganz schön untertrieb, als er davon sprach, wie die Mutter stöhnte, der Vater weinte und das Kind nur so in die gefährliche Welt sprang.

Meine Aufmerksamkeit kehrt in den Raum zurück und ich denke: „Warum legen all diese Leute den Kopf so schief und starren auf etwas?"

Später wird mir klar, dass sie den Schaden begutachten und nach einer Hebamme suchen, die erfahren genug ist, um mich wieder zusammenzuflicken. Im ersten Moment wirken sie aber eher wie merkwürdige Pantomimen.

Kay zieht unseren Jungen an und singt „Happy Birthday" für ihn. Mir wird bewusst, dass ich nicht einmal weiß, welcher Tag heute ist, aber ich darf jetzt nicht zusammenbrechen, denn für einen kurzen Moment ist die Welt perfekt: die Melodie und Kays Stimme bringen uns in Berührung mit dem alltäglichen Wunder einer Geburt. Wir alle atmen die Schönheit einer wilden Kreatur, die ihre ersten zaghaften Schreie ausstößt und die Welt für immer durch ihre Geburt verändert.

Ich denke: „Wenigstens ist es jetzt vorbei."

Am nächsten Nachmittag, wahrscheinlich zu früh, stolpern wir ins Tageslicht, das verändert aussieht, und werden zum Klischee eines Paares, das wegen des Kindersitzes streitet. Wir probieren herum und geraten in Panik, hilflos im Angesicht so vieler Gurte und Sicherheitswarnungen. Meine Hände zittern, aber ich bin jetzt sowieso nicht mehr wichtig. Ich weine und rede zusammenhangloses Zeug. Ich weiß nicht mehr, ob mein Baby ein Junge oder ein Mädchen ist. Ich weiß nicht mehr, was man mir gesagt hat oder ob ich immer noch Ärger mit den Schwestern habe. Als wir das Baby endlich angeschnallt haben und losfahren können, sage ich:

„Jetzt wird alles gut, oder? Es wird doch alles gut, oder?"

„Ja", sagt mein Mann. „Wir müssen nie wieder dahin zurück."

Kapitel 4

Ab nach Hause

Der folgende Tag, Juli 2007, ein Wohnzimmer voller Blumen und Geschenke

Heute stellen wir unseren kleinen Sohn unseren Lieblingsmenschen vor. Ich habe immer noch ein Schwangerschaftsoutfit an, aber ich lächle für die Kameras und wir bewundern seine perfekten kleinen Füße. Er ist rosig und zart und etwas von seinem Glanz fällt auch auf uns ab.

Meine Eltern, gerade erst 50 geworden, bringen einen ihrer alten Freunde von der Uni mit. Er hat mich im Krankenhaus besucht, als ich 1977 geboren wurde, und es fühlt sich an wie eine Art von Familienzusammenführung. Meine Schwestern küssen ihren neugeborenen Neffen, der jedes Mal seine Augen schließt und unmutig die Lippen schürzt, während meine Mutter nach meinen Nähten fragt. Ich weiß nicht, ob ich überhaupt davon anfangen soll, inmitten von so viel Liebe und Glück. Ich gebe kleine Bruchstücke der ganzen Katastrophe zum Besten, beschränke mich aber größtenteils darauf zu sagen, ich sei noch ein wenig „wund“, entschlossen, das Beste aus den Dingen zu machen, die bereits gut laufen.

Ich muss das Stillen nicht lernen, weil mein Sohn das für mich erledigt. Das Glücksgefühl beginnt mit dem Milcheinschuss. Er findet zielsicher meine Brust und beginnt sofort, kräftig zu saugen. Meine Mutter zuckt kurz zusammen, als sie sieht, wie gierig er mich attackiert und gesteht mir, dass ich genauso war. Das hatte die Hebamme damals sogar schriftlich festgehalten.

Meine Stiche verheilen gut, mein Bauch bildet sich zurück. Das einzige Problem ist, dass ich mir dauernd in die Hose mache. Man versichert mir mehrmals, das sei normal. Die Familie ist wieder weg und wir sind kurz davor, einen Strich unter die Krankenhausgeschichte zu ziehen, als etwas Schreckliches passiert.

Ich stille meinen Sohn in der Küche, inmitten von abgekochtem Wasser und Olivenöl, womit wir ihn Empfehlungen zufolge beim Windelwechseln säubern sollen, anstatt Babytücher zu verwenden. Urplötzlich verspüre ich den starken Drang zu pressen. Es fühlt sich merkwürdig an und schmerzhaft. Ich habe Angst, meinen Sohn fallen zu lassen. Ich gebe ein animalisches Geräusch von mir, wie in der Krankenhaustoilette, und dann beginnen all diese Blutklumpen aus mir herauszufallen.

Der Wochenfluss (die periodenähnliche Blutung nach der Geburt) war schon recht heftig, aber das hier sind große ölige Klumpen, die mir aus der Hand glitschen wie Innereien. Ich krieche nach oben ins Badezimmer und versuche, sie irgendwie aufzufangen. Trotzdem bekommt der Teppich Blut ab.

Ich denke komischerweise vor allem daran – an meinen ruinierten Treppenabsatz.

Wir rufen auf der Entbindungsstation an. Diesmal sind sie ausgesprochen nett zu mir. Ich soll die Klumpen anhand von Gegenständen einordnen. Nein, nicht so groß wie ein Essteller, eher wie ein Apfel, etwas größer, aber flacher, nicht so glatt.

„Sieht ein bisschen aus wie sonnengetrocknete Tomaten", bemühe ich mich, die Form zu erklären. Vor allem aber fühle ich mich ziemlich elend.

Mein Sohn und ich werden wieder ins Krankenhaus aufgenommen. Wir bekommen Patientenarmbänder mit dem gleichen Namen. Da wir ihn noch nicht beim Standesamt angemeldet haben, existiert er offiziell noch gar nicht. Wir sind immer noch eins. Sie sagen mir, ich solle schlafen, aber ich bin wieder auf dieser Station mit der furchtbaren Toilette und den Frauen, die die ganze Nacht über jammern und schreien. Diesmal habe ich zumindest mein eigenes Zimmer, meine „Privatsphäre". Stündlich wird der Raum von Ärzten, Hebammen und Auszubildenden bevölkert, die schauen, wie viel Blut sich in meiner Binde befindet und sie wiegen. Sie prüfen, ob noch mehr Plazentastücke in mir stecken. Es gibt Visiten, bei denen die Horden dem behandelnden Arzt lauschen. Bei einer zeigt man meinem Mann einen Blutklumpen, der am Spekulum hängengeblieben ist. Ich würde am liebsten davonlaufen, aber ich hänge an einem Infusionsschlauch.

„Wenigstens liegt mein Baby jetzt in einem Babybett, anstatt halb aus mir herauszuhängen", denke ich.

Sie entlassen uns nach Hause, mit der Auflage, dass wir sofort wiederkommen sollen, wenn das noch einmal passiert. In diesem Fall sollen wir außerdem möglichst einige der Blutklumpen mitbringen.

Ich denke: „Echt jetzt?" Aber als es dann tatsächlich noch einmal passiert, sammle ich alles brav ein und packe es in einen Plastikbehälter.

Schon wieder bin ich auf der Entbindungsstation. Ich fühle mich irgendwie betrogen. Eigentlich sollte ich jetzt Besuche genießen und Spaß haben. Ich möchte allen stolz meinen Sohn zeigen, anstatt mit einer Kanüle im Krankenhaus zu liegen.

Als es zum dritten Mal passiert, wächst eine neue Angst in mir heran. Kann es vielleicht sein, dass ich mich einfach nur anstelle? Niemand hat damit gerechnet, dass es noch einmal dazu kommt, weshalb ich keinen Eingriff mit Ausschabung hatte. Ich habe keine Ahnung – sterbe ich jetzt oder bin ich eine Versagerin? Oder mache ich einen Aufstand wegen etwas, das ganz natürlich ist und allen Frauen so geht?

Ich zeige die neuerlichen Klumpen meiner Mutter und meiner Schwester im Teenageralter, die gerade zu Besuch sind. Meine Mutter, die vier Kinder zur Welt gebracht hat, sagt, wir müssen ins Krankenhaus. Und zwar SOFORT.

Meine Schwester fügt hinzu: „Und zeig mir nie wieder so etwas Ekliges!"

Ich lehne den Krankenwagen ab, den die Hebamme schicken will, weil sich das blöd anfühlt. Ich weiß nicht, ob es Erschöpfung ist oder die erneute Rückkehr ins Krankenhaus, aber ich bin so fertig bei dem Gedanken an weitere Nächte in der Klinik, dass der sympathische Arzt mit einem Blick auf mich meint, ich könne zu Hause auf meine Blutergebnisse warten.

Als wir nach Hause kommen, stehle ich mich davon, in die Toilette, mein letzter Zufluchtsort. Mein Intimbereich ist jetzt seit Tagen auf dem Präsentierteller, da ist nicht mehr viel zu retten, aber ich muss jetzt einfach einmal kurz alleine sein.

Mein Mann bricht mir das Herz mit seinen Bemühungen, so etwas wie Alltag und Normalität zu schaffen. Er hat den ganzen Binden- und Einlagenkram in einen Korb gepackt und auf dem Fensterbrett platziert, und nach der letzten großen Blutung hat er Wände und Boden gewischt. Alles duftet nach Liebe und Meister Propper.

Es sind seit der Dusche nach der Geburt die ersten Minuten, die ich alleine in einem Raum verbringe, ohne dass jemand meinen Körper antatscht. Alleinsein ist wunderbar. Mir tut alles weh, aber heute habe ich gesiegt. Wir sind der Station entkommen. Wir sind zu Hause. Unten weint das Baby. Ich habe ein schlechtes Gewissen, bleibe aber in meinem Versteck. Die Schreie nehmen an Intensität zu.

Mein Mann kommt und klopft an die Tür. Er will mir nicht immer hinterherlaufen, aber wir sind Anfänger und unser Sohn denkt gar nicht daran, seinen Unmut darüber zu verbergen, dass er so inkompetente, unsichere Kandidaten wie uns als Eltern hat.

Ein erneutes Klopfen an der Tür. Er weiß, dass ich Angst habe, aber das Baby schreit sich mittlerweile die Seele aus dem Leib.

Ich lasse beide hinein und mein Sohn stürzt sich als echtes Säugetier auf meine Brust, während ich noch auf der Toilette sitze. Er schließt die Augen und saugt und gibt kleine, angestrengte Seufzer von sich, während sich sein Bäuchlein füllt. Tränen kleben wie Juwelen an seinen Wangen. Ich schaue zu meinem Mann hoch. Wir haben es geschafft, wir konnten ihn trösten. So unperfekt die Situation auch ist, sie ist dennoch eine Art Sieg. Vielleicht können wir uns langsam vom Geburtsdrama verabschieden und die Sümpfe der Scham hinter uns lassen.

Ich schaue hoch. Aus dem Augenwinkel kann ich gerade noch einen blutigen Handabdruck auf dem Türrahmen erkennen.

Ende Juli 2007, Warten auf das OK der Hebammen

Ich bleibe noch wochenlang Patientin. Dem Baby geht es zum Glück gut. Es schreit kräftig und ist kerngesund in diesen wunderbaren Sommerwochen. Die ambulante Hebammenversorgung findet immer noch jeden zweiten Tag statt, obwohl sie die Geschichte sicher langsam leid sind. Ich habe keine Ahnung, wie es anderen Müttern drei Wochen nach einer Spontangeburt geht, aber ich schaffe es immer noch nicht in den ersten Stock, ohne dass ein warmer Schwall Pipi in meiner Hose landet.

Ich versuche mit den Hebammen darüber zu sprechen, dass mit meinem lädierten Intimbereich irgendetwas nicht stimmt und sich alles komisch anfühlt, aber sie versichern mir, dass die Inkontinenz sich bald geben wird. Sie scheinen vor allem extrem beeindruckt davon zu sein, dass wir noch nicht komplett zusammengebrochen sind, und halten das alles wahrscheinlich für Nachwirkungen des Schocks.

Auch sonst fühle ich mich nicht ganz so sicher auf den Beinen. Mein kleiner Sohn hat noch nie länger als zwei Stunden durchgeschlafen, und wenn er schläft, scheint er sicherstellen zu wollen, dass ich auf jeden Fall wach bin. Alle versichern mir, dass es nach so einer schrecklichen Geburt normal sei, verunsichert und ein wenig weggetreten zu sein und nah am Wasser gebaut zu haben. Ich bin mir da nicht so sicher. Ich fange an, mir mein Leben in meinem Kopf zu erzählen, als ob ich in der realen Welt gar nicht existieren würde …

Anfang August 2007, Küche, abends, im Radio läuft „Here comes the sun"

Das Lied schwebt durch die Luft, es ist wie ein Film. Du erinnerst dich, wie du es während der Wehen gesungen hast, im netten Teil der ganzen Geschichte, als dein Mann wieder da war. Ein kitschiges Pärchen vor einem Abgrund, dessen Untiefen es nicht kennt. Singend versuchen wir, unser Baby herauszulocken.

Ist es wirklich so gewesen? Oder hast du es nur geträumt? Du fragst deinen Mann, ob er sich erinnern kann. Er nimmt dein Gesicht in seine Hände und sagt: „Natürlich kann ich das."

Vielleicht gibt es noch Hoffnung. Es fühlt sich an wie ein guter Moment, der alles verändern könnte.

Und dann kommt sie. Eine Flutwelle an Traurigkeit. Sie trifft dich ähnlich, wie es wohl Tsunamis tun: Eine Wand aus Wasser, die in dich hineinkracht und dich nach unten reißt, aber nicht mehr an die Oberfläche kommen lässt. Du verlierst beinahe den Boden unter den Füßen. Du weißt jetzt, du *weißt* einfach, dass Witze und gute Momente keine Chance haben gegen dieses Gefühl des Weltuntergangs. Und auch wenn du deinen Mann liebst und dein Baby all deine Erwartungen übertrifft, kommst du nicht mehr dagegen an, du kannst nicht mehr kämpfen.

In deinem Kopf tobt ein Krieg und du kannst nicht einmal mehr den kleinen Finger heben. Du bist nicht du selbst, du steckst fest, glaubst zu ersticken. Du stehst auf einem Magneten und hast eine Tonne Blei gegessen. Es zieht dich nach unten. Es ist ein körperliches Gefühl, und du weißt, dass es nur noch stärker werden wird, wenn du versuchst, dagegen anzugehen. Du wirst unter dem Gewicht zusammenbrechen und in zwei Teile gespalten. Du kannst diese Situation, dieses Leiden nicht für immer für dich behalten. Für den Moment hältst du die Klappe und hoffst, dass dir nichts herausrutschen wird, denn darüber zu sprechen, wird es nicht besser machen.

Aber es ist bereits größer als du. Du stehst in der Küche und machst dir in die Hose wie ein Kind. Irgendetwas beim Weinen, entweder die körperliche Auswirkung oder das Gefühl, stößt etwas an, und du kannst erst aufhören, wenn du leergeweint bist.

Die Erkenntnis, dass du dich irgendwann irgendjemandem anvertrauen musst, gestehen musst, dass du es nicht mehr schaffst, ist kaum zu ertragen. Du versuchst deinem Mann zu erklären, warum du plötzlich ein verschrecktes, zitterndes, heulendes Bündel Elend bist. Du hörst dir selbst zu, wie du an der Oberfläche kratzt und versuchst, es verständlich zu machen. Aber im Grunde quält dich ständig die Angst, dass sie dich mitnehmen und wegsperren werden. Man wird dich ausradieren und vergessen wie alle Verrückten, und du wirst in deinem eigenen Dreck sitzend protestieren, dass du ganz normal bist.

Als du das erzählst, nimmt er dich in den Arm und sagt dir, dass er das nicht zulassen wird. Er sagt, er liebt dich und hasst dich nicht. Er weiß, dass du seit Wochen kaum geschlafen hast, und obwohl es ihm kaum anders geht, wird er die heutige Nacht übernehmen. Er bringt dich ins Bett und wechselt deine Klamotten. Als er dich abwäscht, nennt er deine Socken „Schühchen“. Nur ein kleiner Versprecher eines jungen übermüdeten Vaters, der neuerdings Worte benutzt wie Windeln und Säugling. Aber du fragst dich, ob er bereits befürchtet, dass er demnächst auch dich rundum versorgen wird müssen.

So oder so, der Wahnsinn und die Inkontinenz verschmelzen, Körper und Geist sind in Auflösung begriffen. Und selbst im verwirrten Zustand des Halbschlafs beginnst du dich zu fragen: Ist die Inkontinenz eine Begleiterscheinung dieses Zustands der Auflösung oder ist sie die Ursache?

Kapitel 5

Sechs Wochen später

Weil ich nicht so schnell wieder auf die Beine komme, verpasse ich das erste Treffen mit den anderen frischgebackenen Müttern aus dem Geburtsvorbereitungskurs. Ich habe das Gefühl, dank meines blöden Körpers und seiner schleimigen Blutungen bereits im Rückstand zu sein und die vielen kleinen Erfolge der ersten Wochen verpasst zu haben.

Donnerstag, Ende August 2007, Café mit acht Müttern und acht Kinderwagen, die um einen Tisch voller Stilleinlagen geparkt sind

Mein Blick schweift über die Runde der Frauen aus meinem Geburtsvorbereitungskurs. Wir flüstern, als wären wir Komplizinnen bei einem Verbrechen oder Geschworene, die eine schreckliche Wahrheit erfahren haben und nun damit leben müssen. Wir erzählen unsere Geschichten. Die Geburt war eine Schlacht und die Zeit danach ein wildes Durcheinander. Diejenigen von uns, die am meisten betastet und untersucht wurden und deren Geburten am schwierigsten waren, fühlen sich ein wenig wie Relikte, fast so, als wären wir als Person gar nicht mehr vorhanden.

Es tut gut zu hören, dass ich nicht die Einzige bin, die auf dem falschen Fuß erwischt wurde. Obwohl ich mich nicht ganz wohl fühle bei dem Gedanken, für die obligatorische Untersuchung sechs Wochen nach der Geburt wieder an den Ort des Geschehens zurückzukehren, höre ich von allen Seiten, dass wir alle Anfängerinnen sind und die Geburt nun endgültig vorbei. Es ist Zeit, unsere Babys zu genießen.

Ich blicke auf meinen Sohn. Er sieht recht glücklich aus, auch wenn er seine Socken einfach nicht anbehält, egal wie viele ältere Damen mich an der Bushaltestelle tadeln. Die anderen meinen es natürlich gut – wir kennen einander kaum, aber sie sagen mir, ich werde das mit Bravour bestehen. Nur noch diese Untersuchung und dann kann es wieder vorwärts gehen.

Ich hole tief Luft. Vielleicht ist heute der Anfang vom Ende dieses ganzen medizinischen Wahnsinns und ich kann weiter auf der Woge des Selbstvertrauens reiten, das die frischgebackenen Mütter mir vermittelt haben. Außerdem habe ich mir den Tag in weiser Voraussicht – und weil ich am Rande des Wahnsinns stehe, auch wenn ich verzweifelt versuche, es mir nicht anmerken zu lassen – mit Aktivitäten vollgepackt, damit ich nicht ins Grübeln komme. Ich ignoriere den Ratschlag unserer Kursleiterin, dass EINE Sache am Tag mehr als genug ist und wir uns in den ersten Wochen darauf konzentrieren sollten, wieder zu Kräften zu kommen. Schon bevor das „Fear of missing out"-Phänomen in den sozialen Medien auftaucht, leide ich eindeutig an FoMO – der Angst etwas zu verpassen.

Der heutige Plan sieht vor:

1. Frischgebackene junge Mütter zum Kaffee treffen – ERLEDIGT
2. Meinen Intimbereich vom Expertenteam absegnen lassen – IN PLANUNG
3. Kinovorstellung für Mütter mit Babys besuchen – WARUM NICHT? Und …
4. Mit meinem Vater auf die Isle of Wight fahren. WAS. FÜR. EINE. SCHEISSIDEE.

Innerhalb der nächsten Stunde ist Punkt 2 auf der Liste in Arbeit.

Ich sitze in dem nüchtern eingerichteten Behandlungszimmer und versuche, nicht auf die vergitterten Fenster zu schauen, während eine geschäftig wirkende Ärztin ihre Liste durchgeht und ich ihr erzähle, was heilt und wo ich Schmerzen habe. Sie wirft einen kurzen Blick in meine Vagina und zeigt sich angetan von den sauber ausgeführten Nähten.

An diesem Punkt breche ich dann doch zusammen und weine leise vor mich hin, während ich von den vergangenen Wochen erzähle, die mich hierhin gebracht haben, in den Raum für die komplizierten Fälle, anstatt zu meiner freundlichen Ärztin, die ich normalerweise aufsuche. Ich höre erst auf zu heulen, als wir über meine Psyche sprechen und ich beruhige uns beide mit den furchtbar klingenden (aber wahren) Worten: „Nein, natürlich möchte ich meinem Kind nichts antun. Mein Sohn ist *wunderbar* und er kann ja auch gar nichts dafür."

Ich habe bereits zugegeben, dass ich ein wenig Angst davor habe, depressiv zu werden. Die Ärztin widmet mir noch ein wenig mehr von ihrer Zeit, auch wenn sie bestimmt wie alle anderen gedanklich schon beim morgigen Feiertag ist.

„Sie hatten keine einfache Geburt, Luce", sagt sie mitfühlend. „Ich glaube, dass das niemand so leicht wegsteckt."

Irgendwie läuft dieses Gespräch zu glatt. Obwohl ich ihr nichts erzähle von den Wellen der Traurigkeit, den Flashbacks und den Albträumen, und obwohl wir die Möglichkeit einer Wochenbettdepression ausschließen, habe ich das Gefühl, sie versteht mich nicht richtig. Niemand versteht mich: Es fühlt sich da unten wirklich *sehr, sehr anders* an als zuvor. Sie beginnt mir zu erzählen, dass es eine Weile dauern kann, bis sich wieder alles normal anfühlt und verheilt ist und dass ich Beckenbodenübungen machen soll.

„Ich versuche es ja …", setze ich an.

„Ich weiß, es ist nicht leicht, aber Sie werden sehen, dass es hilft", fährt sie fort und schaut auf meine überquellende Akte. „Am besten suchen Sie sich etwas aus, das sie regelmäßig tun, wie beispielsweise morgens die Waschmaschine befüllen oder Abwaschen oder Zähneputzen, und machen dabei Ihre Übungen."

Ich sage nichts. Schließe meine Augen. Spüre, wie meine Wangen beginnen zu glühen.

Es ist etwas an diesem Moment der Stille. Vielleicht weckt er Erinnerungen an den Kreißsaal an jenem Morgen. Vielleicht ist es auch der Blick auf das erhöhte Arbeitspensum, das die Mutterschaft mit sich bringt. Mittlerweile ist ermüdende Hausarbeit so alltäglich wie es zuvor, keine Ahnung, Masturbieren oder eine neue Folge von *Inspector Barnaby* waren. Vielleicht ist es das leichte Zittern im Atem meines Sohnes, wenn er im Schlaf seufzt, weil er meinen Duft wahrnimmt – diese pummeligen Kinderfäustchen, das Gesicht so selig wie ein schlafender Papst – oder es sind die Milchflecken, die sich auf meinem Top bilden. Oder der Sonnenstrahl, der in mein Auge und auf meine Akte fällt. Vielleicht bemerke ich auch erst jetzt, dass ich eher entnervt bin als müde. Jedenfalls fällt mir plötzlich auf, wie verrückt ich mich verhalte. Ja, ich möchte diesen Ort nie wieder sehen. Aber es muss auch endlich jemand die ganze Wahrheit hören. Ich KANN mir nicht länger eine Litanei von Standardratschlägen anhören, die sich so anfühlen, als wären sie für jemand anderes gedacht.

„Darum geht es nicht. Ich mache die Übungen jeden Tag. Aber, also es ist so … Selbst wenn ich sie mache, kann ich nichts spüren. Also nicht so richtig. Beim Zusammendrücken fühlt es sich so an, als wäre da – gar nichts."

Sie legt den Kopf schräg und den Stift hin. Und versucht ihre Frustration darüber zu verbergen, dass ihre Patientin ihr, gerade als sie die Untersuchung eigentlich abschließen will, noch mit so etwas kommt. Vor allem eine Patientin, deren Nähte sie sich schon angeschaut hat.

„Beschreiben Sie das einmal genauer", sagt sie. „Wie anders fühlt es sich an?"

„Als wäre es kaputt. Als könnte ich gar nichts steuern. Manchmal bemerke ich gar nicht, dass ich pinkle. Es läuft einfach los und ich bemerke es erst, wenn es schon zu spät ist. Ich weiß auch nicht, ich habe einfach das Gefühl, dass ich sehr oft in die Hose mache. Aber vielleicht bin ich nur übermüdet. Das ist ganz normal, oder?"

„Mist", denke ich, während ich mich reden höre. Gleichzeitig wird mir klar, dass ich vielleicht *eine dieser Frauen* bin, über die in meiner Kindheit hinter vorgehaltener Hand getuschelt wurde. Die geflüsterten Bemerkungen über Tante X oder Frau Soundso, die nicht für Kinderohren gedacht waren. Die mitfühlenden Blicke für die still vor sich hin leidenden Frauen, die ein Baby bekamen und danach „nie wieder die alten" waren. Panik steigt in mir auf, aber mein Mund scheint auf einmal das nächste Organ zu sein, dessen Überlaufen ich nicht verhindern kann. Ich blicke in eine Zimmerecke, als es aus mir herausplatzt:

„Ich kann den Urin einfach nicht halten. Wenn ich lache oder die Treppe hochsteige. Manchmal geht es einfach los, wenn ich stille oder das Baby halte. Ich kann nichts dagegen tun. Und nichts ist mehr an seinem richtigen Platz."

„Legen Sie sich noch einmal auf die Liege", sagt sie, weniger salopp, als ich es mir wünschen würde, aber dafür mitfühlend. „Es wird Ihnen nicht gefallen, aber …"

„Oh Gott!“, denke ich. Panik ergreift mich. Sie wird mir sagen, dass meine Scheide zu groß oder zu eimerartig ist, um ihre Hand hineinzustecken, oder dass meine arme kleine Vagina aussieht wie eine zusammengefaltete Salamischeibe, weil sie irgendetwas falsch zusammengenäht haben, oder dass da ein Abszess ist, den ich zu schlampig war zu bemerken, oder noch mehr blutige Plazenta – und ich muss womöglich wieder auf die Entbindungsstation. Oder, schlimmer noch, dass ich schon wieder schwanger bin oder die ganze Zeit noch ein weiteres Baby in mir steckte.

Die Wahrheit ist noch viel schlimmer.

„Husten Sie bitte einmal“, sagt sie. „Ein kräftiger Huster.“

Ich zucke innerlich zusammen. Bis zu diesem Moment war eigentlich nichts peinlich, sondern eher ungewohnt. Ich bin von all diesen medizinischen Vorfällen so traumatisiert und der Erfahrung, wie ein Stück Fleisch auf Liegen und Betten bearbeitet zu werden, dass ich vergessen habe, wie es ist, ein Mensch zu sein, ein soziales Wesen, das ganz normale Dinge vor anderen Menschen tut. Mir wird klar, dass ich beschützt werden will. Ich kann jetzt nicht husten – der Urin wird aus mir herausschießen wie aus einem Springbrunnen und meine Nähte werden schmerzen und meine Innereien sich so anfühlen, als würde alles aus mir herausfallen, nur mit einer Pfütze Pipi als Belohnung anstatt eines wunderbaren Babys. Außerdem wird die ganze Bescherung an mir hinablaufen und sich am Rücken sammeln und mein T-Shirt versauen. Zum Kino muss ich den Bus nehmen, und ich habe keine Ersatzklamotten dabei.

„Ich weiß, dass Sie wissen, was jetzt passiert, aber halten Sie sich bitte nicht zurück“, sagt sie mit Nachdruck.

Ich huste vorsichtig und es tröpfelt aus mir heraus.

„Das können Sie besser“, ermuntert sie mich.

Nachdem sie sich alles gründlich angeschaut hat, ich von den Tröpfchen zum Schwall gelangt bin und sie mich (sehr vorsichtig) abgetastet hat, lehnt sie sich zurück, zieht die Handschuhe aus und wäscht sich die Hände.

„Sie haben einen Prolaps“, sagt sie seufzend und wendet mir mitfühlend den Rücken zu. Ich habe das Gefühl, sie irgendwie enttäuscht zu haben, obwohl ich im Rückblick glaube, dass sie wusste, dass es einfach nur ein Schuss ins Blaue war. Und dann geht es los. Anatomische und diagnostische Begriffe schwirren durch den Raum. Die Rede ist von „schwer“ und „Belastungsinkontinenz“, „Harndrang“ und „Blasenentleerung“. Ich werde gefragt, wie viele Einlagen ich am Tag verbrauche und ob ich nachts ohne auskomme. Trotz der Lawine an Worten höre ich ein Maß an Mitgefühl heraus, das mich erschaudern lässt.

„Es fühlt sich so an, als würde etwas aus mir herausfallen“, werfe ich ein.

Sie erklärt mir, was ein Vorfall (oder eben Prolaps, um den medizinischen Begriff zu benutzen) ist. Meine Gebärmutter drückt auf die Wand der Scheide, sodass eine Ausbeulung entsteht. Sie erklärt es genau und klar und unter Verwendung medizinischer Begriffe.

Ich denke nur: „MEINE VERDAMMTE GEBÄRMUTTER FÄLLT AUS MIR HERAUS.“

„Was führt sonst noch dazu, dass Urin abgeht?“, fragt sie mich, während ich unbeholfen von der Liege klettere und einen weiteren Schwall Urin verliere.

Und dann erinnere ich mich an das Schlimmste. Irgendwo in der verschwommenen Welt der Vorbereitungskurse, Gespräche mit Freunden und vorsichtigen Fragen in Online-Foren habe ich den Eindruck gewonnen, man sollte vor der Sechs-Wochen-Untersuchung Sex haben, um herauszufinden, ob alles ohne Probleme funktioniert. In Wahrheit ist das kein so großartiger Tipp, vor allem deswegen, weil wir alle anders sind und die Ärztinnen und Ärzte schon wissen, was zu tun ist. Aber ich wollte einfach nur normal sein. Mein Mann ist von Natur aus ebenfalls fügsam. Beide haben wir in der Grundschule die Milch verteilt und wir halten uns an Regeln. Außerdem hatte der Quickie, um sicherzustellen, dass alles in Ordnung ist, spaßig geklungen, als wir im Geburtsvorbereitungskurs Witze darüber gerissen hatten. Als wir noch dachten, dass wir für alle Eventualitäten vorgesorgt hätten.

Natürlich haben wir uns brav an die Empfehlung gehalten. Auf dem Treppenabsatz, im Halbdunkel, mit jeder Menge Kissen und überschaubarer Romantik. Unser Schlafzimmer war von unserem schlafenden Baby in Beschlag genommen. Soll ich ihr erzählen, dass es auch dabei passiert ist? Oder ist das selbst für eine Ärztin zu viel Information? Ich traue ihr schon zu, sich das anzuhören – schließlich redet sie tagtäglich

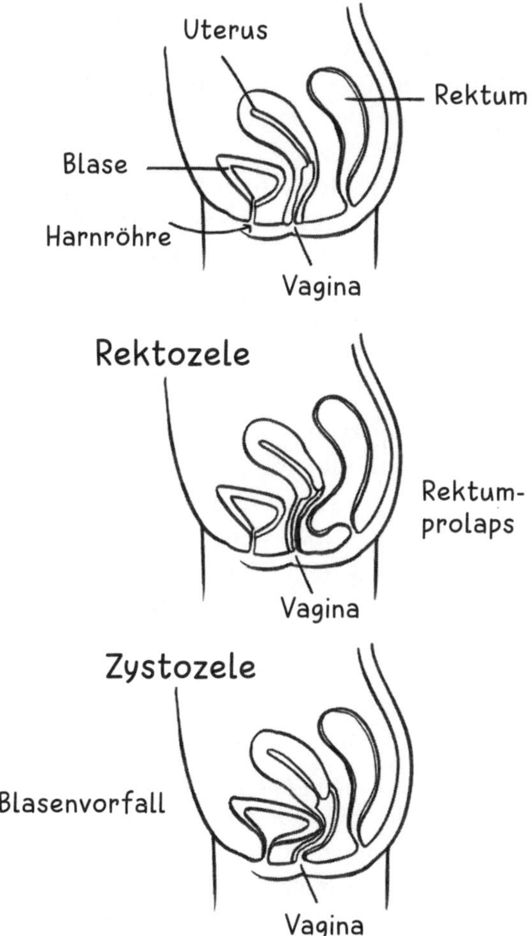

über gedehnte und eingerissene Genitalien (was für ein Job!). Ich weiß nur nicht, ob ich das packe.

Ich nehme all meinen Mut zusammen und beschließe, mich nicht mehr zurückzuhalten und mich ganz zu zeigen. Unsere Augen treffen sich.

„Ich mache mir bei allem in die Hose, bei einfach allem", höre ich mich sagen, und meine Stimme klingt blechern und trotzig zugleich.

Sie nickt, um anzudeuten, dass Mitgefühl angebracht ist, auch wenn sie es nicht geben kann. Wir haben beide keine Zeit dafür, dass ich noch einmal in Tränen ausbreche. Vielleicht höre ich dann nie wieder auf. Sie nimmt den Stift in die Hand und fängt an zu planen.

„Sie brauchen auf jeden Fall schnellstmöglich einen Termin bei den Physiotherapeutinnen hier", sagt sie. „Ich stelle die Überweisung gleich aus."

Ich starre sie fassungslos an. Ich kann nicht noch einmal hierherkommen. Auf gar keinen Fall. Das würde sich anfühlen wie Tod oder Folter. Ich werde in der Eingangshalle hyperventilierend zusammenbrechen.

„Man kann da heutzutage schon viel machen", sagt sie. „Machen Sie sich keine Sorgen, wirklich." Wahrscheinlich denkt sie, ich würde mich schämen.

„Das ist es nicht. Ich …"

„Es gibt Kurse im Übungsraum …"

ES GIBT KURSE? IN EINER ART TURNHALLE? Wir pinkeln uns alle zusammen in die Hose? Wir sind die Übriggebliebenen von der Resterampe, die niemand in seiner Mannschaft haben will? Meine Panik erreicht einen neuen Höhepunkt. Ich bin inkontinent *und* ich muss zurück in die Turnhalle?

„… aber ich denke, in Ihrem Fall ist ein Einzeltraining wohl besser."

Ist es das?

Mein Sohn quäkt. Ich sehe seine Zehen unter der gelben Decke herauslugen. Umwerfend. Zum Anknabbern. Meins.

Ich muss fast lächeln. Ich bin tapfer. Ich kann das alles für ihn durchstehen, für uns. Ich kann es zumindest versuchen.

„Die Kolleginnen hier sind wirklich kompetent."

Ich schließe die Augen, doch ich kann ihren Blick durch meine geschlossenen Lider wahrnehmen. Sie versucht einzuschätzen, wie aufgelöst ich bin.

„Ich glaube, sie brauchen vielleicht auch eine Traumatherapie", fügt sie hinzu und greift nach einem weiteren Überweisungsblatt.

Sie glaubt?

Dieser Tag, an dem mir klar wurde, dass mein Problem über seltene „Hoppla"-Momente hinausging, hat sich in mein Gedächtnis eingebrannt. Ein Jahr später schrieb ich einer Freundin:

„Ich schätze mal, es wird ganz nett auf der Isle Of Wight, aber ich bin ein wenig nervös, weil - und ich weiß, dass das Unsinn ist -, wir genau das auch letztes Jahr gemacht haben, und der damalige Donnerstag war einer der schrecklichsten Tage meines Lebens."

Wahrscheinlich ist das gar nicht so überraschend. Eine Diagnose wirft einen immer aus der Bahn, selbst wenn man schon länger geahnt hat, dass irgendetwas nicht stimmt.

Donnerstag, Ende August 2007, auf dem Weg zum Baby-Kino und einem Ausflug

Als mein Sohn und ich auf den riesigen, ächzenden Klinikaufzug warten, fühle ich mich irgendwie beraubt. Bestraft für meine Ehrlichkeit. Mein Herz auszuschütten, hat mir gerade einen Bonus an Schmach gebracht. Physiotherapie. Traumatherapie.

Nach drei Treppen und einer Gebärmutter, die irgendwo auf Höhe meiner Knöchel zu hängen scheint, bin ich am Kino angelangt und schaue mir in der Baby-Vorstellung *Das Bourne Ultimatum* an. Ich weine, als Paddy Considine erschossen wird und störe mich an der fehlenden Hintergrundgeschichte von Jason Bourne. Mein Sohn liebt das Spiel von Licht und Schatten und lächelt zum ersten Mal richtig, als Matt Damon jemanden zusammenschlägt. Vielleicht übt es auf ihn eine ebenso befreiende Wirkung aus wie auf mich.

Ich schaue mir die attraktiven und adretten jungen Mütter um mich herum an. In meinem klebrigen T-Shirt (Milch) und mit feuchtem Hintern (Pipi) habe ich das Gefühl, dass mir etwas fehlt. Erst später wird mir bewusst, dass es Nannys sind, eine ganz andere Spezies. „Wahrscheinlich hatten sie heute Morgen sogar Zeit, sich die Zähne zu putzen", denke ich. *Das waren die goldenen Zeiten.*

Und dann treten wir unsere Reise auf die Isle of Wight an: drei Stunden Fahrt, eine Fähre und als Zugabe noch eine Kettenfähre. Kein Problem. Ich kann immer noch nicht glauben, dass ich es geschafft habe. Mein Vater holt mich und meinen Sohn zu Hause ab und wir machen es uns auf dem Rücksitz bequem. Das Baby weint. Es hört nur damit auf, wenn wir schneller als 100 km/h fahren. Damit wird die Stunde im stockenden Verkehr wegen Bauarbeiten hinter London zu einer komischen Variante von *Speed*, nur dass ich weder Keanu Reeves noch Sandra Bullock küsse, sondern mich in den Sicherheitsgurten halb stranguliere, als ich versuche, meinen Sohn in seinem Kindersitz zu stillen, während er vor Wut explodiert.

Meine chaotischen ersten Wochen der Mutterschaft erreichen einen Höhepunkt, als wir das Schiff verpassen. Wir hören noch das Klappern der sich schließenden Tore und sehen, wie die majestätische Fähre ablegt. Mein Vater macht etwas unglaublich Nettes. Er kauft mir ein Ticket für eine Personenfähre und sorgt dafür, dass meine Mutter mich und das Baby auf der anderen Seite abholt, während er auf die nächste Autofähre wartet. Das Wasser erscheint im Dunklen wie ein solider schwarzer Block. Aber ihm haftet noch die Erinnerung des sommerlichen Glanzes an, des Schimmers eines Abends am Meer, wenn der Sand noch warm ist und die Sonnenanbeter sich verzogen haben. Ihm fehlt das Beißende des Winters. Es ist groß und weit und glänzend genug, um mich in eine ruhige Stimmung zu versetzen.

Ich lasse den Tag Revue passieren und klammere mich an der ersten Einschätzung der Ärztin fest, dass zwar großer Mist passiert ist, ich aber wahrscheinlich nicht depressiv bin. Ihre Bemerkung über das Trauma habe ich bereits vergessen. Ich bin unendlich erschöpft. Meine Mutter serviert mir warmes Krebsfleisch. Ich bin heute zu viel herumgelaufen, um noch eine gute Gesprächspartnerin zu sein, habe zu viel geredet und in die Hose gemacht und mich erinnert. Zu viel Angst wirft mich aus der Bahn wie eine Art schwammiger Kopfschmerz.

Es ist ein denkwürdiges Wochenende. Ich erlebe unvergleichliche Freude, reiße den ersten Witz über meine lädierten Rohrleitungen und fange an, den Verstand zu verlieren. Und ich dachte schon, meine ursprüngliche Aufgabenliste wäre anspruchsvoll gewesen.

Ich sehe, wie viel Freude andere Menschen an meinem Baby haben. Es ist der beste Teil des Mutterdaseins und er trifft mich völlig unvorbereitet – all diese Einblicke in die Liebe. Ein Freund der Familie findet meinen Sohn „bezaubernd“ und löst damit ein Feuerwerk in meinen Eileitern aus. Mein Vater beugt sich vor und küsst ihn auf die Stirn, und ich sehe all die Liebe, die er für mich und meine Schwestern hatte und von seiner eigenen Familie bekommen hat. Die Liebe, die er sich mit meiner Mutter aufgebaut hat. Die Vergangenheit und die Zukunft der Liebe, gebündelt in diesem einen kleinen Kuss.

Den ersten Witz über meinen lädierten Unterleib reiße ich am folgenden Morgen. Das Ganze ähnelt ein wenig dem ersten Stuhlgang nach der Entbindung – schmerzhafter als erwartet und mit unangenehmen Folgen. Alles in allem keine schöne Erfahrung und nur mäßig witzig obendrein.

Humor dient häufig als Schutzwall und ich fühle mich gerade ziemlich wehrlos. Ich sitze in einem wunderschönen Garten, der dank des milden Klimas der Insel eine grüne Oase bildet. Er liegt hinter einem kleinen einfachen Haus aus dem 19. Jahrhundert und vereinigt Feigenbäume und Tomaten, Statuen und Bonsai-Bäume, eine wilde Wiese und einen Steingarten, aus dem es grün und lila sprießt. Blumen wiegen sich in der sanften Brise, ihr Duft liegt in der Luft. Es ist ein Garten, der mit Liebe angelegt wurde, hinter einem Haus, das die Hoffnung und Erwartung ausstrahlt, dass es Freunde, Kinder und Überraschungsgäste empfangen darf. Auch wenn Tassen, Teller und Besteck nicht zusammenpassen, sind Stärke und Güte im Überfluss vorhanden.

Es war also nicht wirklich fair, dass ein Freund der Familie (der mich seit Kindertagen kennt), eine Geschichte erzählte, in dem es darum geht, dass jemandem „der Arsch aufgerissen“ wurde. Das Gespräch fand am anderen Ende des Gartens statt und ich war gar nicht beteiligt. Dennoch fühlte ich mich aufgerufen, laut und spitz zu antworten:

„Das reicht jetzt aber. Einigen von uns wurde wirklich der Arsch aufgerissen – und er ist noch nicht einmal wieder ganz zusammengewachsen.“

Nun gut, es war ein Anfang.

Ich glaube, mir wurde in diesem Moment bewusst, dass Humor sowohl meine Rettung als auch mein Verderben sein würde. Diesmal fing mich die Liebe der Familie auf, und ich dachte nicht weiter darüber nach, dass ich mich ganz beiläufig zur Zielscheibe des Spotts gemacht hatte. Ein Sündenbock für alles. Es fiel mir auch nicht auf, dass ich begonnen hatte, öffentlich grobe Dinge über meinen Körper zu sagen, als Auslassventil für meinen Schock und meine Wut. Ganz sicher war mir nicht klar, dass gar keine Notwendigkeit dafür bestand, denn die meisten Menschen sind nett genug, dir zuzuhören, dein Entsetzen zu teilen und dir mit Güte zu begegnen, wenn es dir wirklich richtig dreckig geht. Du *musst* nicht fluchen und herumschreien.

Doch selbst in meinen traurigsten Momenten bleibe ich eine ewige Romantikerin und Optimistin. Als die Sonne untergeht, denke ich: „Es wird alles wieder gut, oder?"

Ich klammere mich an die positiven Dinge, so gut es geht. Ich habe ein Baby. Und es ist Sommer. Und es gibt sogar Eiscreme. Mein Sohn ist die Raupe Nimmersatt, rosig in einem grünen Strampler. Ein neugieriger Kurgast aus dem 19. Jahrhundert im Schatten des viktorianischen Hauses. Ich bin immer noch in der Lage, die Schönheit der Welt zu sehen.

Am nächsten Morgen stille ich meinen Sohn auf einer Terrasse an der Seemauer, im blauen Licht der Dämmerung. Die Welt schläft, aber das Meer ist wach und immer da.

Die frische klare Luft erinnert mich an Sylvia Plath und ihr Gedicht „Morgenlied", in dem sie beschreibt, wie sie „kuhschwer und blumig" in ihrem viktorianischen Nachthemd aufsteht, bezaubert von der „Handvoll Musiknoten" ihres Babys, dessen Vokale „schweben wie Luftballons". Sylvia hat keinerlei Zweifel daran, dass die Liebe es aufgezogen hat wie eine „dicke goldene Uhr".[1] Ich denke einige Sekunden über Plath nach, aber sie scheint mir eher ein unheilvoller Bezugspunkt zu sein und ich schiebe die Gedanken beiseite.

Ich erlerne an diesem Wochenende auch praktische Fertigkeiten, wie man beispielsweise offene Arme entdeckt, die bereit sind, ein Baby eine halbe Stunde lang zu halten, wenn man vor Müdigkeit selbst fast umfällt.

Größtenteils aber löse ich mich auf. Tief in meinem Inneren, als ich ins Meer steige, die Brüste hart und schwer mit Milch. Es sticht, aber ich weiß, dass nicht das Salzwasser das Problem ist. Ich kann den *Spinnaker Tower* sehen, der auf dem Festland gleich gegenüber vom Strand aufragt. Der Kanal zwischen Insel und Festland ist zu schmal, um mich zu verschlingen. Ich wünsche mir, dass das Meer sich ausdehnt und alles überschwemmt. Als wir zum Haus meiner Eltern zurückkehren, folge ich den Geräuschen meines Babys wie einem Lied, das in meinem Kopf festhängt, während ich herumirre. Ich weiß, dass irgendetwas in der Luft liegt.

Bei den Recherchen für dieses Buch gehe ich meine E-Mails und Entwürfe durch und finde eine der wenigen Sachen, die ich während des Mutterschaftsurlaubs geschrieben habe:

Du liegst auf dem Boden im Haus deiner Eltern und es bedrängt dich von allen Seiten. Du denkst: „Ich könnte mich einfach unter die Wellen legen."

Deine Arme und Schultern spüren die Schwere, noch bevor du den Gedanken zu Ende gedacht hast. Deine Knie schmerzen. Es ist keine Selbstmordabsicht, kein Plan, nicht einmal ansatzweise. Aber es ist real und es hängt in der Luft.

Du weißt, dass du nicht hingehen und dich ertränken würdest. Du würdest nicht von der Kaimauer springen oder dich von der Fähre stürzen. Aber wenn du stillstehst, kommst du nicht gegen das Gefühl an, dass du es tun könntest.

Ein Schalter in deinem Bauch wird umgelegt. Tief in deinem Inneren weißt du bereits, dass du es niemals wirst vergessen können. Du gehst hinüber zu deinem Baby, das auf dem Boden liegt, und legst dich daneben.

Aus der Stereoanlage deines Vaters ertönt Macy Grays „I try". Du denkst nach über den Song, du schaust auf dein perfektes Baby, und du entspannst dich. Das Gefühl des Unwohlseins beginnt sich aufzulösen. Es besteht eine Chance, eine winzige Chance, dass das Lied, der Moment, die Liebe für deinen Sohn dich gerettet haben. Du schaust auf dein Kind. Seine Schönheit und Perfektion übersteigen deine Vorstellungskraft. Es ist mehr, als du dir erhofft hast. Du denkst, dass dies das Ende ist. Aber dieser Gedanke war erst der Anfang.

Ich denke oft an sie, die frischgebackene Mutter, gezeichnet von den Nachbeben der Geburt, in die Dunkelheit entschwebend. Es erfüllt mich mit Trauer, dass sie einfach nicht wusste, wie sie all dem Ausdruck verleihen sollte.

Ich möchte sie in den Arm nehmen und ihr übers Haar streichen, weil sie allen Grund hatte, sich zu fürchten. Denn es *war* erst der Anfang.

Kapitel 6

Schadensmeldung

Die wichtigsten Erkenntnisse meiner Elternzeit fanden nicht im Behandlungsraum eines Arztes oder einer Physiotherapeutin statt, sondern in meinem eigenen Wohnzimmer, in dem ich mich vor der Welt versteckte und heulend auf dem Sofa sitzend Gameshows guckte.

Oktober 2007, Nachmittag, Channel 4 läuft, ein Zimmer voller Windeln und Arztbriefe

Dr. Phil Hammond sitzt in der Wörterbuchecke, gleich neben dem Nationalheiligtum Susie Dent. Susie hält die gesamte Show (*Countdown*) zusammen, indem sie lange Worte findet, von denen niemand je zuvor gehört hat, und unheimlich gut in Grammatik ist. Hammond ist Mediziner, Comedian und Autor und trägt den Spitznamen „Dr. Phil". Normalerweise kann ich ihm durchaus das Wasser reichen, wenn ich von zu Hause aus mitrate, aber heute habe ich keine Chance.

Ich frage mich gerade, ob die Veränderungen, die im Gehirn von Schwangeren stattfinden sollen, tatsächlich vorhanden oder lediglich eine sexistische Erfindung sind, als plötzlich aus dem Mix von Vokalen und Konsonanten ein Wort mit acht Buchstaben entsteht und mich regelrecht anspringt: PERINEUM. Bumm.

Ich notiere mein Ergebnis mit bitterem Geschmack im Mund und versuche das Baby nicht zu wecken. Zumindest haben mich die Erfahrungen der letzten Wochen gelehrt, wie man den medizinischen Begriff für den Damm buchstabiert.

Dr. Phil hat ihn auch erspäht. Natürlich. Und macht dann den Witz, dass die meisten Frauen keine Ahnung haben, wo ihr Perineum liegt, bis sie ein Baby bekommen. Das Publikum lacht, als die beiden Moderatoren

Des O'Connor und Carol Vorderman einen schrägen Seitenblick austauschen. Susie und ich verziehen peinlich berührt das Gesicht.

Susie deshalb, weil sie bei jedem Wort auf die Definition auf ihrem Laptop schauen muss und diese wahrscheinlich lautet: *„Der Bereich zwischen Anus und Hodensack oder Vulva."*

Ich, weil Dr. Phil gerade mein Unwissen über meinen Intimbereich im Fernsehen bloßgestellt hat. Ich nehme es sehr persönlich, dass ich so ein williges Ziel bin. Schlimmer noch ist, dass ich mich nicht einmal auf mein feministisches Podest schwingen und über das Patriarchat maulen kann, weil er tatsächlich Recht hat. Wo genau ist (oder war?) mein Perineum? Hatte ich das irgendwann einmal gewusst?

Weibliche Beckenbodenmuskulatur

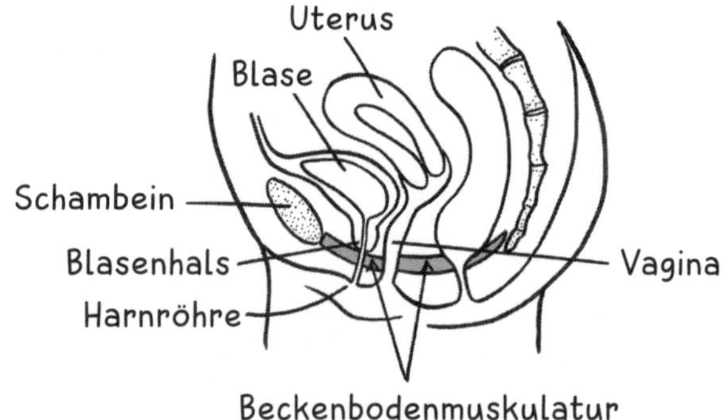

Gehört hatte ich jedenfalls schon einmal davon. Wahrscheinlich hatte ich mich, als es im Geburtsvorbereitungskurs eine gruselige Diskussion darüber gab, ob man den Damm massieren sollte, vor lauter Horror und Ekel ausgeklinkt. Und was meinen Beckenboden anging, so war ich zwar in Therapie, um ihn wieder flott zu kriegen, aber ich hatte keinen blassen Schimmer, wie das Ding eigentlich aussah.

Gab es noch mehr Lücken in meinem Sexualwissen, das mir, als ich es Revue passieren lasse, vorkommt wie ein Flickenteppich aus TV-Serien, Büchern, Zeitschriften, Freunden, schrecklichen Stunden mit peinlich berührten Biologielehrern und hormongesteuerten männlichen Teenagern, die auf ein Diagramm starren, in dem die Gebärmutter aussieht wie ein wütender Widder.

Äußere weibliche Geschlechtsorgane

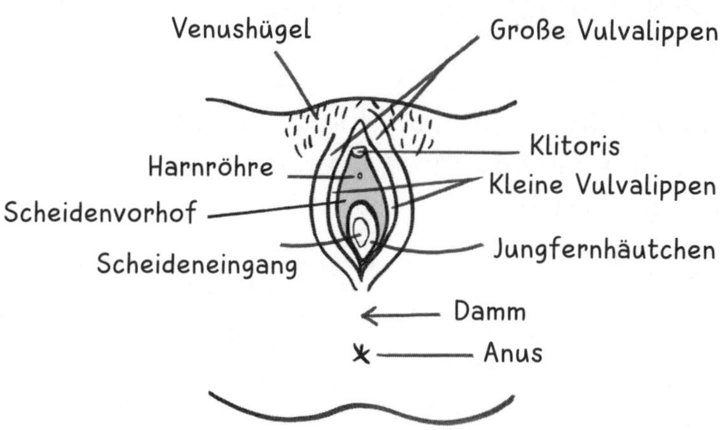

Anatomie des weiblichen Beckenbodens

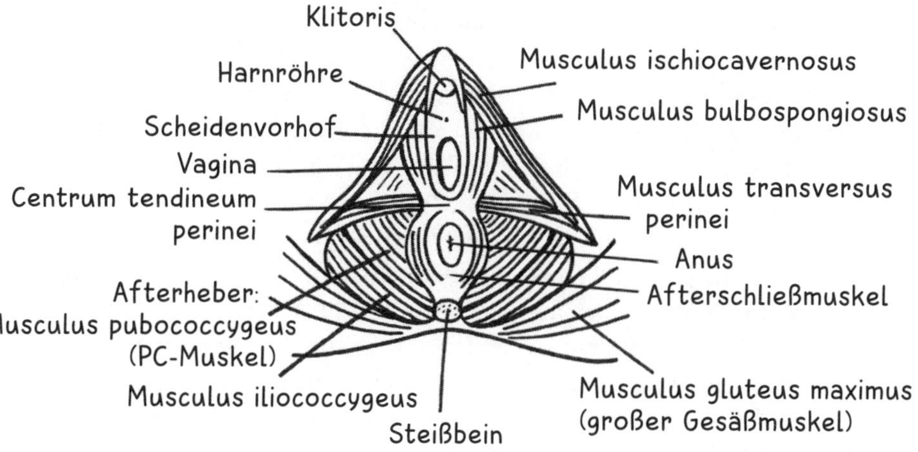

Ich habe im Laufe der Jahre definitiv etwas über die Periode und Schwangerschaften gelernt, aber die anatomischen und hormonellen Grundlagen sind noch immer böhmische Dörfer für mich – also die Dinge, wegen derer Frauen wie ich auf einem Handtuch sitzen, damit das Sofa nichts abbekommt.

Frühjahr 1988, Schulbus, windige Landstraße in der Nähe von Loughborough, auf dem Weg zum Schwimmunterricht

Ich mag Schwimmen, weil wir uns nicht zusammen mit den Jungs umziehen müssen. Beim normalen Sportunterricht ziehen wir uns alle gemeinsam im Klassenzimmer um, und alle können deinen Schlüpfer, dein Unterhemd und deine Windpockennarben sehen.

Von den fünf Mädchen in meinem Jahrgang trägt eine bereits einen BH, und wir glauben, dass eine Drittklässlerin auch schon einen braucht (sie könnte aber auch einfach nur pummelig sein). Meine Mutter hat mir ein Bustier gegeben, obwohl meine Brüste nur ganz wenig wackeln, wenn ich sie schüttele. Außerdem bekomme ich *Haare.*

Ein sicheres Zeichen, dass die Pubertät bevorsteht, und das bedeutet Pickel, Jungs, der Abschlussausflug in der vierten Klasse und Zungenküsse. Ich glaube, es bedeutet auch, dass ich Babys bekommen kann.

Ich weiß eine Menge über Babys, weil meine Mutter gerade schwanger ist mit Zwillingen. Ich war beim Krankenhaus-Rundgang mit dabei und habe mich freiwillig bereit erklärt, den Geburtsstuhl zu testen, als keine der Frauen das wollte. Außerdem besitze ich ein Buch, das einen Fötus in verschiedenen Wachstumsphasen zeigt. Er hat ein Gesicht wie ein Außerirdischer und merkwürdig durchscheinende Finger. Babys im Bauch ihrer Mütter sehen aus wie E.T. – der Außerirdische.

Ich bin bereit, eine Frau zu werden, und ich stecke keine Kissen mehr unter meinen Pulli, um so zu tun, als sei ich schwanger. Ich weiß, woher Bauchnabel stammen und warum sie aussehen wie der Knoten eines Luftballons. Ich finde, dass der lateinische Name für Nabelschnur, *Funiculus umbilicalis*, irgendwie lustig klingt.

Ich bin mir nicht ganz sicher, wo ich meine Eizellen aufbewahre, aber heute wird sich das alles ändern.

Die große Schwester meiner Freundin hat ihr eine Broschüre gegeben, die sie extra bei der Mädchenzeitschrift *Jackie* angefordert hatte. Ich bin so neidisch, dass meine Augen fast zu Schlitzen werden.

Es ist die verruchteste Sache, die jemals in unserer langweiligen Ecke in den East Midlands passiert ist. Jemals. Wir lassen die Broschüre auf der Fahrt zum Schwimmen und zurück von Hand zu Hand wandern.

Die von einem Tampon-Hersteller herausgegebene Broschüre besteht aus beschrifteten Zeichnungen in Pastellfarben. Sie ist wirklich gut gemacht. Das Perineum gehört nicht zu den Highlights.

Wir erfahren etwas über den Monatsfluss (schwer und leicht) und bekommen gezeigt, wie unsere Eierstöcke aussehen (wie Bonbons) und unsere Röhre, die man „Vagina" nennt. Die Röhre ist das Wichtigste, denn da kommen die Tampons rein. Die Broschüre teilt uns mit, dass Tampons die ganze Bescherung problemlos aufsaugen. Ich kann mir nicht vorstellen, dass so ein Faden aus mir heraushängen soll.

Wir versuchen uns die Worte zu merken. Es gibt neue wie „Eierstöcke", „Menstruation" und „Applikator", aber auch altbekannte, wie „Binde" und „monatlich", die eine neue Bedeutung bekommen. Noch nie zuvor war ich dem Teenagerleben so nah.

Wir erfahren etwas über Schmierblutungen, den Beginn der Periode und die 28 Tage. Die wissenschaftlichen Erklärungen begeistern uns. Selbst das Erwähnen von Krämpfen kann unsere Vorfreude nicht dämpfen. In der Broschüre ist keine Rede von starken Blutungen oder Zervixschleim, der wie Eiweiß aussieht, oder der Hoffnung, dass der Tampon auch ja weit genug oben sitzt. Das ist jetzt auch nicht wichtig. Das Universum lädt uns zweifelsohne ein, einem geheimen Club beizutreten. Wir stehen an der Schwelle zu etwas Großem.

Meine Aufklärung in Sachen Sex und Fortpflanzung erfolgte eher klassisch. Ich lernte etwas über meine Anatomie, indem ich heimlich die feministischen Bücher meiner Mutter las. Für das Internet war es noch zu früh, also reimte ich mir den Rest mithilfe der Gerüchteküche in der Schule und von Artikeln aus Zeitschriften zusammen. Derbere Begriffe lernte ich erst im Alter von 26 Jahren beim Lesen eines Callgirl-Blogs mit dem Titel *Belle de Jour.*

Das beste Buch meiner Mutter war *Unser Körper, unser Leben*, ein gebundenes Exemplar, das stolz neben anderen stand wie *Der weibliche Eunuch* von Germaine Greer, *Frauen* von Marylin French, *Jane Fondas Fitness-Buch* und einem Buch der britischen Anthropologin und Autorin Sheila Kitzinger (leider war es nicht ihr Klassiker *Das Erlebnis der Geburt: Mütter und Väter berichten*, der mir möglicherweise für die Geburt geholfen hätte).

Die Ausgabe von *Unser Körper, unser Leben* meiner Mutter stand schon mein gesamtes Leben lang im Regal. Es wurde gemeinsam verfasst von einer Gruppe von Frauen, und sein Erfolg liegt in der Kombination aus den gesammelten Erfahrungen vieler Frauen und klaren medizinischen Fakten. In den 1990er-Jahren wirkte es ein wenig wie ein kurioses Relikt, wohingegen es sich heute anfühlt wie die Blaupause für die moderne Frauenrechtsbewegung – von der Entmystifizierung von Menstruationsblut in den sozialen Medien bis hin zum Aufstellen von Suffragetten-Statuen in der Nähe des britischen Parlaments.

Wenn ich als Teenager alleine zu Hause war, verbrachte ich Stunden auf dem Fußboden des Esszimmers und starrte auf die zahlreichen Diagramme und Zeichnungen und Fotos. Schamlose Schamhaare, die sich stolz zwischen Frauenbeinen kräuselten, und Zeichnungen von Brüsten. Es gab auch ausführliche medizinische Beschreibungen von Geburten und Fotos von schreienden Babys, eingerahmt von den Beinen ihrer Mütter, aber ich dachte nicht darüber nach, wie sich das wohl anfühlt oder wie anstrengend es sein mag oder was eine Öffnung von zehn Zentimetern Durchmesser bedeutet.

Ich bestaunte das alles, auch wenn ich fand, dass der Vorschlag, mir mithilfe eines Spiegels meinen Muttermund anzusehen, ein bisschen weit ging. Allein schon aufgrund des Winkels erschien mir das undenkbar.

Das erste Mal, dass ich überhaupt in Betracht zog, diese Region in Augenschein zu nehmen, war um 9 Uhr morgens am Tag, nachdem die Wehen begonnen hatten, als die Hebamme Kay mir anbot, mithilfe eines Spiegels zu sehen, wie mein Sohn aus mir herauskam. Aber das Risiko, mein bestes Stück in diesem Zustand zu betrachten, erschien mir, selbst wenn ich das Zittern hätte beenden können, einfach zu groß. Ich versuchte zu scherzen und meinte, der Zeitpunkt, an dem noch irgendetwas hätte bewundert werden können, sei wohl definitiv verstrichen,

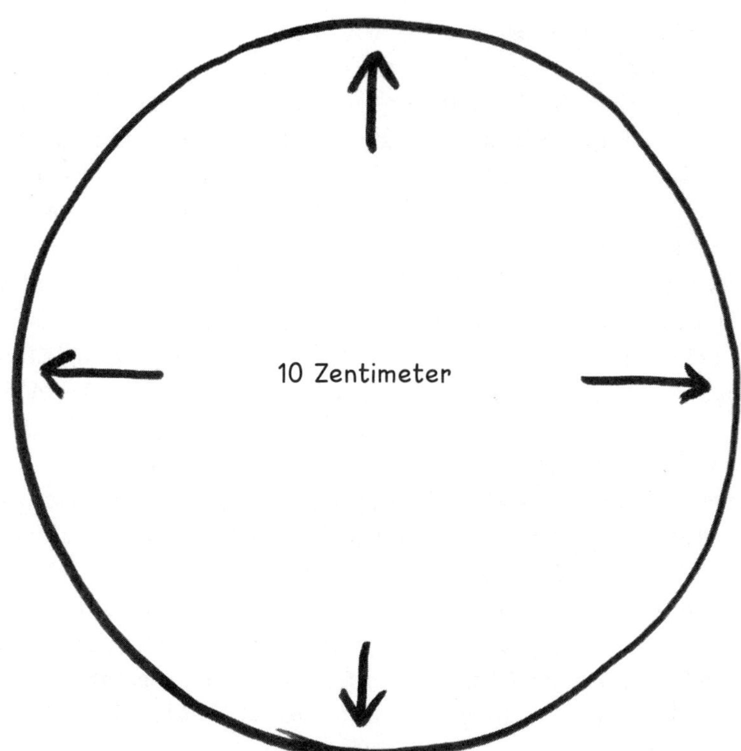

aber ich sprach wohl so undeutlich, dass mein Mann für mich übersetzen musste: „SIE WILL ES NICHT SEHEN."

Selbst in diesem Moment, vollgepumpt mit Pethidin, traumatisiert, triefend und pressend, wusste ich es bereits. Ich wusste, dass etwas kaputt gegangen war und dass nicht nur die Hebammen alle Hände voll zu tun haben würden, um mich zusammenzuflicken. Ich wusste allerdings nicht, dass es gar nicht so einfach ist, den Schaden zu beurteilen, wenn man nicht weiß, wie es vorher da unten aussah.

1989–1991, Spielplätze verschiedener weiterführender Schulen

Meine Freundinnen und ich halten uns jetzt täglich auf dem Laufenden darüber, was sich in unseren Schlüpfern abspielt. Ob wir unsere Tage schon haben oder vielleicht kurz davorstehen, was wir aus unseren klebrigen Unterhosen ablesen können.

Wir sind auf der weiterführenden Schule, und mittlerweile haben wir alle die Broschüre des Tamponherstellers angefordert. Wir besitzen alle die gleichen rosafarbenen Plastikdöschen, in denen unsere kostenlosen Proben vor neugierigen Blicken verborgen bleiben. Diskretion ist in meinen Teenager- und Twen-Jahren das A und O. Die Hersteller von Hygieneprodukten verfolgen die Marketingstrategie, dass niemand wissen oder erahnen soll, wann wir unsere Tage haben.

Ein Hersteller setzt sogar auf eine durchsichtige Verpackung. Die Information befindet sich auf der Außenfolie, und wenn man sie entfernt, bleibt nur eine kleine blaue Packung übrig, in der sich alles Mögliche befinden könnte. *Alles.*

Es sind Geheimnisse, die Mädchen hinter vorgehaltener Hand teilen. Und obwohl es gegen unser eigentliches Bedürfnis geht, das darin besteht, fasziniert über Schmierblutungen, rosa Fäden und Ausfluss zu sprechen, gehen wir offenen Auges einen absurden und gefährlichen Pakt des Stillschweigens ein. Wir Frauen und Mädchen werden die Klappe halten und diese ganzen körperlichen Dinge klaglos aushalten, damit es ja nicht peinlich wird für die Jungs. Wir werden ebenso klaglos Mehrwertsteuer auf Tampons zahlen und ein Schweigen wahren, das am Ende Auswirkungen auf alle hat.

In den 1990er-Jahren bin ich besessen vom Feminismus, weil mich die Widersprüche der Frauenwelt irritieren. Obwohl wir es ablehnen, uns abfällig über schlecht gelaunte menstruierende Frauen zu äußern, lachen dennoch alle, als unsere Sozialkundelehrerin von einem Mädchen an ihrer vorherigen Schule erzählt, das dachte, man müsse die Binden mit dem Klebestreifen an den Schamlippen befestigen anstatt an der Unterhose. Und ich denke so bei mir: „Es haben halt nicht alle drauf."

Bis dahin hatte ich noch nie eine Schachtel „Tena Lady" gesehen oder überhaupt nur von Einlagen bei Blasenschwäche gehört. Damals sorgten eher die aufgeklärten Anzeigen des britischen Herstellers Bodyform für Menstruationsprodukte für Wirbel. Aber das lag nicht an mir, denn Inkontinenz wurde seinerzeit totgeschwiegen. Bizarr, aber wahr: Als in den 1980er-Jahren die ersten Einlagen für Inkontinenz auf den Markt kamen, mussten Marktforscher vorab die örtliche Polizei informieren,

Frage 4: Beschrifte die weiblichen Geschlechtsorgane —/5

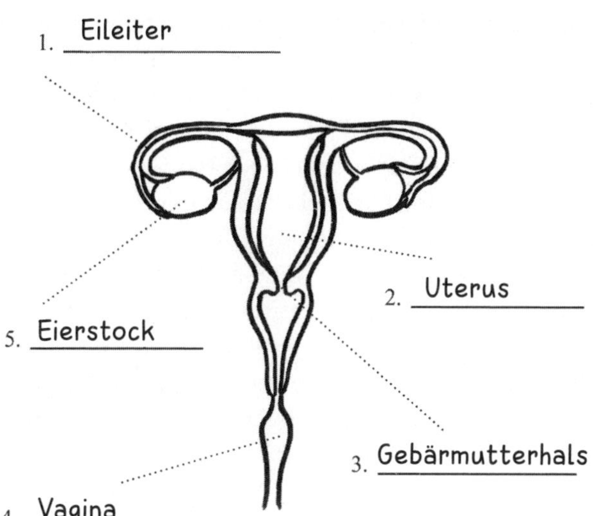

wenn sie Befragungen an der Haustür durchführen wollten – für den Fall, dass brave Hausfrauen und ältere Damen bei der reinen Erwähnung eines solchen Produkts die 110 wählen würden. Auch heute noch sehen Marktforscher das Thema als tabubeladen an – ein Bereich, in dem Vorsicht und Feingefühl geboten sind und das Finden einer repräsentativen Gruppe von Befragten schwer sein kann. Ein Bewusstseinsschub in den späten 2010er-Jahren bringt womöglich langsam Bewegung in das Thema.

Als wir im Sexualkundeunterricht zum Thema „Wachstum“ kommen, beschriften wir ein Diagramm mit den korrekten Begriffen der Fortpflanzungsorgane und versuchen, das Kichern um uns herum zu ignorieren. Die Würgelaute, die jedes Mal aus den hinteren Reihen kommen, wenn das Wort „Vagina“ fällt, und die schmatzenden Geräusche, wenn der Zeigestift sich auf ein Geschlechtsteil auf dem Overhead-Projektor richtet.

Ich nenne die Jungen in unserer Klasse „sexistisch“, aber außer ein paar strengen Blicken passiert nicht viel. Sie bezeichnen mich im Gegenzug als „Maggie Thatcher“.

„Fickt euch doch!“, denke ich und schmettere die einzige Bemerkung zurück, die mir gerade einfällt und wenigstens ein bisschen unter der Gürtellinie liegt: „Wer von euch ist noch einmal während des Geburtsvideos in Ohnmacht gefallen?“

An ihrem 15. Geburtstag verpacke ich das Geschenk für meine beste Freundin in das Informationsblatt aus der Tamponpackung – ein ironischer Seitenhieb und ein Beispiel für Recycling. Sie packt es unter Erröten und Kichern aus, bevor wir mehr über Sex lernen, indem wir uns in der Zeitschrift *More* die „Position der Woche“ anschauen, fasziniert von den Winkeln und Querschnittsbildern, die zeigen, wie ein Penis in so vielen unterschiedlichen Stellungen perfekt in eine Vagina passt. Popstars raten uns, unsere Geschlechtsteile zu trainieren, indem wir mitten im Pinkeln den Strahl anhalten, damit wir besser beim Sex werden, und wir entdecken überall Vulvas: In den Blumengemälden von Georgia O'Keefe, in der Optik, wie schottische Witwenschleier fallen, und in Edvard Munchs Bild „Der Schrei“.

Mit 15 Jahren ist das für mich mehr als genug.

Als ich so mit meinem Baby auf dem Sofa sitzend an die Vergangenheit denke, wird mir bewusst, dass ich durch die Experten, die mit mir zusammen an meiner Inkontinenz arbeiten, einen neuen Blick auf die Dinge bekommen habe. In jungen Jahren inkontinent zu werden, ist eine wesentlich härtere Nummer als zur Menstruierenden zu werden. Zuerst lerne ich, dass Verdauungs- und Fortpflanzungsapparat mehr miteinander zu tun haben als ich angenommen hatte. Ich lerne Begriffe, die ich nicht kenne und nie zuvor gehört habe, etwa „Prolaps der vorderen Scheidenwand“, „uterin“, „Os“ und „Rektozele“. *Echt sexy.*

Schlimmer ist, dass sie andauernd von meiner Blase und Harnröhre, meinen Eingeweiden, meinem Anus und meinen Schließmuskeln reden. Genau, im Plural. Es gibt nämlich mehrere Schließmuskeln, und zwei davon befinden sich tatsächlich im Darmbereich. Ich habe diese Worte natürlich schon einmal gehört, aber ich habe sie noch nie mit meinem Fortpflanzungssystem in Verbindung gebracht. Es sind

„Entsorgungseinrichtungen", die in der Nachbarschaft von Gebärmutter und Co. liegen, das schon, aber Verursacher von Kollateralschäden, das war neu für mich.

Diese Menschen, die ich mittlerweile häufiger sehe als meine Freunde und Familie, diese Schwestern, Ärzte und Physiotherapeutinnen bombardieren mich mit neuem Wissen. Sie erzählen mir, dass es nicht nur mehrere Schließmuskeln gibt, sondern auch mehrere Arten von Inkontinenz. Es ist komplizierter als ein bisschen Pipi in der Hose, wenn man lachen muss.

Belastungsinkontinenz, oft auch Stressinkontinenz genannt, ist die häufigste Form und darunter leide ich auf jeden Fall. Der Begriff Stress bezieht sich nicht darauf, dass man wütend oder überarbeitet ist, sondern auf körperliche Belastungen. Es gibt aber auch noch Dranginkontinenz, Mischinkontinenz, funktionelle Inkontinenz und Doppelinkontinenz.

Ich bekomme Hausaufgaben. Meine Physiotherapeutin holt sogar das verstaubte Modell einer Hüfte aus dem Regal, um mir plastischer zeigen zu können, wo meine Muskeln nicht richtig funktionieren. Die Landschaften meines Intimbereichs werden zum Schlachtplan anstatt zum Quell der Freude und des neuen Lebens. Und ich komme mir vor wie eine Idiotin.

Es stellt sich übrigens heraus, dass es im Buch *Unser Körper, unser Leben* tatsächlich einen Abschnitt über den Beckenboden und Übungen zu seiner Kräftigung gibt, aber als Teenager habe ich es nie bis zu den hinteren Seiten des Buchs geschafft, in denen es um das Älterwerden und Themen wie Arthritis geht. Dennoch hat *Unser Körper, unser Leben* eines bei mir bewirkt: Von Beginn meiner ersten Schwangerschaft an suche ich den Austausch mit anderen Frauen in Mütterforen im Internet. Zuerst denke ich, dass man sich dort nur über Kinderwagen austauscht oder den Countdown bis zur Geburt herunterzählt. Was die Seiten wirklich bieten, erlebe ich, als ich aufgrund meiner nachgeburtlichen Situation Trost suche.

Oktober 2007, Abend, Wohnzimmer voller Windeln und Arztbriefe, vor dem Laptop sitzend mit einer Flasche Wein

Eine besondere Clique von Müttern mit Geburtsverletzungen nimmt mich unter ihre Fittiche. Sie werden so etwas wie Ersatzschwestern für mich. Alle haben ihre eigene Geschichte und jubeln mir zu, als ich zugebe, dass mein bestes Stück Physiotherapie braucht.

Es gibt natürlich eine stillschweigende Hierarchie, was schreckliche Geburtserlebnisse angeht. Ich bin Teil des Teams, aber zum Glück kein Star. Mein Riss ist ein Riss zweiten Grades, ich und mein Sohn leben und ich habe keinen künstlichen Darmausgang. Dennoch verstehen diese Frauen, warum ich manchmal nicht das Gefühl habe, Glück gehabt zu haben. Wir reden nicht dauernd über unsere kaputte Vagina, aber wenn das Thema aufkommt, ziehen wir eifrig Vergleiche.

Heute Abend geht es um das Thema Nähte. Ein Klassiker. „Da kann ich mitreden“, denke ich. Mein Beitrag sieht in etwa so aus:

„Alle, die meine Narben und Nähte sehen, finden sie wunderschön (Einleitung). Die Hebammen, die zu mir nach Hause kamen, erwähnten die Kollegin, die mich genäht hat, namentlich und lobten ihre Arbeit, und zwar *noch bevor* sie meine Akten sahen … (Spannungsaufbau) … Ich beginne mich wirklich zu fragen, ob sie vielleicht ihren Namen eingestickt hat.“ (Pointe!)

Mein Beitrag bekommt jede Menge „Ich-bepisse-mich-vor-Lachen“-Kommentare und Emojis. Eine der Mütter fragt, wie es jetzt da unten aussieht, und ich antworte, dass ich mich nicht traue nachzusehen.

Ich sage, dass es meiner Schätzung nach wohl dem völlig zerzausten Bart von Herrn Zwick ähnelt, den der Schriftsteller Roald Dahl erfunden hat. Ich bin froh, dass der Chat anonym ist.

„Sitzt der kleine Mann noch in seinem Boot?“, fragt sie (und meint damit, ob es meiner Klitoris gut geht). Ganz schön offenherzig.

Ich johle vor Lachen, und mit einem Glas Wein intus, das ich mir leisten kann, weil mein Mann zu Hause ist, denke ich: „Verdammt nochmal, ich schaffe das“. Ich werde mir das Ganze anschauen, die Schwellung ist jetzt abgeklungen. Dabei stelle ich fest, dass einige Rüschen und Falten hinzugekommen sind, aber ja, er sitzt noch im Boot!

„Gerade so eben!“, antworte ich. Wir füllen den Bildschirm mit vor Lachen weinenden Smileys.

Das Lachen und Nachschauen haben allerdings einen Nerv getroffen. Wir mögen das anatomische Tabu gebrochen haben, doch niemand spricht über die seelischen Nöte.

„Ich fühle mich ziemlich beschissen und es hat mich ganz schön emotional getroffen“, gestehe ich. Keine Antwort. Hier herrschen Freundlichkeit und Güte, aber meine trüben Gedanken bleiben ohne Echo. Selbst hier, mitten in der intimsten Nabelschau, darf die Verzweiflung nur bedingt ans Licht kommen.

Am Ende antwortet mir die Boot-Frau und sagt, dass sie es nicht schafft, darüber zu reden, wie sie sich fühlt. Das ist das Problem, wenn zwei Tabus sich ein Bett teilen.

TEIL 2

NACHWEHEN – WAS IST AUS MIR GEWORDEN?

Kapitel 7

Depressionen

Es gibt viele Forschungsergebnisse, die auf einen Zusammenhang zwischen Depressionen und Inkontinenz hinweisen. Die Statistiken weichen je nach Art der Studie voneinander ab, aber die Tendenz ist eindeutig erkennbar. Ich weiß das von einer meiner nächtlichen Google-Sitzungen, in der ich nach Abhilfe für mein Wundsein suche. Depressionen stehen ganz oben auf der Liste, zusammen mit anderen Problemen, die mit Inkontinenz einhergehen, wobei diese Probleme eine Depression womöglich noch verstärken. Es ist eine schonungslose Liste: soziale Isolation, Schlafentzug (weil man auch nachts auf die Toilette muss), Harnwegsinfektionen, Knochenbrüche (wenn man es auf dem Weg zum Klo eilig hat, ein großes Problem bei älteren Betroffenen), wundgescheuerte Haut und Schmerzen beim Wasserlassen.

Obwohl es jede Menge Hinweise darauf gibt, dass Inkontinenz das zerstört, was Ärzte als „Lebensqualität" bezeichnen, weist mich jahrelang keiner meiner Behandler explizit auf einen Zusammenhang zwischen meiner Depression und meiner Inkontinenz hin. Das führt dazu, dass ich mir als Patientin selbst die Schuld gebe, als ich schließlich bei Antidepressiva lande. Für mich sieht es so aus, als sei mein Mangel an Wissen, Ideen und Belastbarkeit der Grund für meine Traurigkeit.

Mit ein wenig mehr zeitlichem Abstand stelle ich interessanterweise fest, dass auch Forscher immer mehr zu dem Schluss kommen, dass Inkontinenz nicht nur übel ist, sondern möglicherweise auch ein wichtiger Indikator für die Wahrscheinlichkeit einer Wochenbettdepression. Frauen mit Inkontinenz erkranken *mit doppelt so hoher Wahrscheinlichkeit*[1] daran. Es ist ein Leiden, das keine halben Sachen macht. Eine im Jahr 2011 in Kanada veröffentlichte Studie gab als Hauptindikatoren für eine Depression nach der Geburt die folgenden fünf Punkte an:

Inkontinenz, Alter der Mutter unter 25, wiederholte Krankenhausaufenthalte, Probleme beim Stillen und gesundheitliche Beschwerden, die nach einer Selbsteinschätzung mit der Geburt zusammenhängen.

Ich habe mit meinem ersten Kind nicht gleich alles abgeräumt. Ich war älter als 25 und meine Brüste erledigen ihren Job großartig. Aber beim Rest kann ich unterschreiben.

Laut dieser Studie kam das Inkontinenz-Ergebnis wohl ein wenig überraschend, weil ihm zuvor in anderen Untersuchungen nur wenig Aufmerksamkeit gewidmet wurde (da hatten wohl die guten alten Tabus wieder einmal zugeschlagen). Wissenschaftlich gesehen verstehe man auch noch nicht genau, wie Inkontinenz und Depression miteinander zusammenhängen. Ich spiele mit dem Gedanken, dort anzurufen und zu erklären, wie tödlich die Kombination ist aus totalem Stigma und der Ansage, alles sei ganz normal. Dieser Zwiespalt gibt mir das Gefühl, falsch zu sein, wenn ich diesen Zustand hasse. Dazu kommen die Kosten für die Einlagen und die Tatsache, dass es schon schwierig genug ist, mit Inkontinenz den ganz normalen Alltag zu bewältigen, geschweige denn schöne Dinge zu tun – wie sich beim Lachen buchstäblich in die Hose zu pinkeln.

Damals jedoch wusste ich das alles noch nicht, und so sammelten sich finstere Gedanken in meinem Kopf.

„Ich muss meine Komplexe und meine Hysterie in einem explosiven Kanister gesammelt und dann in die Flammen der Verzweiflung geworfen haben, als ich dieses Baby bekam", denke ich. „Das ist alles meine Schuld. Ich werde bestraft für meine übertriebene Selbstsicherheit, und jetzt erfahren alle, wie schlecht (und dumm) ich eigentlich bin."

Inkontinenz und Geburtstraumata sind so starke gesellschaftliche, psychische und sexuelle Katastrophen, dass ich mich wie ausgelöscht fühle. Außerdem fühle ich mich wie eine Idiotin, insbesondere an guten Tagen, wenn mir kein Missgeschick passiert oder etwas richtig gut läuft, wie ein Familienausflug in den Zoo. In solchen Momenten frage ich mich, ob ich mir das Ganze womöglich nur einbilde.

Ein Teil dessen ist das Schweigen. Ich trage keine Schuld an meinen mit Pipi durchweichten Schlüpfern, aber es ist einfach zu peinlich, darüber zu reden. Weder sollte mein kaputter Körper ein Grund zur Scham sein, noch habe ich ein Verbrechen begangen. Aber Inkontinenz vermittelt einem genau diese Gefühle. Als höflicher Mensch redest du nicht darüber, es ist zu schmutzig, zu würdelos.

Als sich nun Depressionen und Traumata dazu gesellen, wird meine Geschichte immer verworrener und es geht zunehmend bergab. Es ist mir unmöglich, die Knoten zu erkennen oder zu lösen, obwohl ich mittendrin stecke. Tage und Nächte und Erinnerungen vermischen sich und laufen parallel. Schreckliche Monate, in denen meine Depression die Oberhand gewinnt, sind gleichzeitig gekennzeichnet von schönen Momenten und Ausbrüchen enormer Liebe für meinen Sohn, dessen unaufhaltsame Entwicklung – Wachstum, Veränderung, Weiterentwicklung auf seinem eigenen Weg – mich kontinuierlich mitreißt.

Die Monotonie und Langsamkeit meiner „Erfolge“ in der Physiotherapie und der Wahnsinn meines zerbrochenen Verstandes treiben seltsame Blüten, während ich mich zusammenreiße, wieder beginne zu arbeiten und mir ein halbwegs normales Leben aufbaue. Jeder Tag ist ein erneuter Kampf.

In mir trage ich mittlerweile drei Versionen meiner selbst:

1. Die *undichte Luce* ist traurig. Sie zeigt zarte Ansätze von Belastbarkeit und steuert auf Hilfe zu, über Wasser gehalten durch Fassungslosigkeit, Schock und den Wunsch, es allen recht machen zu wollen. Sie ist ziemlich anstrengend, nehme ich an, aber größtenteils tut sie mir leid. Sie versucht das Unmögliche, nämlich die Dinge auf die Reihe zu bekommen. Sie ist erschöpft, steht unter Schock und gibt dennoch ihr Bestes.
2. Die *verrückte Luce* sieht sich selbst durch die kritischen Augen eines allwissenden Erzählers, der *in der zweiten Person* in ihrem Kopf spricht, wenn die liebe *undichte Luce* nicht stark genug ist, ihr den Mund zu verbieten. Und sie hat richtig fiese Sprüche drauf. Sie denkt gar nicht daran zu akzeptieren, dass die ständigen Schmerzen im Schritt und die ganzen Termine bei Ärzten und Therapeuten ihren Geisteszustand beeinflussen könnten oder ihre Fähigkeiten als Mutter. Sie fragt sich nicht, warum niemand anders vor dem Behandlungsraum hyperventiliert, denn sie ist davon überzeugt, dass die *undichte Luce* bescheuert ist und einfach nur ein

Riesentheater veranstaltet. Sie nimmt kein Blatt vor den Mund und ist so etwas wie eine verbitterte, wütende, um sich schlagende Naturgewalt.
3. Und dann gibt es noch ein Ich – *Mama Luce*. Sie kommt vor allem immer und überall zu spät.

Während mein Verstand sich dergestalt dreiteilt, beginne ich, die Dinge aufzuschreiben. Diese Erinnerungen sind selbst heute schwer zu greifen, wenn ich sie mit Briefen und E-Mails aus der Zeit abgleiche. Es sieht so aus, als versuchte ich vergeblich, meine verschiedenen Versionen unter einen Hut zu bekommen. Dazwischen finde ich einzelne Erkenntnisschnipsel, an die ich mich klammere, um mich selbst zu verstehen.

Mein Englischlehrer brachte mir, als ich 16 war, das Motto von E. M. Forster aus dem Buch *Wiedersehen in Howards End* nahe: „Verbindung ist alles!"[2] Ich notierte es mir damals mit einer gewissen Überheblichkeit, denn ich hatte keines der Bücher des Autors gelesen. Als ich in Depressionen verfalle, kritzele ich mein gesamtes Notizbuch voll damit. Beim späteren Nachschlagen und in Verbindung mit *Wiedersehen in Howards End*, erscheint es mir wie eine prophetische Anleitung zur Überwindung meiner Probleme. Ein Gebot gegen das Leben in Bruchstücken:

Nur den Bogen schlagen! Das war schon ihre ganze Heilsbotschaft. Nur den Bogen schlagen von der Prosa zur Leidenschaft, dann werden beide erhöht werden, und die höchsten Höhen, zu denen menschliche Liebe sich aufzuschwingen vermag, werden sichtbar. Nicht länger in Bruchstücken leben! (Forster, 2002, S. 217f.)

Es fühlt sich so weise an. Genauso wie „Nobody's perfect" – die letzte Zeile aus dem Film *Manche mögen's heiß*. Vielleicht ahne ich schon damals tief in meinem Inneren, dass Worte und Geschichten mich am Ende retten werden.

Ich kritzele auch eine abgewandelte Version des Zitats aus *Manche mögen's heiß* in mein Notizbuch, als zukünftige Waffe und zum Vertreiben der Scham, wenn ich wieder einmal eine Sauerei veranstalte oder mein Körper einfach nicht besser mitmachen will. Ich erkenne sofort, dass es Potenzial hat und die perfekte Pointe für meine körperliche

Schande ist: „No body's perfect", werde ich augenzwinkernd sagen. Niemand ist perfekt – und mein Körper ist es auch nicht.

Zu viel über meinen Geisteszustand nachzudenken, ist wie einen mit Arsen versetzten Cocktail zu trinken. Ein Teil sich herauskristallisierende Erkenntnis – vernunftgesteuert, hilfreich, auf bessere Tage hoffend –, und drei Teile freie Fahrt für die beißende innere Kritikerin. Der folgende Tagebuchauszug ist ein Beispiel dafür.

Oktober 2007, ungepflegter Behandlungsraum, London

Du warst noch nie verrückt. Du warst noch nie „geistesgestört". Hysterisch? Vielleicht. Manisch? Gut möglich. Überzogen, betrunken, verstört, schockiert, anstößig, fluchend, dramatisch, wütend – all das, ja. Aber niemals wirklich labil. Zumindest nicht als Erwachsene. Keine von denen, bei der alle, sogar Fremde, befürchten, dass sie etwas Schreckliches tun könnte. Und niemals hast du irgendeine Diagnose bekommen, die man in einem psychiatrischen Lehrbuch hätte nachschlagen können.

Und dennoch – selbst nach einer Nacht voller panischer Angst, dass du dich aus dem Fenster stürzen könntest, und im Schlafanzug im Behandlungszimmer deiner Ärztin sitzend, begleitet von deinem verängstigten Mann, erwartest du immer noch, dass sie dir nicht glaubt. Dass sie dich wieder wegschickt. Dass sie deine Fassade akzeptiert und sagt, es ist in Ordnung, du würdest dich nur anstellen und was soll die ganze Heulerei eigentlich.

Vielleicht tut es ihr leid, dass du ein oder zwei harte Wochen hattest, in denen Blutklumpen aus dir herauspurzelten und du glaubtest, du würdest sterben, aber es würde sie sicherlich nicht interessieren, dass du ernsthaft zu glauben beginnst, dass nichts in der Welt mehr in Ordnung ist.

Du hast wirklich gedacht, sie würde dir sagen, du solltest dich zusammenreißen. Wie die Hebamme, die dich angefahren hat „Nun beruhigen sie sich mal, Mrs. Brett", als du geschrien hast. Als du zu feige warst, zurückzuschreien: „MRS. Brett ist meine Mutter. Sie nennen mich ja nicht mal beim Vornamen."

In deinem Kopf ist das Drehbuch bereits fertig geschrieben. Aber deine Ärztin hat es leider nicht gelesen. Sie schickt dich nicht weg. Sie hört zu. Sie notiert deine schrecklichen Gedanken, und noch bevor du zu den ganz schlimmen Dingen kommst und während du noch stammelst: „Ich weiß, das klingt verrückt und ich mache wahrscheinlich einen ziemlich verwirrten Eindruck …", unterbricht sie dich und sagt: „Nun, ich glaube Sie leiden unter Depressionen."

Sie gibt dir einen Fragebogen. Dir entfährt ein bitteres Lachen beim Blick auf die banalen Phrasen über Selbstverletzungen und Hoffnungslosigkeit. Du kannst verschiedene Dinge ankreuzen – gar nicht, an manchen Tagen, an mehr als der Hälfte der Tage, an fast jedem Tag. Bevor es dir bewusst ist, hast du schon die gesamte Seite durch, auch wenn du es für Zeitverschwendung hältst. Wer sagt denn hier die Wahrheit? Wie können diese nichtssagenden melodramatischen Einblicke, diese „Optionen" etwas über einen Menschen aussagen? Es fühlt sich an wie einer dieser Psychotests in Frauenzeitschriften oder eine Umfrage. Trotzdem rasen deine Finger über das Blatt und kreuzen fast überall „an fast jedem Tag" an.

Später wird dir bewusst, dass du dadurch plötzlich die Wahrheit sagen konntest, nicht weil die einfachen Antworten und die Wut und Angst dahinter dich beschämt oder entsetzt haben, sondern weil du bereits begonnen hast, darüber nachzudenken, wie du eine lustige Geschichte daraus machen könntest, wenn du dich jemals trauen wirst, irgendetwas davon zuzugeben …

„Denken Sie an Selbstmord? An welcher Hälfte der Tage?" HAHAHA.

Du gibst den Bogen zurück und sie zählt die Punkte zusammen. Du zählst endlich einmal wieder zu den Klassenbesten: Schwere Depression. Gleichzeitig fällt sowohl dir als auch der Ärztin auf, dass du eine Frage ausgelassen hast – die Frage zum Thema Konzentration.

HAHAHA. Noch mehr freudloser Humor für dein Leben, das sich anfühlt wie eine TV-Serie voller schlechter Witze. Sie verschreibt ein Medikament, aber du glaubst immer noch, dass sie es nur aus Mitleid tut.

Also machst du einfach so weiter. Du nimmst die Tabletten nicht und erzählst deiner Mutter nichts davon und vertraust niemandem an, dass du sie alle enttäuschst. Du gehst auch nicht mehr ins Mütterforum im Internet, um zu sagen, dass sie recht hatten mit der Idee eines Arztbesuchs.

Du kommst wieder einmal zu spät zu einem Treffen mit den wundervollen Frauen, die du in der Geburtsvorbereitung kennengelernt und mit denen du kichernd über Babynamen philosophiert hast. Beim Kaffee fällst du aus der Rolle und erzählst, dass du während der Geburt glaubtest zu sterben. Tatsächlich sagst du, du hattest gehofft zu sterben.

Eine der Mütter blickt dich zaghaft an.

„Oh Luce, das hast du doch nicht wirklich gedacht, oder?", sagt sie, weil sie wirklich sehr, sehr nett ist.

Aber du kannst ihre Freundlichkeit nicht annehmen, obwohl du so bedürftig bist. Du schneidest einfach ein anderes Thema an und hoffst, dass sie den Vorfall vergessen werden, aber du hast den feinen Unterschied gespürt zwischen dir und den anderen Müttern. Sie trinken entkoffeinierten Kaffee, aber du bist plötzlich zurück im Kreissaal und fragst dich, wann in den schrecklichen vergangenen Stunden du deine Hose ausgezogen und diesen blumigen Überwurf angezogen hast. Zurück beim Metzger mit den blendend hellen Lampen, den besorgten Gesichtern und der riesigen Uhr an der Wand. Bilder blitzen auf: eine behandschuhte Hand, blutdurchtränkte Bettsocken, blau gekleidete Menschen, die auf deinen bloßgestellten Intimbereich starren, während du so stark presst, dass du glaubst, nach hinten wegzufliegen.

Nichts, was dir passiert ist, war schrecklich genug, um „wirklich" traumatisch zu sein. Selbst im Vergleich zu den anderen Geschichten am Tisch. Niemand ist gestorben. Ständig erinnern sie dich daran, dass das alles ist, was zählt. Du solltest dankbar sein. (Bist du auch.) Deine Wehen haben einen wunderbaren Jungen hervorgebracht. (Das ist dir durchaus bewusst.) Und dennoch …

Um eine Abwärtsspirale zu vermeiden, erzählst du eine befremdliche Anekdote darüber, wie ein Arzt die ganze Faust in dich hineingesteckt hat, und die wahre Geschichte über drei Schwesterschülerinnen, die wie ein Engelschor zusammenstanden und über deine „Reparatur" redeten, wobei eine von ihnen meinte: „Passt das Teil zu diesem hier?"

Wieder in der Spur, Luce. Alle kreischen vor Lachen. Vielleicht ein bisschen zu laut. Du hoffst, dass sie nicht nur aus Nervosität lachen.

Und dann passiert es. Tage, Wochen, Monate später? Du weißt es nicht. Aber du bist wieder im Behandlungszimmer der Ärztin. Diesmal normal angezogen. Du hörst eine Frau, die halb zu sich selbst spricht, leise, aber eindringlich, und halb zu der Ärztin und dem (erschreckt schauenden) Medizinstudenten, der neben ihr sitzt, um den Alltag einer Hausarztpraxis kennenzulernen.

Die Frau sagt, sie habe aufgegeben. Sie hat das Gefühl, in einem Krieg zu stecken, den sie nicht gewinnen kann. Sie fällt rückwärts, geht unter, die Zeit hat sich aufgelöst. Während ihres gesamten ruhigen Plapperns küsst sie immer wieder ihr Baby und Tränen rinnen ihr unaufhörlich über die Wangen. Sie sagt, sie hasse sich selbst, dass sie eine Versagerin sei. Sie erklärt das ganz vernünftig und brutal und sie ist überzeugend, während sie stoßweise redet, ab und an unterbrochen von etwas, das wohl witzig sein soll. Sie hasst sich selbst und sie ist wertlos. Sie möchte sich nichts antun. Aber sie ist sich nicht sicher, dass sie es nicht doch tut. Sie „will" sich nicht umbringen, sie möchte einfach nur, dass es aufhört. Dass die Dinge langsam besser werden, dass nicht alles immer schlimmer wird.

Sie sagt, sie habe das Gefühl, nicht mehr real zu sein, als würde sie langsam verschwinden. Als würde sie sich selbst in einem Film sehen. Ihr Leben schreitet fort, während sie in der Zeit gefangen ist, eine Beobachterin ihrer eigenen Gedanken. Sie hat Angst und macht anderen Angst, die Augen leuchten hart, die Stimme aus ihrem Mund klingt blechern, als würde sie in eine Dose flüstern. Ihr Haar, ihre gestikulierenden Hände, ihre Kleidung, ihr Baby – alles kommt dir irgendwie bekannt vor.

Und dann fällt es dir plötzlich wie Schuppen von den Augen. Du kennst diese Frau: Diese Frau bist du.

Als ich damals versuchte, diese ersten zwei Jahre des Verrücktseins zu protokollieren, waren meine Gedanken vernichtend. Meine Instabilität, meine Angst und meine Verzweiflung schienen auf eine Unfähigkeit hinzudeuten, an der Realität festzuhalten. In meinen dunkelsten Momenten suchte ich nach dem Komischen in einem Horrortableau, das ich hinter fröhlichen Facebook-Bildern zu verbergen versuchte. Größtenteils jedoch befand ich mich auf einer mentalen Achterbahn.

Menschen, die ich nicht persönlich kenne, lesen mein Testergebnis und überschütten mich mit Therapeutenempfehlungen, Theorien und Etiketten. Ich treffe ein START-Team, spezielle Fachkräfte für psychische Gesundheit, und einen Berater, der meinen geburtsgeschädigten Körper als „ausgebrannten Kamin" bezeichnet. All diese verschiedenen

Stimmen, die über meine geistige Gesundheit spekulieren, verstärken mein Gefühl, dass ich gar nicht mehr existiere. Meine Gedanken sind schwer zu entwirren. Ein Psychotherapeut, mit dem ich später arbeite, weist mich sanft darauf hin, dass Dissoziation eines der Symptome einer posttraumatischen Störung ist. Für mich bedeutet das, mein Leben wie ein langweiliges Theaterstück zu sehen, und ich ziehe mich immer mehr in mich selbst zurück, während ich zu meinem eigenen kritischsten Publikum werde.

Ich sehe eine echte Psychiaterin – eine geschäftige polnische Ärztin, mit der ich in einem schmucklosen Nebenzimmer mit kitschigem Bodenbelag spreche. Mein Mann sitzt vor der Tür, schaukelt unseren Sohn und macht sich Sorgen. Sie überbringt mir die gute Nachricht, dass es mir nicht schlecht genug gehe, um in eine Klinik eingewiesen zu werden. Aber sie schlägt mir einige Medikamente vor, die meine Stimmung beeinflussen sollen. Sie fragt mich auch, ob ich mir eine private Therapie leisten kann, denn die Wartelisten der Therapeuten mit Krankenkassenzulassung sind lang. Die Traumatherapie umfasst nur ein paar Sitzungen und kann mich nicht so schnell aus meinem Tief herausholen, also schwirre ich monatelang zwischen privaten und Kassentherapeuten hin und her.

Dieser ständige Wechsel zwischen therapeutischem Jargon und Alltag verfälscht das innere Barometer, vor allem das Bauchgefühl, das dich spüren lässt, ob du anderen Angst machst mit dem, was du sagst. Unter all den Normalen versuche ich mich daran zu erinnern, was als normales Verhalten gilt. So erzähle ich Cat, während unsere Babys auf ihrem Ikea-Teppich spielen, dass ich an einem Tag, an dem ich ziemlich verzweifelt war, mit dem Gedanken gespielt habe, von ihrem Balkon zu springen. Ich erwähne das so beiläufig, und da ich ihre Reaktion auf mein unbekümmertes Geständnis gar nicht mitbekomme, erkläre ich ihr, dass ich mein Vorhaben allein deswegen nicht in die Tat umsetzte, weil ich ihr die Schweinerei nicht zumuten wollte und der Wert ihrer Wohnung möglicherweise gesunken wäre und sie ihrem (oder meinem) Baby irgendwann davon hätte erzählen müssen.

„Außerdem bist du meine Freundin“, sagt sie sanft. „Es wäre einfach schrecklich gewesen, weil du meine Freundin bist.“

Die Unfähigkeit des Gesundheitswesens, sich adäquat um Menschen mit psychischen Problemen zu kümmern, ist schwer zu ertragen. Alles zieht sich wie Kaugummi. Die langen Wartelisten schaffen dich, aber auch das wiederholte Äußern der beschämendsten und erschütterndsten Gedanken. Und wenn du gerade an einem Punkt angelangt bist, an dem ein entscheidender Fortschritt passieren könnte, heißt es „unsere Zeit ist leider um“ oder „eine Sitzung haben wir noch“ oder „bis nächste Woche dann“.

Depressionen sind besonders schwer zu meistern, wenn alle erwarten, dass man immer noch auf Wolke sieben schwebt, weil man gerade ein gesundes Baby auf die Welt gebracht hat. Da interessiert es kaum, dass die ständige Angst, mir in die Hose zu pinkeln, bewirkt, dass ich mich komplett zwiegespalten fühle. Ein Teil von mir war die quietschvergnügte frischgebackene Mama, ein anderer die Dauerpatientin, die ihre Kontrolle über Verstand und Blase verliert. Die Gegensätze brachten mich aus dem Konzept, aber auch die ganz neuen Umstände. Ich hatte keine Wahl, ich musste morgens aufstehen. Auch wenn ich das Gefühl hatte, es nicht zu schaffen. Auch wenn ich am Boden zerstört war und völlig fertig. Und ich wollte es auch, für ihn, meinen Sohn, meinen Antrieb. Manie und Tun gewannen nahezu immer die Oberhand vor dem kompletten Abtauchen in die Depression.

Kapitel 8

Überleben

Aus den Trümmern der ersten Wochen und Monate erstand ich irgendwie auf, nicht als siegreiche Super-Mum, sondern als unförmiges Abbild meines alten Ichs, versunken in Pipi und Ekel. Traurig und verrückt, wie ich war, war mir dennoch bewusst, dass das Leben weiterging und ich Lösungen finden musste. Wege, wie ich mich im Chaos zurechtfinden konnte. Auch wenn eine Selbstverwirklichung weit entfernt schien, wollte ich mir zumindest ein Leben zurückerobern, selbst wenn es dick mit Einlagen gegen Blasenschwäche gepolstert war, in dem ich Spaß daran haben würde, meinem Sohn beizubringen, wie er dem Baby im Spiegel zuwinkt. Wenn eine Tour durch die Stadt mit einem zwei Tonnen schweren Buggy mich eines gelehrt hat, dann dass Inkontinenz mehr ist als herauszufinden, welche Größe und Form die passenden Einlagen haben sollten. Um die Schande eines nassen Flecks im Schritt zu vermeiden, benötigt man eine ganze Uniform.

Als nach dem Sommer langsam der Herbst Einzug hält, wird mir bewusst, dass ich in ein paar Monaten wieder arbeiten gehe. Wenn ich das Anziehproblem bis dahin nicht gelöst bekomme, bin ich dazu verdammt, heulend zu Hause zu sitzen und nonstop *Grey's Anatomy* zu schauen. Anders gesagt: Mein Leben wäre vorbei. Ich brauche Kleidung, die meine vielen Flecken und Sünden verbergen und mir ein Entkommen sichern kann. Kleidung, die die Ausbeulung der Pipipolster unsichtbar macht, nicht scheuert und auch keine Einlagen zum Rascheln bringt. Kleidung, die hochwertig genug ist, um zahlreiche Wäschen zu überstehen, oder preiswert genug, um leicht ersetzt werden zu können. Und man muss sie zusammenfalten und unter einem Buggy verstauen können. Ich entscheide mich für Zweckmäßigkeit und Länge: lange Strickjacken, lange Tuniken und Kleider über Leggings. Aus Gründen des Stils und weil es praktisch war, kaufte ich alles in Schwarz.

In den schlimmsten Zeiten, die zum Glück nicht so häufig waren, muss ich mich überwinden und Wegwerfhöschen benutzen (also Windeln für Erwachsene). Obwohl sie teurer sind als Safran, passen sie leider weder gut in die Müllbehälter in öffentlichen Toiletten, noch sehen sie angezogen gut aus. Sie sind allerdings lebensrettend bei Dingen wie Camping, wenn selbst mehrere Gläser Prosecco und Glühwürmchen einen nicht über einen nassen Schritt hinwegtrösten können. Auch bei Heuschnupfen und Husten sind sie unverzichtbar. Es mach keinen Spaß, sie zu kaufen, aber sie sind wirksamer und angenehmer zu tragen als man meinen sollte. Außerdem haben sie etwas mit den Rezepten von Delia Smith gemeinsam: sie sehen nicht gerade stylish aus, aber sie funktionieren.

Aber die Einlagen und Kleidungsstücke (und eine Miniflasche *Febreze*, wenn Sie eine bekommen können), sind nur das Tüpfelchen auf dem i. Inkontinenz erfordert *vor allem* Pragmatismus, selbst wenn man das Gefühl hat, dass es einen umbringt. Und vor allem dann, wenn man versucht, seinen Körper neu zu sortieren.

Oktober 2007 bis Juli 2008, in die Jahre gekommenes Nebengebäude beim Parkplatz einer großen Uniklinik, erster Versuch einer Physiotherapie

Als ich wieder bei der australischen Physiotherapeutin sitze, die mir die erste Minus-Note meines Lebens verpasst hat, finde ich endlich heraus, wie sie heißt – Jenny. Sie ist ziemlich begeistert von dem umfangreichen Blasen-Tagebuch, dass ich ihr bei unserem zweiten Termin präsentiere. Zur Belohnung darf ich mir ein Bild mit verschiedenen Häufchen anschauen, um zu sehen, welches am ehesten meinem entspricht. Verstopfung oder andere Verdauungsprobleme können sich anscheinend auf meine Blasenfunktion auswirken. Ich starre auf das laminierte Blatt mit der Überschrift „Bristol-Stuhlformen-Skala“. Es ist eine ordentliche Tabelle mit Zeichnungen und einer Beschreibung von Beschaffenheit, Konsistenz und Form. Das Wort „Wurst“ kommt für meinen Geschmack ein wenig zu häufig vor und ich finde es abstoßend, von „Kügelchen“ und „weich“ zu lesen. Ich stottere herum und gebe an, dass

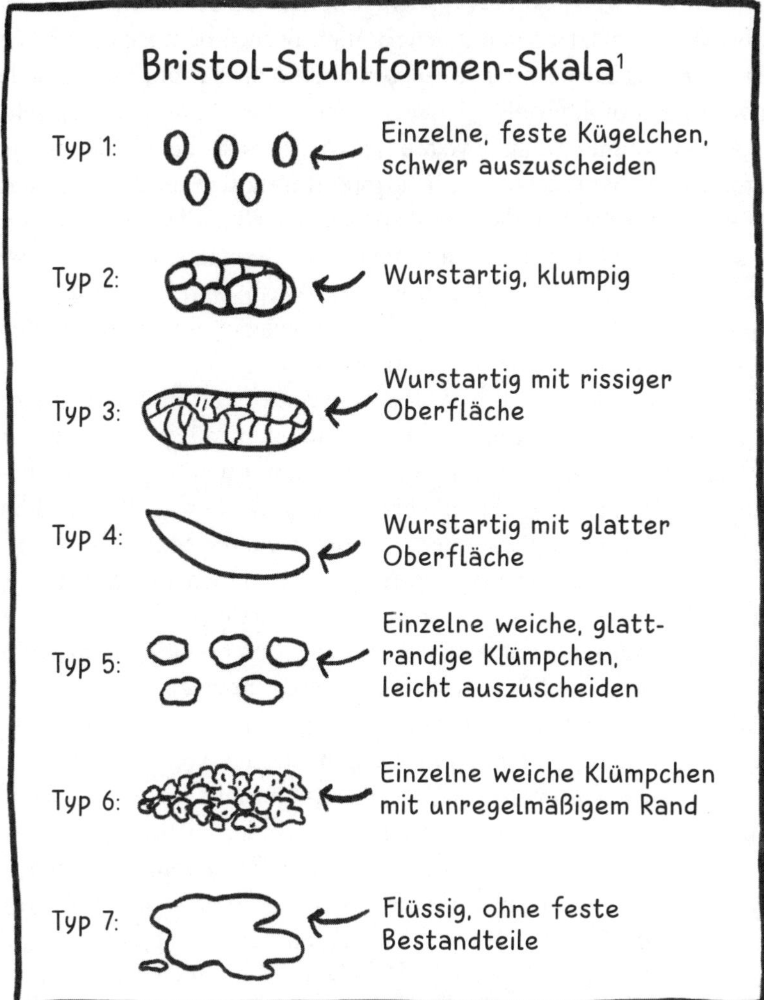

mein Stuhl am ehesten noch weichem Karamell entspricht. Ich versichere ihr, dass meine Verdauung problemlos funktioniert und hoffe, nie wieder auf das Bild schauen zu müssen.

Es gibt noch keine Apps, die mich daran erinnern, meine Übungen zu machen, also müssen wir mit einem straff organisierten Zeitplan arbeiten und mit Lob oder Tadel von Jenny bei jedem Treffen, je nachdem, wie gut ich mich an die Vorgaben gehalten habe. Sie ist meine Teletubby-Kommandotruppe und feuert mich an, während ich die Muskeln zusammenziehe und Grimassen schneide und sie überprüft, ob ich mich verbessert habe.

Als aus Wochen Monate werden, lässt sie mich sogar Gewichte verwenden – weiße Plastikdinger in Tamponform, die wie ein schickes Accessoire zum iPhone aussehen. Sie notiert Größe und Gewicht auf dem kleinen Stück Karton, auf dem immer meine Termine eingetragen werden, wie auf einer altmodischen Büchereikarte. Natürlich muss meine Mutter die Bestellung erledigen, weil mich wieder einmal an der Kasse (in diesem Fall online) der Mut verlässt.

Es stellt sich heraus, dass die Gewichte von einer französischen Firma hergestellt werden, was mich positiv stimmt, denn alle scheinen zu glauben, dass die Franzosen es echt draufhaben, wenn es um Beckenbodenübungen geht. Sie bieten für alle Frauen nach der Geburt Kurse an, und die Kontrolle des Beckenbodens ist Bestandteil der Abschlussuntersuchung nach einer Geburt.[2] Ich frage mich, ob ich vielleicht weniger Ärger gehabt hätte, wenn ich dort entbunden hätte. Vor allem aber wünsche ich mir, dass alle Frauen wüssten, dass es nicht nötig ist, mit Inkontinenz zu leben – und dass es auch keineswegs normal ist.

Die Beckenbodengewichte können mich immer noch retten. Es handelt sich um vier silberne Zylinder, deren Gewicht von 5 bis 20 Gramm reicht, und zwei Kapseln, die wie Plastiktampons aussehen oder die Kapseln in den Überraschungseiern für Kinder, allerdings mit einer Schnur daran. Sie liegen in meiner Hand wie Springbohnen. Werden sie mir helfen? Das Kästchen zur Aufbewahrung, in dem sie geliefert werden, ist so unauffällig wie ein Diaphragma-Behälter. Das Meeresgrün soll wohl beruhigend wirken und außerdem möglichst weit entfernt sein vom Urin-Farbspektrum. Die Kapseln haben zwei Größen: eine große (leicht zu greifende) für Anfänger und eine schlankere, die einen höheren Muskeleinsatz erfordert.

Herauszufinden, welches Gewicht ich stemmen kann, erfordert ein wenig Herumprobieren – und Widerstandskraft. Wenn Minus Drei in meinen Ohren schon nicht sehr gut klang, dann ist klar, wie es sich anfühlt, wenn ich 10 Gramm keine 20 Minuten festhalten kann. Je mehr Fortschritte man macht, desto mehr muss man auch experimentieren,

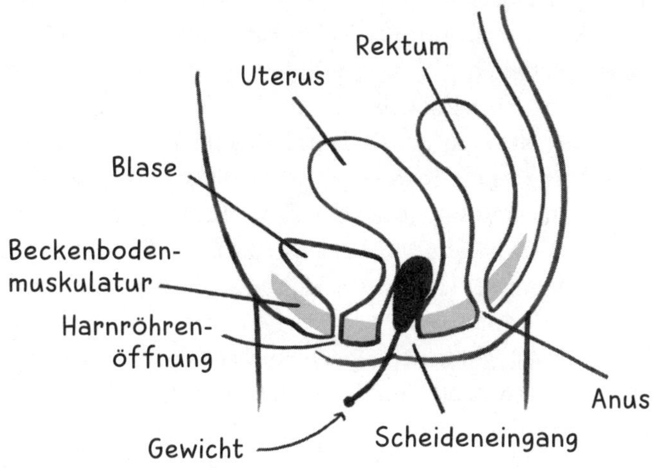

leichte Bewegungen machen und herumgehen, ohne die wie eine Patrone geformte Kapsel in die Unterhose zu schießen. Mir ist das Ganze so unangenehm, dass ich die Dinger nur unter der Dusche trage. Inzwischen weiß ich auch, dass man ärztlichen Rat einholen sollte, bevor man bei einem Prolaps Beckenbodengewichte irgendeiner Art einsetzt.

Zur Linderung meiner Dranginkontinenz, die neben der körperlichen auch eine emotionale Komponente hat, muss ich meine Blase neu trainieren und wieder ganz von vorne anfangen – wie, wann und wie viel pinkele ich? Und wie fühle ich mich dabei? Jenny führt ein striktes Regiment ein, um das Problem im Keim zu ersticken. Sie verbietet mir zu rennen oder mich zu beeilen, um rechtzeitig auf die Toilette zu kommen.

„Was ist das Schlimmste, das passieren kann?“, fragt sie mich, als mein Gesicht bei dem Gedanken, dies im neuen Jahr einzuführen, in sich zusammenfällt.

„Ich pinkele mich in einem Meeting voll? Die ganze Welt erfährt die beschämende Wahrheit? Ich sterbe mitten auf der Straße an einer Panikattacke?“, denke ich.

Aber ich stelle fest, dass es darum nicht geht.

Für mich und, wie es scheint, für Millionen andere Betroffene, sind die Auslöser bei einer *Drang*inkontinenz Dinge wie das Öffnen der Haustür, das Betreten des Badezimmers oder der Anblick einer Toilette. Der Schwall kommt, sobald die Lösung zum Greifen nah ist. Man ist fast am Ziel und kann den Urin plötzlich nicht mehr halten. Ein typischer Auslöser, der dem Problem im Englischen den Namen *Latchkey*-Syndrom eingebracht hat, ist der ins Schloss gesteckte Haustürschlüssel.[3]

Alle, die unter Dranginkontinenz leiden – zumeist Frauen – erkennt man leicht daran, dass sie an unbekannten Orten als Erstes nach der Toilette Ausschau halten. Häufig werden in Familien Witze darüber gerissen: Oma muss immer wissen, wo die nächste Toilette ist, oder die Tante besucht immer „vorsichtshalber" das Örtchen. Aber Dranginkontinenz ist wirklich ein Albtraum der schlimmsten Art, denn die Angst ist nur allzu begründet.

Wenn man unter Dranginkontinenz leidet, neigt man viel eher dazu, komplett auszulaufen als dies bei Stressinkontinenz der Fall ist (bei der die körperliche Belastung ein kurzes Versagen des Schließmechanismus der Blase verursacht). Manchmal kann selbst das *Geräusch* eines Schlüssels im Schloss der Auslöser sein – spätestens das zweite Klicken öffnet die Schleusen. Niemals sind die Dinge komplett in trockenen Tüchern.

Dranginkontinenz führt einem das Totschweigen am besten vor Augen, wahrscheinlich weil hier körperliche und psychische Symptome und Wahrnehmungen so stark miteinander verzahnt sind. Panik und Angst führen tatsächlich zum Einnässen, und dennoch gilt es, die Kurve zu kriegen und das Ganze nicht als persönliches Versagen anzusehen. Teil der Behandlung ist, nicht schneller zu laufen oder der Angst nachzugeben, sodass zu Beginn das ein oder andere Malheur unvermeidbar ist.

Es wäre für mich leichter gewesen, besser sogar, wenn ich damals andere Betroffene gekannt hätte. Wenn mir jemand gesagt hätte: „Das Training ist echt hart, aber bei mir hat es funktioniert." Wenn ich mich mit jemandem darüber hätte austauschen können, wie es sich anfühlt, jeden Tag mehrere Garnituren Kleidung zurechtzulegen oder Urin aus einem Teppich auszuwaschen, auf den kein Kleinkind gepinkelt hat.

Dieses „Töpfchentraining“ ist eine Mischung aus Demütigung und Hoffnung. Ich mache unermüdlich weiter, und es zeigen sich erste Besserungen. Die Kegel-Übungen verbessern meinen Beckenbodentonus und ich richte mich im Niemandsland von „gerade kontinent genug“ ein, mit lediglich seltenen Missgeschicken. Ich lerne auch eine Menge über Harnwegsinfektionen, welche Antibiotika bei mir Pilzinfektionen verursachen und zu welcher Tageszeit meine Ärztin eine Urinprobe braucht, wenn es da unten wieder einmal brennt. Ich versuche, eine verantwortungsvolle Erwachsene zu sein, aber es nagt an mir, vielleicht in Form von Abscheu oder Verzweiflung, dass ich in meinen Bemühungen gegen die Inkontinenz im Land der vollgepinkelten Hosen gelandet bin. Andauernd stehe ich vor dem Abgrund mangelnder Hygiene.

Mein Sohn motiviert mich. Während er lernt zu rollen, zu lachen, zu sitzen und aufzustehen, weckt er neue Gefühle in mir. Die Vorwärts- und Aufwärtsrichtung, die sein Leben nimmt, zieht mich mit. Bei jedem Meilenstein, den wir erreichen – er im echten Leben, ich in der Physiotherapie – entwirft mein Herz Bilder einer „normalen“ Zukunft, in der ich Pläne machen und das Ganze hinter mir lassen kann. Und vielleicht sogar ein weiteres Baby bekomme.

Jenny ist glücklich und beendet unser Programm. Ich habe keine Krankenhausnummer mehr und bin wieder ein ganz normaler Mensch.

„Super“ denke ich. „Ab in den Alltag.“

Juli 2008 bis Januar 2009, eine Terrasse voller Spielzeugautos und Bausteine (für ein neues Leben)

Mein Mann beginnt, zaghaft und genauso erschöpft wie ich, meine Zuversicht zu teilen. Wir schauen wieder nach draußen ins Leben. Vielleicht können wir eine ganz normale Familie werden wie all die anderen. Vielleicht können wir ein Baby bekommen, ohne dass die Zeit während der Entbindung stillsteht.

In einem Anfall von Übermut wirft er sogar den Notizblock weg, der die ganze Zeit in seiner Nachttischschublade lag – die Liste mit den Zeitabständen der Wehen und den Infos aus dem Kreißsaal.

Das bringt mich dazu, ihn wieder klar und deutlich zu sehen, was er alles getan hat und wie er für alles gesorgt hat, als ich nicht dazu in der

Lage war. Im frühen Morgenlicht erinnern wir uns gegenseitig daran, warum wir überhaupt ein Baby wollten. Und erlauben uns die Hoffnung auf mögliche weitere Babys (Frühlingsbabys, Sommerbabys, Weihnachtsbabys). Lächelnd blicken wir in die Zukunft.

Sich intensiv mit meinem Beckenboden zu beschäftigen, war in besagtem Jahr nicht meine einzige gute Idee: Ich beschloss, ein wenig darüber zu reden. Ich hatte genügend Informationen gesammelt, um zu wissen, dass inkontinente Frauen und Frauen mit Wochenbettdepression gar nicht so selten anzutreffen waren. Und ich wollte sie finden.

Das war zunächst nicht einfach, und ich war außerdem unsicher. Ich schrieb einer Freundin:

Niemand spricht darüber, und wenn du betroffen bist, dann willst du es einerseits in die ganze Welt hinausschreien und andererseits am liebsten nie wieder darüber reden.

Aber eine brüchige Stimme erzählte die ganze Geschichte sowieso immer wieder – meiner Hausärztin, ausgewählten Freunden, anderen Frauen in Wartezimmern. Bestimmt habe ich einige verschreckt, als ich versucht habe, Kontakte zu knüpfen. Ich musste eine Verbindung finden. Am Ende schrieb ich sogar einen Artikel für die Zeitschrift, die der National Childbirth Trust herausgibt, eine britische Wohltätigkeitsorganisation, die sich um junge Mütter kümmert, obwohl ich nicht meinen vollen Namen verwendete. Ich versuchte, die Mythen über Inkontinenz zu entlarven und auch über die anderen Dinge, mit denen man junge Mütter traktiert, insbesondere Dankbarkeit – die Idee, dass wir alle dem Universum zu Dankbarkeit verpflichtet sind, selbst wenn es uns einen ramponierten Geburtskanal beschert hat und einen Korb Zitronen statt süßer Limonade. Es waren natürlich keine durchweg pessimistischen Geschichten, denn ich schloss immer mit einem Happy End, an dem man sich entlanghangeln konnte, weil es mir Stück für Stück besser ging.

Ich kam mir vor wie das Aushängeschild für Inkontinenz in meinem Bekanntenkreis. Die Freunde von Freunden verwickelten mich bei Partys in Gespräche über ihre Missgeschicke beim Niesen. Meine Anonymität war definitiv Geschichte.

Später entdeckte ich, dass der Artikel auch an anderen Orten veröffentlicht worden war, denn eine ehemalige Uni-Kommilitonin meinte, sie habe mich aufgrund der vielen Schimpfworte und der schlimmen Geburtsverletzungen, von denen sie über zwei Ecken gehört hatte, sofort als Autorin identifiziert.

Es galt also zwei Arten des Ruhms zu betrachten, dachte ich mir im Stillen. Mein Schandmaul war berüchtigt, und ich bin eine dieser Frauen, deren katastrophale Geburtserfahrung hinter vorgehaltener Hand die Runde macht.

Kapitel 9

Alkohol ist (k)eine Lösung

Auch wenn mir bewusst ist, dass es mich vielleicht oberflächlich erscheinen lässt, so zählt die Tatsache, dass es eine Verbindung gibt zwischen Alkohol und meinen gesundheitlichen Problemen und er mein Trauma verschlimmert – unzuverlässiger Blasenhals, unzuverlässiges Gehirn – zu den schwierigeren Dingen für mich. Ich mag Alkohol und ich mag Geschichten über Alkohol. Ich habe mit sechzehn mein erstes Pint getrunken und habe es nie bereut. Es war also nicht so einfach für mich damit umzugehen, dass Alkohol nun tabu sein sollte.

Leider sind Alkohol und Inkontinenz untrennbar miteinander verbunden und der Zusammenhang erschließt sich jedem, der selbst schon einmal einen über den Durst getrunken oder andere dabei beobachtet hat. Ab einem gewissen Alkoholpegel nimmt der Harndrang nämlich zu, und es passieren leichter Missgeschicke. Auch Alkohol und Depressionen sind kein Traumpaar, nur behält man dann seine verrücktesten und traurigsten Gedanken nicht mehr bei sich statt des Pipis.

Schlimmer noch war zu erleben, was passierte, wenn ich die Warnungen nicht beachtete. Und im Rückblick zu erkennen, wie sehr ich den Alkohol benutzte, um meine Probleme zu überdecken, sodass die Menschen in meinem Umfeld gar nicht wissen konnten, wie schlecht es mir wirklich ging, und sie mich dadurch auch nicht unterstützen konnten.

Meine Beziehung zum Alkohol begann lange bevor ich ein Baby in den Armen hielt. Bevor mir das Leben die Quittung präsentierte und ich im Rausch eine Offenbarung hatte. Es begann, als ich noch die Pille nahm, Cocktails aus Cider und Johannisbeerlikör trank und mir ziemlich sicher war, dass alle wichtigen Kämpfe auf dem Schlachtfeld des Feminismus gewonnen waren.

Oktober 1995, erstes Semester am King's College, Cambridge University

Ich habe nicht nur die Freuden von Pfirsichlikör und Limonade entdeckt, sondern auch den Reiz der Damentoilette, in der Geheimnisse geteilt werden und fremde Menschen Mascara und Spucke austauschen. Bis dahin war mein Highlight der Tag der Abschlussprüfungsergebnisse gewesen, als ich mit meinem damaligen Freund zu „Friday I'm In Love" von *The Cure* herumgeknutscht hatte, gefolgt vom Abhängen auf der Damentoilette des einzigen Nachtclubs meiner kleinen Heimatstadt, wo ich geraucht, endlos über Filme diskutiert und das Gefühl hatte, dazu zu gehören.

Toiletten sind ein beruhigender Ort. Dank einer von ihnen schaffe ich es, an der Cambridge University aufgenommen zu werden, weil ich mich am Abend vor meinem Zulassungsgespräch aus Versehen in einer einschließe. Ich schmuggele mich ein in diesen Hort des Intellekts, indem ich für meinen gestrengen Gesprächspartner diese Anekdote mit meinen Antworten auf seine Fragen zu Henry James verflechte. Ich bin nicht betrunken, aber ich spüre, dass mein Gegenüber Anekdoten liebt und spinne eine Geschichte daraus. Er hat keine Ahnung, was er von mir und meiner Beschreibung des stillen Örtchens halten soll, aber ich bleibe ihm offensichtlich ausreichend im Gedächtnis, um einen Platz zu bekommen.

Nur mit meinen Doc-Marten-Stiefeln, einer linken Gesinnung und einer nahezu vollständigen Ausgabe aller Klassiker bewaffnet stürze ich mich ins College-Leben. Ich bin verzaubert und eingeschüchtert zugleich, selbst von den Toiletten, die sich in einem opulenten denkmalgeschützten Gebäude befinden. In der zweiten Woche blamiere ich mich, indem ich am Urinal der Herrentoilette des einzigen rein männlichen Trinkclubs, zu dem ich jemals als „Lady Guest" eingeladen werde, in Ohnmacht falle. Auf dem Fliesenboden sitzend heule ich mir die Augen aus wegen meines Freunds zu Hause und muss das freundliche Angebot eines Mannes annehmen, mir meine Haare aus dem Gesicht zu streichen und mich nach Hause zu bringen. Als wir durch die Nacht wandern, sehe ich einen Studienanfänger mit einem nassen Fleck im Schritt, der es genau wie ich übertrieben hat und von seinen Freunden halb getragen, halb geschleift wird. Wenigstens ist mir *das* nicht passiert, denke ich erleichtert.

Ansonsten sind meine Erinnerungen an mein erstes Jahr in Cambridge eher verschwommen, abgesehen von einigen weiteren betrunkenen Episoden und dem Gefühl, mich bei meinem Literaturstudium ziemlich dumm anzustellen. In der Schule war ich gut in diesem Fach, aber hier habe ich zu kämpfen, weil ich keinen klassischen Hintergrund habe (beziehungsweise mir die Veranlagung fehlt, meine Defizite durch Lernen in den Ferien wettzumachen).

Während des Semesters setzt es mich unheimlich unter Druck, meine zwei Essays pro Woche rechtzeitig fertigzustellen. Die gesamten Ferien über starre ich auf den Stapel Bücher neben meinem Bett, *die ich gelesen haben sollte* und der ständig anwächst. Ich gerate in denkmalgeschützten Gebäuden in Panik, in denen die Gemälde an der Wand mehr wert sind als der Opel Corsa meiner Mutter. Ich liebe die Bücher, die ich lese, aber ich habe keine Ahnung, ob sie mich *irgendetwas* über das Leben lehren werden. Zumindest bei mittelalterlicher Lyrik habe ich erhebliche Zweifel.

1996, Herbstsemester

Das heutige Seminar hält die Mittelalterforscherin Dr. Nicolette Zeeman. Sie ist eine berufstätige Mutter mit kurzen Haaren und großen Brillengläsern und ich mag sie auf Anhieb.

In dieser Woche habe ich ausnahmsweise einmal die gesamte zur Vorbereitung angegebene Lektüre gelesen, einschließlich einer langen, rauen Persiflage des englischen Dichters John Skelton, die den Titel *The Tunning of Elynour Rummyng* trägt. Bis vor einer Woche hatte ich noch nie von John Skelton gehört. Jetzt aber habe ich eine Meinung zu ihm.

Der gesamte erste Teil des Gedichts ist heiter und bizarr. Elynour ist „hübsch zerknittert" und „wundersam runzelig", ihr Gesicht so haarig wie ein Schweinsohr.[1] Sie hat eine Hakennase, ihre Haut ist schlaff und auf mitleiderregende Weise stumpf und grau. Mich stört, wie sehr der Dichter sich auf körperliche Details konzentriert.

Ich denke: „Ich bin eine Frau. Ich betrinke mich, vielleicht vor Männern, die meine Nase, meinen Bauch, mein Gesicht, meine Haare und mein Gewicht begutachten."

Elynour (oder Elinor, je nachdem wie puristisch man Mittelenglisch betrachtet oder welche Ausgabe man in der Bibliothek gefunden hat) führt eine Kneipe, in der sie selbst gebrautes Bier voller Vogelkacke verkauft und die Einheimischen beobachtet. John Skelton ist der Typ Arsch, der heutzutage für ein Klatschblatt schreiben würde, denke ich. Und er ist ein Snob.

Scheinbar hat das geschmacklose Thema seine Reputation eine Zeit lang getrübt. Und ich muss zugeben, dass es zu Tudor-Zeiten ziemlich mutig gewesen muss, die Form eines Gebets oder einer Liturgie mit solch niederträchtigen Themen zu verbinden. Normalerweise würde ich eine Art Verbundenheit zu ihm spüren, weil er den Höhergestellten unter die Nase reibt, wie die Armen so leben. In Cambridge liegt noch immer so viel Aristokratie in der Luft, dass ich mir wie eine Klassenkämpferin vorkomme, weil ich eine ganz normale Schule besucht habe und meine Eltern unter 40 sind. Dabei gehöre ich ganz eindeutig zur Mittelklasse, bin privilegiert und nicht die erste in meiner Familie, die zur Uni geht. Aber ich bin zu aufgebracht über seinen Fokus auf das Körperliche, um Solidarität mit John zu empfinden, einem offiziellen Hofdichter und Berater von König Heinrich VIII. Es begegnet mir beim Studium der englischen Literatur jeden Tag: Frauen, die als Hab und Gut angesehen werden, als Objekte, die von Männern kritisiert, erobert und besessen werden. Wir befinden uns auf dem Höhepunkt der Frauenpower-Bewegung, und ich habe mittlerweile *Der weibliche Eunuch* gelesen. Es langweilt mich und bringt mich zugleich auf, wenn auf kitschige Weise über Frauen gesprochen wird oder so, als wären sie Handelsware. *Haben wir nicht schon lange genug gegen diesen Mist protestiert?* Zumindest denke ich das und wiege mich in der Gewissheit, dass wir die Schlacht für Frauenrechte gewonnen haben. Wir befinden uns schließlich in den 1990er-Jahren.

Wir greifen die schlimmste Passage heraus. Es geht um eine berüchtigte Frau namens Alice, die die Frechheit besitzt, sich zu betrinken und zu randalieren.

And as she was drynkynge,
She fyll in a wynkynge
Wyth a barlyhood,

She pyst where she stood:
Then began she to wepe,
And forthwith fell on slepe.[2]

Übersetzt heißt das in etwa: „Und als sie trank, begann sie zu zwinkern (oder die Augen zu schließen). Im Suff bepisste sie sich, direkt wo sie stand, begann zu weinen und schlief dann ein.“ Nichts Besonderes also.

Ich muss zugeben, dass es eine gute Zusammenfassung dessen ist, wie sich Alkoholkonsum im Laufe eines Abends auf Frauen auswirken kann. Wenn ich ein bisschen zu tief ins Glas geschaut habe, zwinkere ich auch ziemlich mit den Augen und habe nah am Wasser gebaut (obwohl der Verweis auf das Zwinkern einfach bedeuten könnte, dass die gute Alice kurz davor ist, einfach umzukippen). Und der „Suff“, wenn die Betrunkenheit ein Stadium erreicht, das häufig mit einem Stimmungsumschwung einhergeht, kommt mir ebenfalls bekannt vor. So beschreibt man im 16. Jahrhundert wohl den Kipppunkt – diesen einen Schluck Wein zu viel, der den nahtlosen Wechsel ausmacht von Heiterkeit zu heulendem Elend.

Dr. Zeeman macht uns freundlicherweise auf den soziologischen und historisch-kulturellen Kontext des Dichters und seines Werks aufmerksam. Und erzählt uns, dass das Gedicht witzig sein und das echte Leben zeigen soll. Das überzeugt mich nicht. Chaucers berühmte freche Frau, das Weib aus Bath, hat wenigstens ein wenig Pfeffer – und Pisse – in ihrem Prolog, wenn ich mich recht erinnere. Als ihr Mann sie mit endlosen Geschichten über zänkische und schreckliche Ehefrauen langweilt, einschließlich Sokrates Frau Xanthippe, die ihren Gatten mit einem vollen Nachttopf bewarf, heckt sie ihren eigenen Plan aus und belegt so ihre Ansicht, dass eine Ehe am besten funktioniert, wenn die Frau das Sagen hat. Ich bekomme vielleicht keine gute Note dafür, aber ich bin überzeugt, dass Skelton ein herablassender und dichterisch fragwürdiger Trottel und sein Gedicht ziemlich mies ist.

Lange Zeit entglitt das Gedicht meinem Gedächtnis, leider auch während meines Abschlussexamens.

Andere Gewohnheiten aus Unizeiten entgleiten meinem Gedächtnis allerdings nicht – meine Fehler zu erkennen, ohne jedoch zu wissen, wie ich etwas verändern kann, das abendliche Auftürmen meiner Klamotten zu einer Art Tempel für mein Vortags-Ich, mich bei übermäßigem Alkoholkonsum zu übergeben und das Auftürmen von Büchern, die ich noch nicht gelesen habe, in meinem Schlafzimmer.

Bücher und Kleiderberge erfüllen ihren Zweck – jeder Tag startet mit einer gehörigen Portion Schuldgefühlen wegen all der Dinge, die ich erledigt haben sollte, sinnbildlich verkörpert durch mein Stolpern über den gestrigen Schlüpfer und das nachfolgende Anstoßen meines Zehs an *Anna Karenina*.

Der Alkohol ist ein schwierigeres Thema.

Gleich zu Beginn unseres zweiten Termins sprechen meine Physiotherapeutin Jenny und ich über das Thema „Lebensführung", und sie empfiehlt mir, Alkohol in Maßen zu konsumieren – aufgrund meines lädierten Beckenbodens gilt dieser Rat möglicherweise für den Rest meines Lebens. „Verdammt noch mal", denke ich.

In meinem tiefsten Inneren weiß ich, dass sie vermutlich recht hat, aber es fühlt sich so an, als würde das Leben mich ständig vor neue Herausforderungen stellen, und ich halte den Gedanken einfach nicht aus. Es leuchtet natürlich ein – Kaffee, Tee, kohlensäurehaltige Getränke, Zitrusfrüchte, scharf gewürztes Essen und Tomaten machen die Dinge nicht besser, können neue Symptome auslösen und bestehende verschlimmern. Es gibt eine ganze Latte an wissenschaftlichen Begründungen dafür. Und Alkohol rangiert leider ganz oben auf der No-go-Liste (nicht zuletzt wegen des Risikos, sich übergeben zu müssen).

Wir alle wissen, dass Alkohol ein Diuretikum ist. Dafür muss man weder wissen, wie man Diuretikum buchstabiert, noch muss man die genaue Bedeutung kennen. Landläufig gesagt muss man einfach öfter aufs Klo. Das ist natürlich nicht ideal, wenn die Blase sowieso schon überdehnt und überlastet ist. Das arme Ding muss dann schließlich eine Extraladung Pipi mit sich herumschleppen. So wie meine feuchtfröhliche Blase, die keinen festen Halt mehr in mir hat und nach allen Seiten torkelt wie ein überdehnter betrunkener Ballon.

Alkohol ist auch ein Depressivum, wie jeder, der schon einmal einen Gin mit mir getrunken hat, wissen wird. Aber einmal abgesehen von den Emotionen kann selbst moderater Konsum die Blasenmuskulatur lockern, sodass sie ihrer eigentlichen Aufgabe nicht mehr so recht nachkommt. Wenn sich die Muskeln dann locker machen, öffnet sich die sowieso schon instabile Pforte – und prompt geht es in die Hose.

Auch Gehirnsignale werden von Alkohol beeinflusst, sprich: Man bemerkt den Druck auf der Blase nicht früh genug (und reagiert überdies geistig und körperlich verlangsamt), um es rechtzeitig auf die Toilette zu schaffen. Das betrifft nicht nur Menschen, die unter Inkontinenz leiden. Man muss sich nur die Leute anschauen, die sich ein paar Meter von ihrer Haustür entfernt ins Gebüsch hocken oder gegen Bäume pinkeln, um zu wissen, dass ein Rausch Druck und Verzweiflung steigert.

Ihre Blase leidet, wenn Sie alkoholisiert sind – und zwar nicht nur an schlaffer Muskulatur, dem Austausch unklarer Botschaften und einem Füllstand bis zum Platzen. Alkohol reizt auch das Blasengewebe, manchmal bis aufs Blut. Was nicht heißt, dass regelmäßiger Alkoholkonsum nur für all jene problematisch ist, die unter einer Reizblase leiden. Alkohol dehydriert zudem den Körper, und das kann die Blase ebenfalls nicht besonders gut leiden.

All diese Fakten, so wahr sie auch sind, ignorieren allerdings die andere Seite der Medaille. Während der zehn Jahre, in denen ich unter Inkontinenz litt, gehörte es zu den hilfreichen Merkmalen des Alkohols, dass er mich denken ließ, das alles wäre zum Schreien komisch. Er erlaubte mir auch, zu weinen und zu toben und so einen Teil meiner Trauer und Wut loszulassen sowie meine Hemmungen zu verlieren. Was bedeutet, dass ich mir auch häufig vor Lachen in die Hose machte, offen über die Dinge sprach und meine Sorgen vergessen konnte. Zumindest bis zum nächsten Morgen.

Einmal abgesehen davon, dass man seine Beckenbodenmuskeln mit maximaler Härte trainieren kann, lässt sich jedoch nur wenig daran ändern, dass das Pipi nur so aus einem herausschießt, wenn man sich – z. B. wegen eines Magen-Darm-Virus, nicht unbedingt nur, weil man zu viel getrunken hat – übergeben muss. Hilfreich ist allein, sich ein Handtuch zwischen die Beine zu klemmen und es möglichst selten so weit kommen zu lassen.

Leider dachte ich, als ich nach der Geburt wieder begann, Alkohol zu trinken, dass all das eher theoretische Risiken seien.

Winter 2007, Pizzeria, verregneter Abend

Der heutige Abend ist ein Meilenstein – ich gehe zum ersten Mal seit der Geburt meines Sohnes wieder aus. Ich stehe aufgrund meiner „tiefer liegenden" Probleme immer noch unter Schock, aber ich bin vollgepumpt mit Antidepressiva und wild entschlossen, mich zu amüsieren.

Ich muss eine Menge teigigen weißen Bauch in meine Funktionswäsche pressen, aber ich sehe danach ganz passabel aus und kann gerade noch eine dicke Einlage gegen die Inkontinenz hineinquetschen. Es ist nur ein Abend und ich muss nicht rennen, denke ich. Das sollte funktionieren. Und mein Dekolleté sieht großartig aus. Heiß und prall, obwohl ich meinen Sohn gerade erst gestillt habe. In einem Mieder unter einem transparenten Oberteil, das ich genau aus dem Grund gewählt habe, weil es sich nicht zum Stillen eignet, sehe ich fantastisch aus. „Nimm das, Welt!", denke ich, als ich mich setze. Ich bin entschlossen, so zu tun, als wäre ich die gleiche Frau wie vorher.

Mein Mann passt zusammen mit seinem Vater und seinem Bruder auf das Baby auf. Wunderbar. Ich hoffe, mein Sohn wird nicht den ganzen Abend schreien, und wenn doch, dass sie es mir nicht erzählen. Ich fühle einen gewissen Druck, mich amüsieren zu müssen. Aber trotz meiner heiteren Miene und den schicken Klamotten fehlt mir mein Sohn. Ich möchte mein Gesicht in seinen kleinen Bauch vergraben. Ich will, dass er wie ein kleines Affenbaby auf meinem Bauch liegt und ich ihn an mich drücken kann.

Ich frage mich, ob ich immer so gestresst sein werde, dass ich es kaum genießen kann, endlich wieder einmal auszugehen, aber mich plagen noch ganz andere Sorgen. Ich habe noch nicht einmal fertig gegessen und befürchte bereits, dass mein Blasenhals schlapp macht.

Mein Rezept dagegen ist, so zu tun, als wäre nichts. Ich sitze mit alten Freundinnen bei einer Pizza zusammen. Alle haben einen Schwips. Es ist wie in einer Glitzerwelt – so laut und so schnell und so weit entfernt von meiner Welt als junge Mutter, in der ich jetzt die meiste Zeit verbringe. Niemand bricht in Tränen aus oder schläft im Sitzen ein.

Ich zwinkere und schneide Grimassen und reiße hervorragende Witze über Schwangerschaft, Wehen und Mutterschaft. Alles Dinge, die die anderen am Tisch noch nicht aus eigener Erfahrung kennen.

Die Rolle des weisen alten Weibs fällt mir leicht und alle kreischen, als ich von dem Arzt erzähle, der meinen Mann fragte, ob er sich einmal meinen vorbildlichen Muttermund ansehen wolle. Gespräche über den Muttermund können eine Frauengruppe zuverlässig zum Johlen bringen. Ich kann auch einen guten Eindruck vermitteln von dem kehligen Laut, der mir entfahren ist, als mein Sohn fast geboren war und dem analen Rülpser. Letzteres Detail kommt zugegebenermaßen nicht so gut an.

Meine frische Diagnose einer Wochenbettdepression erwähne ich nicht, weil ich mir damit komisch vorkomme. Ich habe bislang nur online darüber gesprochen, wo ich anonym bin, und mit meiner mittleren Schwester, die gerade durch Australien reist. Sie ruft zu ungewöhnlichen Zeiten an und erwischt mich häufig in Tränen aufgelöst und unvorbereitet, wenn ich allein zu Hause bin. Wenn ich mit ihr spreche, kann ich die Wahrheit hinter all den netten Facebook-Posts zulassen, weil sie so weit entfernt ist. Ich vermisse sie und alle meine anderen Schwestern. Ich möchte sie nicht mit schlimmen Dingen in Berührung bringen, weil sie so jung sind, wünsche mir aber gleichzeitig, wir könnten uns alle im Arm halten.

Meine Inkontinenz erwähne ich auch nicht. Zum Teil, weil ich hoffe, dass ich sie beheben kann, noch bevor jemand etwas davon mitbekommt. Ich mache meine Übungen gewissenhaft, zumindest immer dann, wenn ich mich daran erinnere, dass ich lebe. Ironie des Schicksals, denn als der Prosecco durchschlägt und ich im Lokal in die Hose mache, wird mir bewusst, dass Inkontinenz einen tatsächlich innerlich abtötet. Gleichzeitig lerne ich was passiert, wenn eine noch so dicke Einlage einfach nicht ausreicht.

Kurzes Quiz: Was glauben Sie, was passiert ist? Ein kurzer Schwall warmer Flüssigkeit, ein Tröpfeln, ein schmatzendes Geräusch? Oh nein, viel besser – eine Kombination aus ALLEN DREIEN. Und dann vollführt die Einlage in meiner Hose eine Art „Rolle“ und wird zum Kajakfahrer in Nöten. Sie dreht und windet sich wie ein zappeliger, stinkender Fisch. Ich bete, dass die anderen am Tisch einfach nur denken werden, dass mein neuer, leicht bestürzter Gesichtsausdruck etwas mit meiner noch frischen Mutterschaft zu tun hat, und humpele auf die Toilette, die ganze Zeit hoffend, dass der feuchte Knödel zwischen meinen Beinen nicht durch ein Hosenbein rauscht und wie ein schmutziger Riesen-Marshmallow auf dem Fußboden landet.

Als ich schließlich zu Hause bin, ist mein Sohn so wunderbar, wie ich ihn in Erinnerung habe. Ich sitze noch nicht ganz auf dem Sofa, da kämpft er sich bereits mit Händen und Füßen den Weg zur Milchbar frei. Na toll. Er ist so wild, dass ich Panik bekomme und tatsächlich mein Top zerreiße.

„Nun ja", denke ich, während ich noch fieberhaft überlege, wie sich meine Schwiegerfamilie aus dem Wohnzimmer bugsieren lässt, damit ich etwas gegen den nassen Fleck tun kann, der sich wahrscheinlich gerade unter mir auf dem Sofa ausbreitet. „Ich hätte es wahrscheinlich sowieso nicht noch einmal angezogen."

Erst als er sich schon festgesaugt hat, fällt mir wieder ein, dass ich meine mit Alkohol versetzte Milch besser abpumpen und vernichten sollte. Mein Sohn ist gar nicht begeistert, als ich ihn abstöpsele und kurz darauf heulen wir beide wie Schlosshunde. Es sollte nicht das letzte Mal sein, dass ich mich für eine schlechte Mutter halte.

Frühjahr 2009, früher Abend, eine nette Weinbar im Stadtzentrum

Mein Sohn ist inzwischen älter. Ich stille ihn noch, aber er kann schon laufen und zerrt mich hinter sich her durchs Haus, um mir Dinge zu zeigen, die ich schon seit Jahren kenne, die für ihn aber wie neu entdeckte Schätze sind. Ich folge seinem goldenen Lockenschopf, als er mich mit sich zieht und seine neuen Leidenschaften mit mir teilt: Busse, Löwen und einen Film namens *Cars*.

In dem Versuch, meinen erschöpften und schrumpfenden Verstand zu erweitern, trete ich einer neuen Buchgruppe bei.

Ich habe alle Physiotherapie-Sitzungen absolviert und mein Beckenboden ist zwar nicht perfekt, aber manchmal fühle ich mich fast normal. Es gibt allerdings auch andere Zeiten, beispielsweise wenn ich meine Tage habe, obwohl Tampons in den ersten zwei Stunden ähnlich wie die bei Inkontinenz verwendeten Pessare wirken können (sofern das Innenleben straff genug ist, um sie an Ort und Stelle zu halten). Alkohol ist immer noch ein Problem, aber ich habe gelernt, damit zu leben. Es blieb mir schließlich nichts anderes übrig. Ich habe mich damit abgefunden, Missgeschicke auf mich zu nehmen, wenn ich dem Sauvignon ein wenig zu sehr zuspreche.

Außerdem bin ich jetzt, im Gegensatz zu diesem ersten schrecklichen Abend, vorbereitet. Ich habe immer alles dabei und weiß, welche Marken am besten sitzen und welche Klamotten über welche Einlagen passen, ohne so breitbeinig wie ein Cowboy zu laufen. Also glaube ich, es diesmal im Griff zu haben.

Ich bin immer noch unglücklich darüber, einen lädierten Körper zu haben, und weine viel deswegen. Aber das hier ist ein Neubeginn. Im Moment mache ich mir eher Sorgen darüber, ob ich zu Erwachsenengesprächen fähig bin. Heute habe ich bereits einem älteren männlichen Kollegen in einem Meeting mit dem Finger gedroht.

Die Frauen in meinem neuen Buchclub scheren sich nicht darum, dass ich deprimiert und ein wenig *traumatisiert* bin. Sie mögen mich trotzdem und nehmen das Leben so, wie es ist – nicht immer so toll, aber da, um gelebt zu werden. Sie kreischen und lachen und brüllen den ganzen Abend. Es geht um Feminismus, Politik, Kinder haben, keine Kinder haben, Lyrik, Jilly Cooper, Vagina und Co. Sie erzählen von ihren Ehemännern und Freundinnen und Partnern, und außerdem von den guten und schlechten Büchern, die sie gelesen haben. Sie weigern sich, nur ein Buch pro Monat auszuwählen, man muss einen ganzen Stapel mitbringen. „Ein Stapel", denke ich. „Endlich kann ich meine Schuldgefühle gegenüber meinen Bücherbergen abbauen."

Meine Blase macht sich erst um 23 Uhr bemerkbar. Ein Triumph. Obwohl ich seit der Geburt meines Sohnes eine andere Definition dafür habe. Vorher konnte ich darauf wetten, dass nach dem ersten Toilettengang eine Art Bann gebrochen war und ich danach andauernd gehen musste. Heute bedeutet es, dass die Barriere undicht wird und jede Bewegung und jedes Kichern von Tröpfeln begleitet wird. An diesem Abend passiert es nach einer spontanen Runde mit schrecklichen Geschichten, beginnend mit: „Meine Freundin, die in der Notaufnahme arbeitet …" und endend mit der Entfernung der unglaublichsten Dinge aus der Vagina einer experimentierfreudigen Dame. Ich werde später darauf zurückkommen.

Nachdem ich das erste Mal auf der Toilette war, beschließe ich, dass ich jetzt eigentlich auch noch etwas trinken kann. Leider übertreibe ich es, sodass ich auf dem ganzen Nachhauseweg wegen posttraumatischer Belastungsstörungen heule. Der Taxifahrer ist zum Glück ein taktvoller Mensch und überhört selbst die lautesten Schluchzer.

Ich türme meine Klamotten auf dem Treppenabsatz zu einem Haufen und mache mich bereit für einen der Grundpfeiler des Lebens mit Inkontinenz – die Dusche vor dem Zubettgehen. Mit mehr als genug Alkohol im Blut erinnere mich plötzlich an Elynour! Und den Suff von Alice! Und mir wird klar, dass Skeltons leicht schamlose Frauen einfach nur Mütter sind, die einen draufgemacht haben. Ich hatte schon Recht, mich seinerzeit aufzuregen, aber ich tat es aus den falschen Gründen und im falschen Alter – selbstzufrieden und jung, wie ich damals war.

Ich hatte mich auf Skeltons Frauenhass konzentriert, der die Schnapsdrosseln wegen ihrer schmutzigen Röcke und ihres losen Mundwerks verdammte. Als narzisstische junge Närrin sah ich in ihnen die Prototypen der ruppigen Frauen des Mittelalters. Dabei übersah ich völlig, was sie eigentlich waren. Vielleicht stammten sie *aus dem Mittelalter*, aber Alice und Elynour werden auch für ewige Zeiten Frauen *mittleren Alters* bleiben.

Als ich nach frischer Minze rieche und es genieße, mich frisch geduscht in meinen Bademantel zu kuscheln, bevor ich meine „Unterhose“ für die Nacht anziehe, googele ich das Gedicht.

Und da steht es. *Sie bepisste sich, direkt wo sie stand, dann begann sie zu weinen.*

ICH BIN ALICE. In den Versionen, die ich online finde, wird der Vers nicht kommentiert, als hätte er nichts zu bedeuten. Aber so ist es nicht, oder? Er hat den Satz geschrieben, um ihre volle Schmach mitzuerleben. Und Schmach und Blamagen schüchtern uns alle ein. Frauen tragen geruchsneutralisierende Unterwäsche und benutzen Intimpflege und Feuchttücher, die sie gar nicht brauchen, während der künstliche Duft ihre Scham überdeckt.

„Warum redet niemand darüber?“, frage ich mich.

Dieser Gedanke wird mich eine Weile verfolgen, im Grunde sogar jahrelang. Und immer wieder komme ich auf das Gedicht zurück. Nach meiner ersten Inkontinenz-Operation überlege ich, einen Band mit

Skeltons Gedichten für meine Urogynäkologin zu kaufen, bin mir aber unsicher, ob das nicht doch zu angeberisch wirken würde.

Und das frage ich mich immer noch, während ich an diesem Buch schreibe. Ich finde meine ehemalige Englisch-Dozentin Nicolette Zeeman im Netz, mittlerweile Professorin (gut gemacht, Nicky!), und schicke ihr eine E-Mail bezüglich des Gedichts. Ich entschuldige mich dafür, dass ich ein Gespräch aufgreife, dass wir vor zwanzig Jahren geführt haben, falls sie sich daran erinnert, und dass ich sie einfach so zum Thema Inkontinenz anschreibe.

Ich bin allerdings hoffnungsfroh, da sie bis zu meinem Abschluss durchweg freundlich zu mir war, auch als ich meine Abschlussarbeit überarbeitete, indem ich den Entwurf in Stücke schnitt und meine Gedanken mit Klebeband neu ordnete, in meinem Unwissen darüber, dass mein Computerprogramm das ebenfalls für mich hätte erledigen können.

Da im Englischen so viele Worte, die einen Zustand der Trunkenheit bezeichnen, mit Kontinenz zu tun haben (*pissed, bladdered, wazzed*), überrascht mich nicht nur die an den Tag gelegte Freizügigkeit von Skelton, sondern auch, dass die Herausgeber die trunkene Inkontinenz in den Kommentaren einfach übergehen. Zumindest der Wortwitz wäre doch sicherlich eine Erwähnung wert. Ich glaube langsam, dass Inkontinenz sich schon immer in diesem Paradox-Zustand befunden hat – als Gewissheit akzeptiert und bekannt, aber auch ignoriert und etwas, das man besser nicht erwähnt. Ein schmutziges Wort, das wir laut aussprechen, nur um dann so zu tun, als hätten wir es nie gesagt. War das schon immer so offensichtlich (jeder WEISS, dass Frauen und Betrunkene sich einnässen), und nur dann erwähnenswert, wenn man sich darüber lustig machen konnte?

Nicolette Zeeman schickt mir nach wenigen Tagen eine Antwort voller Referenzen, von denen viele sich auf weitverbreitete Vorstellungen über Frauen und Wasser beziehen – dass Frauen in der Literatur schon lange als „undichte" Gefäße betrachtet werden, weicher und durchlässiger als Männer, nasser und stärker verbunden mit den weniger geschätzten Elementen Wasser und Erde. Sie fügt hinzu:

In Beantwortung einiger Ihrer genereller Bemerkungen, ja, Inkontinenz müsste damals wie heute schon erkannt und erlebt worden sein. Und sicherlich haben Sie recht damit, dass sie zu den unaussprechlichen Dingen gehört ... Skelton ist ein guter Ausgangspunkt, gerade weil er so ein gewissenhafter Beobachter ist (so viele Leser sehen ihn immer noch als reinen frauenfeindlichen „Literaten", aber die detaillierten Beschreibungen in diesem und anderen Texten stellen ein großes Paradoxon dar). [meine Hervorhebung]

Es berührt mich, dass sie sich offensichtlich noch an meine Empörung von damals erinnert.

Februar 2010, eine beliebige Bar

Ein Jahr ist vergangen und selbst mein poetisches Erweckungserlebnis kann mich nicht retten. Auch die Lektionen nicht, die darin verborgen waren, über verhutzelte alte Frauen und den schrecklichen Eindruck, den sie hinterlassen, wenn sie besoffen sind.

Mein Leben wird bestimmt durch eine merkwürdige Art von bewusster Abkoppelung und die *Verrückte Luce* ist voll in ihrem Element. Ich kenne die Welt, die Welt kennt mich, und meine schlimmsten Anteile bleiben doch vor ihr verborgen. Das hoffe ich zumindest, denn ich bin durch und durch verdorben. Mir unterlaufen immer noch Missgeschicke, vor allem, wenn ich meine Übungen nicht regelmäßig mache. Ich existiere, aber eher in Form eines Phantoms – robust und kräftig genug, um aus meinen Jeans, die mir vor der Schwangerschaft noch passten, auf unangenehme und würdelose Weise herauszuquellen, aber unsichtbar genug, um irgendwie unwirklich zu sein. Meine Gedanken haben keine Bedeutung, meine Worte sind gläsern, gefährlich, substanzlos.

Ich gehe aus, obwohl ich weiß, dass ein Drink keine gute Idee ist. Ich könnte heute Abend Hass verströmen, Geheimnisse ausplaudern, Leben ruinieren, Schmerzen verursachen. Ich könnte langjährige Freundschaften über den Haufen werfen, alte Wunden aufreißen und wahllos alle anschreien, die mir jemals etwas Gutes getan haben. Ich könnte so viel zerstören.

Meine Lebensgeschichte ist nicht mehr real, nichts davon, trotz der Realität meines Sohnes. Er ist da, er ist real, auch wenn er kein Baby mehr ist. Das Säuglingsalter ist vorbei und nun läuft er und spricht die ersten Worte. Er trägt jetzt die Höschenwindeln für große Jungs, lacht aus vollem Hals und bombardiert mich vom Klettergerüst aus mit Fragen. Ich fühle mich beschissen, angepisst vom Leben, und so voller Wut.

Er stürzt auf mich ein, meinen Kopf, meine Hände, meine Sinne, alles auf einmal. Er erzwingt eine Verbindung, brüllt gegen meine Wange als wäre ich taub und blind wie die Schriftstellerin Helen Keller, damit ich ihn bemerke, ihn sehe, ihm meine Liebe zeige. Ich bin froh über seine Hartnäckigkeit. Wenn ich mit ihm zusammen bin, kann ich zumindest kurz beinahe real sein. Mein Tag kann im normalen Tempo verlaufen. Ich bin warm und lebendig. Ich existiere! Mein Lachen klingt normal, ich erinnere mich an Dinge, und ich staune darüber, wie einfach es ist, ihn zu lieben, aber es ist eine Illusion. Genau wie im Film *Ghost*, als Patrick Swayze in Whoopi Goldberg hineinhüpft, um Demi Moore zu küssen. Ich fürchte, es ist eine optische Täuschung, selbst wenn es sich wie das echte Leben anfühlt. Aber er ist der Einzige, wirklich der Einzige, der mich erreichen kann, sodass mir warm wird. Und wenn er den Raum verlässt, aus meinem Blickfeld verschwindet, weg ist, dann schalte ich mich wieder ab und funktioniere auf Autopilot.

Ich bin wie eine Hülle, die man engagiert hat, um meine Rolle im Film über mein Leben zu spielen. Wenn ich meinen Sohn nicht halte, nehme ich nichts wahr. Mein Blick ist ausdruckslos, weil ich keine Nuancen mehr hören kann, in meiner Welt gibt es keine Musik. Die Farben sind ausgebleicht, ständig schlafen Körperteile ein.

Mein „Ich“ sollte die Rolle meines Lebens sein (wenn nicht ich, wer denn dann?), aber ich habe das Gefühl, die Kostüme passen ebenso wenig zu mir wie der Handlungsverlauf und die Entwicklung des Charakters. Wohin gehe ich? Was hat sich der Puppenspieler, der diese Farce geschrieben hat, für mich ausgedacht? Mein ganzes Leben entwickelt sich zu einem Hintergrundrauschen. Ein Vorspiel, ein früher Entwurf, eine dahingekritzelte Notiz darüber, was am Morgen nach der vorgestrigen Nacht passiert ist.

Ich sitze im Pub und nehme einen großen Schluck aus meinem Weißweinglas; ich weiß, dass ich Kopfschmerzen haben werde, noch bevor die Flasche leer ist, und dass meine Konturen langsam an Schärfe verlieren werden, ebenso wie mein Denken, das gegen meine Trägheit anzukämpfen versucht. Ich werde alle Hemmungen fallen lassen und mit meinen Ängsten herausplatzen, ohne die Notwendigkeit, sie in pointierte Gedanken zu fassen oder einen Sinn zu ergeben. Ich hoffe, dass ich in Tränen ausbreche und meine eingefrorene Brust sich mit Schluchzern hebt, in einer Imitation des Lebens. Ich will Rotz und Wasser heulen, um zu beweisen, dass sich in diesem Kadaver noch Schleim und Wärme befinden. Mir ist bewusst, dass ich klinge wie eine aufmerksamkeitsheischende Verrückte, und trotzdem sehne ich mich nach einem Zusammenbruch, auch wenn er bedeutet, dass ich in der Öffentlichkeit weinen muss. Es wäre der Beweis, dass etwas passiert ist. Es würde sich anfühlen wie ein Wendepunkt. Vielleicht werde ich wieder lebendig, wenn ich nur einen Abend lang in einem Pub weine, schluchze, schlucke, schreie und aufheule, bis es der Bedienung so peinlich ist, dass sie uns wegschickt. Ich wünsche mir, dass eine geliebte Person mich hinausbegleitet und auf der Heimfahrt im Taxi tröstet.

Aber so sehr ich mich auch nach einem öffentlichen Ausbruch sehne, einer Schlüsselszene, einem Moment der totalen Verzweiflung, dem Punkt ohne Wiederkehr in einer Geschichte, so sehr frage ich mich auch, ob ich diesen Moment möglicherweise schon verpasst habe. Vielleicht werde ich nie wissen, ob ich den Anforderungen meiner Geschichte gerecht geworden bin, ich habe womöglich sowohl den Höhepunkt als auch den Tiefpunkt verpasst und befinde mich bereits im letzten Akt oder dem Epilog oder gar im Abspann – der letzten Liste mit allen Namen und Taten und all jenen, die ich enttäuscht habe.

Ich schaue zu den Freunden, die mit mir trinken. Ich sehe sie ein wenig verschwommen, seit ich aufgehört habe, meine Brille zu tragen, denn selbst mit ihr kann ich die Adern von Blättern und die ganzen feinen Details nicht mehr erkennen. Eine Freundin lächelt, als sie von ihrer Arbeit erzählt, eine witzige Geschichte. Früher hätte ich sie geklaut und weitererzählt – ein wenig ausgeschmückt hier, ein wenig mehr Pfeffer dort, die geborene Erzählerin. Ein schmales Gesicht, blonde Haare. Mit meinem veränderten Blick sieht sie für mich aus wie ein Püppchen oder eine animierte Figur, aber selbst im schummrigen Pub kann ich sehen, dass ihr Gesicht echt ist. Es blitzt kurz auf, ich bin so vertraut damit, dass sie aus allen anderen heraussticht. Ich erinnere mich an ihr wirkliches Gesicht, das klarer ist als das verschwommene

Bild, das ich tatsächlich sehe. Es ist ein hübsches Gesicht mit besonderen Augen. Es ist lustig, alle beachten sie, aber niemand spricht über ihre Augen. Ich versuche mir zu merken, dass ich ihr unbedingt etwas zu ihren Augen sagen muss. Ich weiß, dass ich einmal eine gute Freundin war: nett, aufmerksam, wertschätzend und mit einem offenen Ohr.

Ich trinke noch mehr. Ich fühle mich unendlich laut, aufsässig und fett. Alle werden sich an mich erinnern.

Weinen werde ich heute nicht. Ich trinke einfach weiter. Ich lache und erzähle Geschichten. Wahrscheinlich wiederhole ich mich. Lustige Geschichten, ich bin das soziale Skalpell und schneide in Anekdoten, Personen, Stars und Bücher, um die schmutzigsten Wahrheiten herauszuholen. Ich zwinge feinfühligen Menschen ein Lachen ab, das wie eine Gewehrsalve klingt und für das sie sich später schämen werden. Ich kippe mehr Alkohol in mich hinein und lache immer noch, obwohl es hinter meiner Stirn pocht und hämmert.

Ich schaffe es gerade noch, meine U-Bahn zu erwischen – zumindest befinde ich mich in einer U-Bahn, auf dem Weg nach Hause, also muss ich es irgendwie geschafft haben. Leider gibt es trotzdem kein Happy End. Auf der Fahrt kotze ich in meine Tasche und mache (natürlich) in die Hose. Ich trage einen schwarzen Minirock und hohe Absätze und ich mache mir vor, dass es keinem auffällt. Ein Mann kommt auf mich zu und bietet mir ein Pfefferminzbonbon an. Hurra, ein Bonbon! Vielleicht bin ich ja doch liebenswert! Als er sich nähert, krame ich in meiner Verwirrung jedoch zunächst meine Geldbörse hervor, um sie ihm zu geben, in dem Glauben, er wolle mich ausrauben. Ich habe mich mit meiner Verletzlichkeit abgefunden und dem schrecklichen Anblick, den ich bieten muss. Im Grunde ist es mir egal, aber ich entschuldige mich trotzdem.

Als wir an meiner Station ankommen, stehe ich auf, auf wackeligen Beinen und sabbernd, aber ich habe es fast geschafft. Ich komme bis zur Rolltreppe und lasse mich triumphierend nach oben befördern. Ich werde es nach Hause schaffen. Ich steige von der Rolltreppe und es zieht mich zur Seite. Ich schere nach links aus und laufe gegen eine Wand. Ich stoße mir das Gesicht an einem Filmplakat und merke, dass mir schon wieder übel wird. Ein Wachmann nähert sich mir, er ist groß und breit gebaut. Er wird mich wohl verhaften, und ich kann es ihm auch gar nicht verdenken und im Grunde ist es mir egal. Dann erscheint sie auf der Bildfläche.

Sie ist keine meiner Freundinnen, die ich an diesem Abend längst aus den Augen verloren habe. Sie ist blond, mit osteuropäischem Akzent und jung. Sie sagt dem Wachmann: „Sie gehört zu mir. Wir sind schon weg“, geht mit mir zur Schranke und begleitet mich die letzten Stufen hinauf.

Ich halte einen Monolog, entschuldige mich mehrfach, und sage Dinge wie „So bin ich normalerweise nicht“ und „Ich weiß nicht, was ich machen soll“. Sie sagt, ich solle einfach die Klappe halten, und wir entfernen uns vom Wachmann, der Obrigkeit, möglichen Strafen. Ohne etwas zu sagen, nimmt sie einen Teil meiner Schuld auf sich. Sie fragt mich, wo ich wohne. In mir klingeln alle Alarmglocken zum Thema Fremde, die einen auf der Straße ansprechen, aber ich traue mir mit meinen hochhackigen Schuhen und der nassen Strumpfhose den Weg nicht alleine zu und nenne ihr meine Adresse.

Sie nickt, aber es gibt eine Bedingung, etwas, das wir zuerst tun müssen. Danach wird es mir besser gehen, sagt sie. Sie hält an, um ein Päckchen Zigaretten zu kaufen. Ich akzeptiere eine Kippe wie ein Kind, das eine Wurmtablette nehmen muss. Ich weiß, dass die Geschmacksmischung aus Erbrochenem und Nikotin sich in meinem Mund schrecklich anfühlen wird, aber wie kann ich ihre Großzügigkeit ablehnen?

„Siehst du?“, sagt sie, während sie elegant den Rauch ausstößt und meine Brust sich innerlich zusammenzieht. „Schon viel besser.“ Mir ist schon wieder speiübel.

Sie begleitet mich den gesamten Weg bis zu meiner Haustür. Ich versuche sie nicht vollzuheulen, weil sie nicht nach meiner Geschichte gefragt hat, und wiederhole nur immer wieder, dass ich so etwas sonst nicht tue. Dass ich einen Job habe, ein Baby, ein echtes Leben, normalerweise verantwortungsvoll bin, dass ich versuche Pläne zu machen und eine Person zu sein, die an die Zukunft denkt.

„Schon okay“, sagt sie abschließend freundlich. „Das passiert uns allen mal, wir alle machen Fehler, betrinken uns. Ich weiß, wovon ich rede. Mach dir keine Gedanken.“ Ich wanke los und schlage mir das Schienbein an der niedrigen Gartenmauer auf. Sie dirigiert mich zur Haustür. Wahrscheinlich spürt sie, dass sich irgendwo hinter der Maske der Betrunkenen und meinem gespielten Selbstvertrauen echtes Bedauern und Scham verbergen. Also wiederholt diese freundliche, junge, engelhafte Fremde ihren Rat: „Es ist in Ordnung, Luce", um dann hinzuzufügen: „MACH ES EINFACH NICHT NOCH EINMAL."

Ich muss laut auflachen, als ich das höre. Diese hübsche junge Frau hat mir den besten Rat gegeben, den ich bislang bekommen habe.

Ich schreibe meinem Mann eine SMS, dass er mich hineinlassen soll, weil ich nicht mehr mit dem Schlüssel klarkomme. Pflichtschuldigst öffnet er die Tür, und ich werfe als erstes meine Klamotten von mir. Ich spüle meinen Mund und meine Haare aus, wasche meine nach Nikotin stinkenden Hände, klettere ins Bett und warte. Ich verachte mich zu sehr, um zu duschen und mir dieses Gefühl von Sauberkeit und Ordnung zu gönnen. Bleibe ich halt in meiner eigenen Pisse liegen, denke ich.

Mein Sohn erwacht aus einem Albtraum. Ich finde kurz aus meinem Selbstmitleid heraus, wasche mein Gesicht mit Tränen und wische meinen nach Rauch riechenden Körper schnell mit Feuchttüchern ab. Als ich bei ihm ankomme, ist aus dem ängstlichen Weinen schon wütendes Geschrei geworden. Ihn zu berühren und zu beruhigen, lässt mich wieder menschlich werden. Er ist traurig und fürchtet sich, aber ich weiß, was er braucht. Er hat vergessen, dass es Nacht ist, und will sein Töpfchen benutzen. Schlauer Kerl, denke ich, und ich helfe ihm, ein tapferer großer Junge zu sein. Sein Gang aufs Töpfchen ist ein Sieg für uns alle. Er schläft schon, als ich ihn wieder ins Bett packe.

Ich starre an die Zimmerdecke und finde keinen Trost in ihren Rissen, denn es dringt kein Licht durch sie ein. Ich höre, wie die Welt langsam erwacht, und dann stehe ich auf. Ich verbrenne mir den Mund am heißen Kaffee und zucke zusammen, als ich mir die Haare wasche. Aber das Entscheidende ist: Ich halte durch. ES GEHT MIR GUT.

Ich ziehe ein schickes Kleid an und putze meine Zähne. Zwei Mal. Ich füttere meinen Sohn mit Porridge, bringe ihn in den Kindergarten, küsse sein Gesicht und spiele mit ihm das Guckguck-Spiel am Fenster.

Mit meinem Handy als Spiegel trage ich Lippenstift auf und steige in die U-Bahn, die alltägliche professionelle Fassade meiner selbst, mit einem selbstbewussten Lächeln, Eyeliner, Tasche und Laptop griffbereit. Ich stolziere nahezu, vorbei an den Wachmännern, und beschließe, künftig großzügig zu spenden, wenn für eine wohltätige Organisation gesammelt wird.

Ich fühle mich ein wenig erbärmlich, aber immer noch besser als ich gedacht hatte. Es ist das Muster meines gebrochenen Herzens und kaputten Hirns. Mich trifft die Verzweiflung – in einer Bar, auf dem Sofa, auf der Toilette –, ich weine und bringe mich selbst in Gefahr, mache mir die ganze Nacht über Sorgen und dann rappele ich mich wieder auf. Ich nehme an Meetings teil, habe Ideen, schreibe Berichte, plane Reisen. Ich mache einfach weiter und warte darauf, dass sich etwas verändert. Manchmal habe ich das Gefühl, diese merkwürdige Existenz ist alles, was ich bekommen werde. Die Funken der Freude, die ich mit meinem rundgesichtigen Sohn erlebe, der vor Freude quietscht, wenn ich die Augen rolle wie ein wildes Tier und der mich menschlich sein lässt, sind ausreichend. Für ihn, mit ihm, kann ich so leben und den Rest irgendwie überstehen.

Drei Tage später finde ich heraus, dass ich erneut schwanger bin.

Erst jetzt wird mir unangenehm bewusst, dass diese ganze Zeit, die frühen Jahre, die erste Physiotherapie, die Depression, das Aufschieben weiterer Behandlungen, womöglich nur die Vorbereitung war, ein Training. Ich hatte meine Rüstung poliert und war bei den Jedi-Meistern in die Lehre gegangen. Und nun musste das System neu gestartet werden, und erst dann würden wir sehen, was uns wirklich noch bevorstand.

„Oh GOTT", denke ich, und sage es auch, als ich auf das Wort „schwanger" blicke, das mir entgegenleuchtet. In mir tobt eine Mischung aus Freude und Vorahnung. Ich berühre meinen Bauch und beruhige mich selbst mit: „Es wird schon alles gut gehen."

Ich denke an das erste Mal, als mir bewusst wurde, was ein zweites Kind bedeuten könnte. Im Mutterschaftsurlaub bin ich mit dem Bus unterwegs, nüchtern, aber geschafft nach einer Nacht mit Bauchkoliken, als eine alte Freundin mir zuflüstert: „Rate mal!" Ihre Stimme ist schrill und laut. Ich bemühe mich, ihr zu zeigen, wie sehr ich mich für sie freue, was auch stimmt, aber gleichzeitig ist ihre Ankündigung traumatisch und wirft mich auf mich selbst zurück.

Und so ergeht es mir jedes Mal – bei Freundinnen, Kolleginnen und allen anderen, die dieses unmissverständliche Lächeln auf den Lippen haben. Ich sehe den Glanz in ihren Augen und die Ultraschallbilder, ich sehe ihren Blick, der von Lebenslust und Glück spricht. Ich spüre das Summen sich teilender Zellen und der Vorfreude in ihnen, als wäre ich eine weise Frau. Gleichzeitig aber höre ich ein Hintergrundrauschen, wie ein Koffeinhoch hinter meinem rechten Auge. Ich muss darauf achten, dass mein Gesichtsausdruck in Ordnung ist und sich nicht verändert, wenn bei mir die Angst einsetzt. Selbstsüchtige egoistische Angst, das weiß ich. Angst, dass ich selbst beim Hören wunderbarer Neuigkeiten anderer von meinen eigenen inneren Konflikten überwältigt werde.

Ich befinde mich in einem Alter, in dem man solche Neuigkeiten gefühlt jede Woche hört, und ich muss einen Weg finden, damit umzugehen, mit diesem verrückten inneren Monolog. Meistens glückt es mir. Ich überzeuge die anderen und mich selbst, wenn sie es überhaupt bemerken, dass ich mich freue. Dass ich nicht gemein und verbittert oder sogar pessimistisch werde. Es ist nur so, dass beide Wahrheiten parallel existieren und ich sie nicht immer voneinander trennen kann. Das Trauma verhöhnt mich und geistert in meiner Stirn herum. Ich freue mich wirklich für sie alle. Die Gespräche, Umarmungen und Freudenausbrüche, die Küsse und das Tanzen, die Vorfreude und die Pläne – ich kann das alles spüren. Doch gleichzeitig existiert ein *paralleles Ich*, ein weit entferntes Ich, gefangen in Empfindungen, das sich in einer Ecke verkriechen möchte, mit schwitzigen Händen und Kälte in der Brust.

Irgendwo in mir leben trotz des ganzen Wahnsinns all meine Kleinmädchenträume weiter. Ich weiß, dass ich noch ein Baby möchte, all diese Babys, die ich mir immer so sehr gewünscht habe. Aber schaffe ich es, die nächste Minute durchzustehen – geschweige denn noch einmal 40 Wochen Schwangerschaft? Jetzt, da ich weiß, was alles schiefgehen kann und wie es sich anfühlt, wenn das Hirn aussetzt?

Kapitel 10

Auf ein Neues

Eine neue Schwangerschaft bedeutet neue Wahlmöglichkeiten. Sollte ich nach einem Kaiserschnitt fragen? Könnte das das Patentrezept für mich sein? Es gibt viele Gespräche über Kaiserschnitte mit Ärzten oder anderen Frauen, wenn ich komplett oder in Teilen von meiner ersten Geburt berichte. Ich möchte Ratschläge, weiß dann aber nicht, was ich mit ihnen anfangen soll und bin schnell verwirrt.

Jedes neue medizinische Team, auf das ich treffe, versichert mir im Grunde, dass es keinen Grund gibt, warum ich dieses Mal nicht eine erfolgreiche und weniger traumatische normale Geburt haben sollte, vor allem, da meine Risse nicht so schlimm seien. Zwar sind die Auswirkungen dieser Risse auf mein Leben *keineswegs* trivial, aber medizinisch gesehen war es keine Vollkatastrophe. Die Risse waren nicht dritten oder vierten Grades, und es gab keine Schäden an den Muskeln, die meinen Po kontrollieren oder zu Anus oder Rektum hin verlaufen. Ich fühle mich nicht getrieben, eine „natürliche" Geburt zu erleben, als wäre es das Nonplusultra, aber alle anderen scheinen überzeugt davon zu sein, dass wir eine stark medikalisierte Geburt vermeiden können, wenn sich nichts verändert, und das will ich auf jeden Fall. Man teilt mir mit, dass ein Kaiserschnitt andere Muskeln beschädigen könnte und kein kleiner Eingriff ist. Ich stelle fest, dass der Gedanke an einen OP-Saal mich in Panik versetzt. Noch mehr fremde Hände an meinem Körper. Die Vorstellung eines solchen klinischen Orts (und vieler Menschen in OP-Masken, die mich anfassen), fühlt sich irgendwie noch schlimmer an als die eines einsamen Kreißsaals. Mein Kopf produziert sofort Bilder von Blutklumpen und Männern in OP-Kitteln, die hektisch herumlaufen. Die Panik lauert direkt um die Ecke. Flashbacks tauchen in meinem Blickwinkel auf wie Mäuse, die an einer Fußleiste entlangrennen.

Erwartungen und Vorahnungen sind der Feind: Die Angst nimmt ungeahnte Ausmaße an, wann immer ich versuche, zuversichtlich in die Zukunft zu schauen. Als wir uns zum „Vorstellungstermin" in die Klinik aufmachen, bin ich ziemlich aufgewühlt.

Wie viele Krankenhausflure heutzutage ist auch dieser überladen mit Bildern und Schaukästen, die das Haus und seine Geschichte zeigen – berühmte frühere Ärzte, Gründer, gefeierte Hebammen, Forscher, Pioniere, ab und an auch Patienten. Als ich zum ersten Mal dort bin, blicken von allen Wänden Frauen auf mich herab, und ich habe das Gefühl, dass dies hier ein guter Ort für mich ist – für eine Frau, die ihr Bestes geben wird, die keinen Ärger machen und sich nicht in vorherigen Enttäuschungen suhlen will.

Trotzdem fällt es mir schwer, nicht von meiner Vorgeschichte belastet zu sein. Ich erlebe eine erste Panikattacke im Wartezimmer, als ich nicht richtig erklären kann, was an meiner ersten Geburt schwierig war. Dann erklärt mir eine Hebamme, dass eben diese Geburt und mein aktueller Gesundheitszustand bedeuten, dass ich eine „Hochrisikopatientin" bin. Hochrisiko bedeutet, dass die Dinge wahrscheinlich wenig natürlich ablaufen werden, was vorhersehbar ist, mich aber dennoch trifft.

Ich sitze weinend auf einem Stuhl im geschäftigen Wartezimmer und werde von einer älteren, erfahrenen Hebamme eingesammelt, die mich in ein Büro schleust und mir drei Dinge gibt. Einen Klaps auf die Schulter, ein Glas Wasser und das spontane Versprechen, dass sie Teil meines Versorgungsteams sein wird. Ein bekanntes Gesicht. Ein Anker. Ich glaube, sie hat den Schock in meinem Gesicht gesehen und meine Panik gespürt. Vielleicht wollte sie mich aber auch nur in einen ruhigen Raum lotsen, damit ich die anderen Patientinnen nicht verschrecke.

Die Angst gibt den Ton an. Das Problem mit einer traumatischen Vorgeschichte ist, dass man sie nicht hinter sich lassen kann. Meine zweite Schwangerschaft kann nicht so positiv sein, wie ich es gerne hätte. Es kann kein Loslassen und Weitergehen geben, weil ich die erste Geburt immer wieder neuen Menschen erzählen muss. Bis Mai habe ich die Geburt meines ersten Sohnes fünf Mal besprochen: mit einem Psychiater, einer Psychologin, einer frostigen, aber hilfreichen Beraterin und zwei Hebammen.

Die zweite Hebamme, mit der ich spreche, beginnt zu weinen, als ich meine Geschichte erzähle. Ich hatte gedacht, sie hätte so etwas schon oft gehört, und mir wird plötzlich klar, dass genau hier das Problem liegt. Es ist das Alltägliche, das sie umgeworfen hat, die alte und doch immer wieder neue Geschichte von Macht und Ohnmacht. Die Gleichgültigkeit, mit der Gebärenden begegnet wird, denen am Ende nicht geholfen werden konnte, und die zu bleibenden Schäden und unnötigen Verletzungen führt.

Sie trocknet ihre Augen und arbeitet daran, einen Teil der Schuldgefühle aufzulösen, die wie heißer Sand in meiner Brust brennen. Sie erlöst mich von der Überzeugung, dass ich die Komplikationen hätte vermeiden können, wenn ich nur mich und meine Wehen besser im Griff gehabt hätte. Sie hilft mir dabei, meine schlimme Geburtserfahrung zu verarbeiten, anstatt mir eine Wunderpille anzubieten und mir zu versprechen, dass die nächste Geburt bestimmt besser wird. Sie ist liebevoll und streng zugleich und knüpft sich all jene vor, die mir weismachen wollten, dass die Umstände oder meine Handlungen mein Schicksal beeinflusst hätten, egal wie viel Mühe sie sich gegeben hätten, mir zu helfen. Niemand, und am allerwenigsten Hebammen oder Mediziner, hat ihrer Meinung nach das Recht, mir zu erzählen, dass eine Wassergeburt meine spezifischen Verletzungen und deren Auswirkungen hätte verhindern können.

„Mir scheint, Sie geben sich selbst die Schuld, dass Sie gerissen sind", ergänzt sie in einer E-Mail zu den Optionen, die mir für meine zweite Entbindung zur Verfügung stehen. Sie betont, dass es nicht mein Fehler war, und sie wiederholt, dass der Damm bei der ersten Geburt sehr häufig zu einem gewissen Grad verletzt wird. Es ist erschütternd, all das von jemandem zu hören, der mich nur wenige Male getroffen hat. Natürlich hat sie vollkommen recht.

So schräg der Gedanke auch klingt, merkwürdigerweise bringt er mich aber weiter: Vielleicht hätte ich es wirklich nicht viel besser machen können.

Ende Juli 2010, große neue Klinik, riesiger Bauch schon zur Halbzeit

Mein Körper, der freche Kerl, hat beschlossen, aller Welt zu zeigen, dass Schwangerschaften und Babys voll sein Ding sind. Noch bevor ich mir nach dem Schwangerschaftstest die Hände gewaschen habe, zeigt sich schon der erste Ansatz eines Bäuchleins. Ich kann die frohe Botschaft also nicht für mich behalten, obwohl ich mich selbst noch an den Gedanken gewöhnen muss. Ich weiß, dass der kleine Bauch wahrscheinlich mehr mit Blähungen als mit dem neuen Leben zu tun hat, das in mir heranwächst, aber für andere ist er ein sichtbares Zeichen.

Was auch immer meine Wölbungen verursacht, es hat auch unmittelbare Auswirkungen auf meine Blase. Kaum gibt es einen Fötus, dem sie die Schuld in die Schuhe schieben können, geben meine Muskeln den Geist auf.

Meine Hebamme schickt mich zur Physiotherapie. Noch ist mir nicht bewusst, dass die Praxis zu einer Art zweitem Zuhause werden wird, also betrete ich sie voller Interesse und klammere mich an dem Gedanken fest, dass ich meine Verletzungen nicht hätte verhindern können.

Mein Instinkt, mich für all meine Missgeschicke zu entschuldigen, ist stark. Ich übe mich darin zu sagen, dass es nicht meine Schuld ist, aber so ganz glauben kann ich es noch nicht.

Die Therapeutin ist ebenfalls schwanger mit dem zweiten Kind. Ich erkenne den müden Blick, das blasse Gesicht und das Geräusch, das alle Fasern in ihrem Körper machen. Genau wie meiner wird er durchgeschüttelt von dem sarkastisch-schrillen Ausruf „SCHON WIEDER? WIE BESCHEUERT IST DAS DENN?“

Aufgrund meiner Vorgeschichte sei es kein Wunder, dass alles zusammenbricht, sagt sie, aber sie kann mich nicht untersuchen, weil das Infektionsrisiko zu groß ist.

Ich bin enttäuscht. Ich habe Angst, dass ich nicht genug tue, weil ich die Übungen nicht mehr richtig spüren kann und sich alles, einschließlich meines Beckens, irgendwie locker anfühlt.

„Ich kann den Zug nach oben nicht spüren, selbst wenn ich mich wirklich anstrenge“, sage ich. „Könnten Sie überprüfen, ob ich es richtig mache?“

Sie sagt, ich solle es selbst prüfen. Ich bin verblüfft und ein wenig verlegen. „Aber ich habe das nicht gelernt", sage ich. „Ich habe keine Ahnung, worauf ich achten muss."

„Sie haben doch Finger, oder?", ist ihre lapidare Antwort. „Also können Sie auch etwas spüren."

Ich schiebe den Gedanken beiseite, dass das irgendwie nach Masturbation klingt, und beschließe, es einfach auszuprobieren. Vielleicht kann ich so herausfinden, ob ich es richtig mache, und nach der Geburt komme ich dann einfach wieder in die Praxis.

Im Aufzug aus dem Untergeschoss spanne ich den Beckenboden an, allerdings nicht mit einer Hand in der Hose, das wäre dann doch ein wenig zu öffentlich. Ich gehe davon aus, dass ich diese Räumlichkeiten erst nach der Geburt wiedersehe. Aber wir alle wissen ja, wie das so ist mit Erwartungen.

In diesem Sommer verliere ich meinen Optimismus. Panik setzt ein und ich erfahre, dass ich unter einer pränatalen Depression oder Schwangerschaftsdepression leide, der verschämten kleinen Schwester der postpartalen Wochenbettdepression. Ich weiß, dass ich glücklich sein sollte, aber ich ziehe mich erneut aus dem Leben zurück. Weine viel, schlafe wenig. Mein Mann sieht müde aus und muss sich zudem noch um einen autobesessenen Dreijährigen kümmern.

Ich verstecke mich nachts im Badezimmer, überzeugt davon, dass ich sterben werde. Ich darf nicht über den Tod nachdenken oder darüber sprechen, nicht wenn mein kleines Kind es hören könnte. Aber wie kann ich überhaupt überleben, wenn ich ständig über den Tod nachdenke?

Mir wird klar, dass wir es dieses Mal nicht alleine schaffen.

September 2010, Wohnzimmer voller Spielzeugautos, ein kleiner Junge schaut Busrennen auf YouTube

Unsere Doula Mars – eine Frau, deren Aufgabe es ist, schwangere Frauen und ihre Partner zu unterstützen – taucht bei uns zu Hause auf, in einem royalblauen Kleid und mit Augen, aus denen Zuversicht und gesunder Menschenverstand strahlen. Sie ist unsere Mary Poppins, auch wenn sie vor allem liebevoll über Fruchtwasser, Vagina und Co. sowie die Kraft von Rotwein spricht.

Sie möchte die ganze Familie kennenlernen, denn während der Zeit, in der sie uns unterstützt, will sie ein Teil davon sein. Zuerst lernt sie unseren kleinen Sohn kennen, der ihr gewissenhaft erklärt, dass ich ein Baby bekomme, einen weiteren Jungen, aber dann deutlich macht, dass Busse sein eigentliches Lieblingsthema sind. Sie diskutiert mit ihm über die Vorzüge verschiedener Modelle, und hört dann meinem Mann und mir zu, als wir von der Geburt erzählen. Unser Bericht ist ein paranoides Chaos. Meine traumatischen Momente und die meines Mannes. Dinge, die ich vergessen habe. Nachwirkungen über Nachwirkungen.

Sie bleibt ruhig, während wir immer mehr ins Wanken geraten, und gibt uns die Möglichkeit, einmal alles loszuwerden. Als wir schließlich am Ende sind, lächelt sie und sagt: „Es wäre mir eine Ehre, bei der Geburt Ihres zweiten Sohnes dabei zu sein."

Ab diesem Moment geht es mir besser. Nur ein kleines bisschen besser – ich bin immer noch nicht wirklich auf der Höhe –, aber trotzdem besser. Und manchmal muss ein kleines bisschen besser eben reichen. Zum Beispiel, als ich einige Wochen später am Limit bin und mein Becken kollabiert. In diesem Moment erfahre ich am eigenen Leib, dass unsere Beckenbodenmuskeln mehr tun, als nur den Urinfluss aufzuhalten – sie halten den gesamten Körper und das Leben zusammen.

Kapitel 11

Das Becken

„Man glaubt nie, dass es einen selbst treffen könnte“ ist ein ziemlich abgenutztes Klischee. Und obwohl wir es wissen, hoffen wir dennoch, dass der Kelch an uns vorübergeht. Ich habe grundsätzlich nichts gegen diese Einstellung. Angesichts all der Beweise, dass das Leben mitunter ziemlich beschissen ist, kann es helfen, die Realität zu ignorieren und so der Versuchung zu widerstehen, sich in Embryonalstellung einzurollen und nicht mehr ansprechbar zu sein.

Aber bei meiner Symphysendysfunktion – auch unter dem Begriff Beckengürtelschmerz bekannt –, tat ich etwas Schlimmeres als den Kopf in den Sand zu stecken. Ich *wusste*, dass es mich treffen konnte. Schon in der ersten Schwangerschaft traten die entsprechenden Symptome auf in Form von unangenehmen Schmerzen, die sich mit Ruhe und Paracetamol in den Griff bekommen ließen. Und man hatte mir gesagt, dass ich eine entsprechende Veranlagung hätte und die Schmerzen bei einer weiteren Schwangerschaft wieder auftreten könnten. Ich hatte einfach nur gedacht, dass ich das nun *wirklich nicht verdient* hatte.

Beckengürtelschmerz ist der Oberbegriff für unangenehme und schmerzhafte Symptome rund um das Becken. Die Symphysendysfunktion beschreibt ein Beschwerdebild, das unter diesen Oberbegriff fällt. Mediziner haben es mir als eine Art Teilung vorne am Becken beschrieben, die damit zusammenhängt, dass die Schwangerschaftshormone alle Bänder locker werden lassen, inklusive jener, die das Becken zusammenhalten. Die Schmerzen entstehen, wenn die Symphyse oder Schambeinfuge – der Ort, an dem die Knochen vorne am Becken aufeinandertreffen – sich dehnt beziehungsweise unstabil und uneben wird. Das kann jedem Menschen passieren, ist aber bei schwangeren Frauen am weitesten verbreitet.

Beckengürtelschmerz (BGS)

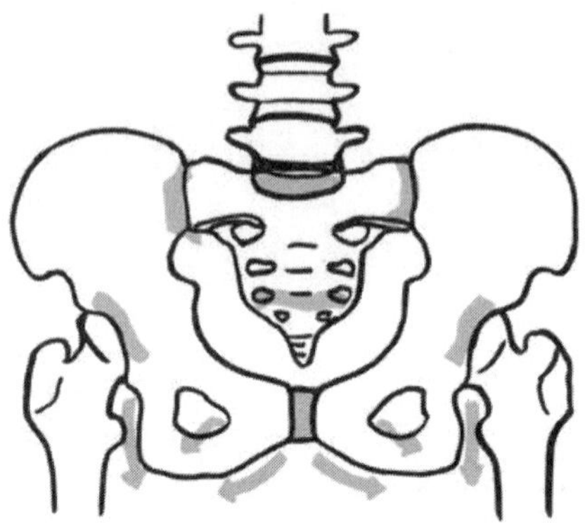

= Schmerzende Bereiche rund um das Becken

Meine Bestürzung darüber, dass es mich erneut erwischt hatte, beruhte nicht darauf, dass es unwahrscheinlich war. Ich fand es einfach nur so schrecklich ungerecht.

Bei mir beginnt es mit Stichen und dem Gefühl, als habe mir jemand so hart in die Vulva getreten, dass mich die Wucht vibrieren lässt. Das Gefühl steigert sich über mehrere Tage hinweg. Von einem Tag auf den anderen verursachen bestimmte Bewegungen – wie Treppensteigen, Betreten des Busses oder Klettern in die Badewanne – nicht nur Schmerzen, sondern sorgen auch für eine tröpfelnde Blase. Mein Körperschwerpunkt beginnt sich zu verlagern.

Es ist unangenehm, aber so ist das Leben. Ich habe eine Liste von Dingen, die ich mit meinem Sohn unternehmen will, solange er noch meine ungeteilte Aufmerksamkeit hat. Zum Beispiel einen Besuch im *London Transport Museum*. Wie unangenehm es dann tatsächlich ist, in eine Straßenbahn aus dem 20. Jahrhundert zu steigen, merke ich, als ein blitzartiger Schmerz mich durchfährt und ich nach Hause humpeln muss. Um überhaupt gehen zu können, muss ich breitbeinig laufen und das verursacht einen brennenden Schmerz. Im Internet habe ich gelesen, dass man den Abstand, der schmerzfrei zu ertragen ist, zwischen den Knöcheln und zwischen den Knien mit einem Stück Faden messen soll. Diesen Faden soll man dann mit zur Entbindung nehmen, damit einem niemand die Oberschenkel zu weit auseinanderreißt.

Mars sagt, dass sie diese Aufgabe übernehmen wird und ich mich darauf konzentrieren soll, dass es mir gut geht.

Oktober 2010, kurz vor Arbeitsbeginn in einem Bürogebäude mit vier Stockwerken

„Wahrscheinlich bauen sie mir einfach ein Gummiband ein“, sage ich scherzend zu meinem Mann, der für ein paar Tage geschäftlich verreisen muss. Ich habe einen Termin, bei dem es um meinen lädierten Unterleib gehen wird, und als ich ihm einen Abschiedskuss gebe, wiederhole ich mein Mantra: „Es wird schon alles gutgehen, oder?“

Ich hoffe immer noch auf das Beste, als ich mich auf den Weg zur Arbeit mache.

Es ist die schlimmste Form von Irrsinn, sich solchermaßen selbst zu beruhigen und einfach immer weiterzumachen, und ich brauche dafür die letzten Reste meines Optimismus.

Ich schaffe es, meinen Sohn in den Kindergarten zu bringen, vor allem deswegen, weil wir mehrmals anhalten müssen, um Gelenkbusse zu bewundern. Auf dem Weg zur U-Bahn merke ich, dass ich alle paar Meter anhalten muss, wie ein sehr alter oder sehr kranker Mensch. Erstaunlicherweise bieten mir mehrere Passagiere ihren Sitzplatz an.

Ich schleppe mich zu einer Rolltreppe und bin unsicher, ob ich es schaffen werde, sie am Ende auch wieder zu verlassen. Im Büro angekommen halte ich mich an den Seiten des Aufzugs fest, dessen Aufwärtsbewegung auch meine Schmerzen in die Höhe schießen lässt. Zu guter Letzt wird mir dann schwarz vor Augen, als ich von meinem Bürostuhl aufzustehen versuche, und mir wird klar, dass ich weder stehen noch gehen kann.

Von einer Demütigung zu sprechen, trifft es nicht einmal annähernd. Ein Kollege *muss mich aus meinem Büro im vierten Stock tragen* und ins Krankenhaus bringen.

„Was für eine gottverdammte Scheiße!“, denke ich.

Das Krankenhauspersonal und die anderen Patienten stehen wie gelähmt da, als ich versuche, mich ins Wartezimmer zu begeben (das kann auch an den Geräuschen liegen, die ich von mir gebe). Eine neue, jugendlich frische Physiotherapeutin bestätigt meine Befürchtungen, wirft einen Blick auf mich, sieht, dass ich nicht laufen kann und holt einen Rollstuhl. Mir schießen tausend Gedanken durch den Kopf und ich fürchte, dass ich einige davon laut ausspreche. Kommt das wieder in Ordnung? Das ist schlimmer als Wehen. Habe ich mich am Computer ausgeloggt? Was gibt es zum Abendessen? Wer holt meinen Sohn vom Kindergarten ab?

Rückblickend betrachtet lauten die Antworten: Nein. Hmmm. Ja. Kodein. Und: zum Glück eine meiner wunderbaren kleinen Schwestern, die durch das halbe Land gefahren ist und mit einer Armee von Freundinnen und Freunden dafür sorgte, dass mein Leben nicht völlig den Bach runter ging. Der arme Kollege, der neben mir sitzt, kann meine Fragen nicht beantworten. Er hat sich nur angeboten, mir in ein Taxi hinein- und wieder herauszuhelfen. Er nickt mir beruhigend zu, als wir zur Beobachtung in einen Kreißsaal geschickt werden, und akzeptiert oder bemerkt nicht, dass alle im Wartezimmer nicht nur denken, er sei mein Partner, sondern ihn auch für einen miesen Kerl halten, weil er nicht mal meine Hand hält.

Mein Beckenring, so stellt sich heraus, hat sich geteilt und wackelt wie ein Kuhschwanz. Ich habe das Gefühl, dass ich das Ungleichgewicht spüren kann, wenn ich den knochigen Teil zwischen meinen Beinen berühre, aber das schmerzt dermaßen, dass ich die Finger davonlasse. Ich verbringe den Abend auf der Entbindungsstation und den Folgemonat mit immer stärkeren Einschränkungen. Ich brauche Krücken und muss entweder in den Garten pinkeln oder den ganzen Tag im Obergeschoss unseres Hauses verbringen. Wir haben gleich neben der Treppe ein Bett für mich aufgeschlagen, auf dem ich liegen kann. Das Physiotherapie-Team verbringt Stunden mit Massagen und damit, mich vom Liegen zum Sitzen und vom Sitzen zum Stehen zu bringen. Und um mich daran zu erinnern, wie man läuft. Niemand kann etwas dagegen tun, dass die Schmerzschübe den Urin nur so laufen lassen. Ein weiterer Schlag ins Gesicht für inkontinente Menschen, auch wenn man nie darüber spricht: Sobald sich verschiedene Teile des Körpers schmerzhaft zusammenziehen, ist die Blase gleich mit von der Partie.

Als ich Mitte November bei frostigen Temperaturen über meiner Behelfstoilette im Garten stehe, will ich mich dennoch nicht unterkriegen lassen. Ich schaue in den grauen Himmel.

„Jetzt mal ehrlich", sage ich. „Kann es überhaupt Wehen geben, die solch eine Hölle auf Erden übertreffen?"

TEIL 3

ZWEITE RUNDE – ICH WILL ES NOCH EINMAL WISSEN

Kapitel 12

Vorhang auf für Geburt Nr. 2

Nach nur dreißig Minuten im Kreißsaal wird mein zweiter Sohn geboren. Es gibt keine Worte für die Magie dieser wiederkehrenden Erfahrung. Das Vertraute und doch Neue in einem Gesicht und die Wahrheit, der Horror und die Überraschung einer erneut geöffneten Wunde.

November 2010, Entbindungsstation, neue Klinik, kurz nach einer wahnsinnigen Taxifahrt quer durch die Stadt

Mein Mann und Mars sind bei mir. Sie stützt mich, als wir im Korridor alle paar Schritte wegen meiner zunehmenden Wehen anhalten müssen. Mars hat Vertrauen. In Frauen. In die Weisheit unserer Mütter und Großmütter. In Geschichten und in die Stimmen weiblicher Anführerinnen. Verrückterweise auch in mich.

„Du wirst das großartig machen", sagt sie, als wir wieder weitergehen. „Du schaffst das."

Ich bin aufgekratzt. Zumindest fast.

Meine Mutter schickt eine SMS. „Viel Glück, Würstel." Ich gehe in den Kreißsaal.

Eine Hebamme überprüft meinen Muttermund und erklärt, dass ich erst bei einem Zentimeter bin. Ihre Kollegin fragt, ob ich vielleicht noch ein wenig shoppen gehen will. Und ich dachte tatsächlich, aus dem Büro getragen zu werden, wäre der Höhepunkt der Peinlichkeit gewesen.

Ich stapfe in den angrenzenden Duschraum, da der Kopf meines Babys nun so weit in mein Becken gerutscht ist, dass er es wie ein gut platzierter Korken stabilisiert.

„Ich will einen Kaiserschnitt", verkünde ich. Mein Mann versucht mir klarzumachen, dass ich bestimmt nicht einfach so einen bekomme, aber ich zische ihn an, dass ich verdammt überzeugend sein kann.

Er wagt einzuwenden, dass ich vielleicht noch nicht so weit bin, wie wir gedacht haben. Dass wir vielleicht in Panik geraten sind – wie unser Taxifahrer, der uns im Affentempo hierhergebracht hat, weil er Angst hatte, dass meine Fruchtblase platzen und ich ihm den Rücksitz versauen könnte. Aber ich lasse mich nicht beruhigen.

Die Hebammen schnappen sich die Formulare und sagen, dass sie uns einen Moment alleine lassen.

„Ich verstehe das nicht", schnaufe und wimmere ich mich durch die nächste Wehe, aber irgendwie fehlt mir auch die Kraft, um zu argumentieren oder, so wird mir bewusst, um es überhaupt bis zur Tür zu schaffen, also klappe ich praktisch auf dem Bett zusammen und fange an zu weinen. Das wäre meine Chance gewesen auf einen prägenden, heilenden Moment. Die lebensverändernde, mythische zweite Geburt (von der alle, deren erste Geburtserfahrung beschissen war, nur träumen können). Dieser Gedanke quält mich bis zum Ende zusätzlich.

Mehr als eine Minute Selbstmitleid ist mir jedoch nicht vergönnt.

Ich spüre, wie ich mich aufbäume und verkünde, dass meine Fruchtblase gerade geplatzt ist.

Mein Mann und Mars überlegen derweil noch, wie sie mich dazu bewegen können, das Krankenhaus wieder zu verlassen.

Nichts passiert. Sie schauen einander ratlos an, starren dann auf meine Beine und wieder zurück, bevor sie mich ansehen. Wahrscheinlich denken sie, dass ich jetzt komplett durchgedreht bin.

Ich fange selbst an zu zweifeln, eine Sekunde vergeht, und ich stelle mein gesamtes Ich in Frage. Ich war mir doch so sicher …

Und dann geht es los. Das Fruchtwasser schießt heraus und durchnässt mich und die Papierunterlage. Ich bin weder eine Prophetin, noch fantasiere ich. Der letzte Rest rinnt langsam aus mir heraus, heißer Sirup voller Kindspech sammelt sich zwischen meinen Beinen. Mars drückt den Alarmknopf und sprintet los. Ich kann ihre Schritte auf dem Flur hören. Sie schreit. Ruft nach den Hebammen und greift sich einen Arzt, der gerade vorbeikommt. Sie besteht darauf, dass sie kommen und etwas tun.

Der Alarm dröhnt immer weiter. Die ersten kommen. Gesichter rund um ein royales Totenbett. Das kenne ich schon. Ich bin nicht blöd. Ich versuche die Augen zu schließen und wegzudriften, aber dieses Mal ist es zu dringlich und es ist einfach zu viel los. Zahlreiche Arme spreizen meine Beine und schieben mich auf dem schmierigen Bett herum.

Ich rufe über die vielen Stimmen hinweg, werfe ein paar Fragen und Entschuldigungen ein: „Was ist los? Es tut mir leid. Kann ich mich hinsetzen? Ich kann nicht aufhören. Ich weiß nicht, was ich tue."

„Machen Sie einfach weiter", ruft die Hebamme, die das Sagen zu haben scheint, und ich habe keine Ahnung, was sie meint. Irgendwer in Blau erklärt ihr über meinen Bauch hinweg, dass niemand mir Bescheid gesagt habe. Sie schaut mich an und sagt: „Sie werden gleich Ihr Baby kennen lernen."

Mars drückt meine Hand. Ich fühle mich sicher. Mein Mann berührt meine Schulter. Ich fühle Liebe. Aber ich bin immer noch verwirrt, es kann doch noch gar nicht so weit sein? Ich bestehe aus einer einzigen langen Wehe und Panik. Wie dahingegossen liege ich an einem Ende des Betts. Ich presse nicht, ich rutsche. Überall an meinem Körper sind Hände und Arme, die meine Gliedmaßen bewegen. Ich habe keine Ahnung, was zu welchem Arzt gehört. Aber niemand außer mir scheint verwirrt zu sein, alle sind jetzt ganz ernst, ganz bei der Sache, ein Team. Die behandschuhten Hände der Hebamme sind vorgestreckt und sie ruft zwischen meinen Beinen hindurch, dass ich aufhören und hecheln soll.

Ich denke: „Aufhören? Womit?", aber stattdessen schüttelt es meinen ganzen Körper durch und ich sage: „Kann mir vielleicht jemand helfen?"

Und dann sehe und spüre und höre ich ihn gleichzeitig. Unseren wundervollen steingrauen Sohn. Real. Lebendig. Echt. Aus mir heraus und geboren. Und alles, was ich sagen kann, was ich denken kann, ist: „Ich habe keine Ahnung, was hier eigentlich vor sich geht", als ich auf das glänzend blaue Lasso starre, das um ihn gewickelt ist.

Aber da ist er, warm und glitschig auf meiner Brust, rosig innerhalb von Sekunden, nackt und perfekt, während fremde Arme mir gemeinsam aufhelfen. Von 0 auf 10 Zentimeter in unter dreißig Minuten.

Die Hebamme ist genauso verwirrt wie ich. „Aber es war doch erst ein Zentimeter", sagt sie.

Mars schaut herüber, und die Hebamme fügt schnell noch ein „Herzlichen Glückwunsch“ an.

Die Geburt meines zweiten Sohnes war so überstürzt, dass ich für kurze Zeit zum Star der Entbindungsstation werde. Aber das war nur die Oberfläche. Die Geschwindigkeit war wichtig für uns beide – er wollte hinaus, ich wollte, dass es vorbei ist. Wir hatten das Bedürfnis, dass gleichzeitig alles stoppt und von Neuem beginnt. Wir brauchten eine Geburt in ihrer reinsten Form – ein Ende *und* ein Anfang.

Selbst die Tatsache, dass die Nabelschnur um seinen Hals und Körper gewickelt war, kann unsere Freude nicht lange dämpfen, weil wir das unfassbar große Glück haben, dass unser Sohn keine Schäden davongetragen hat. Er ist trotzdem wie Superman auf die Erde getrudelt. Er ist alles. Seinem Bruder ähnlich und doch ganz er selbst. Einer, der die Wende bringt. Ein Star. Desinteressiert an der Vergangenheit erfüllt sein Schreien den Nachmittag.

Und mein Körper hat zumindest eine Lektion gelernt. Meine Plazenta fliegt in einem Stück heraus. Keiner von uns möchte noch einmal so etwas erleben. Mars sagt, der Mutterkuchen sehe wunderbar und lebensschenkend aus. Ich will ihn mir trotzdem nicht anschauen.

Trotz allem muss ich genäht werden, wie sollte es auch anders sein. Mein Damm hatte bei diesem Tempo keine Chance. Aber selbst das hat Vorteile. Ich lerne mehr über meine Anatomie als je zuvor, denn als ich meinen Blick endlich vom Gesicht meines Neugeborenen lösen kann, sehe ich, wie mein nun schon zum zweiten Mal verwüsteter Unterleib wieder zusammengeflickt wird – präzise wiedergegeben in den verspiegelten Seiten eines Intensivbettchens für Neugeborene. Es ist blutig und merkwürdig und irgendwie fesselnd, diese klebrige rote Höhle der Zerstörung. Ich bin kurz gefangen genommen, so viele Lappen und Fetzen, und alles bedeckt mit hellem, glänzendem Blut. Aber dann habe ich das Gefühl, gleich ohnmächtig zu werden und ich bitte darum, dass jemand die spiegelnde Seite abdeckt.

„Oh Gott“, sagt die Hebamme, der wohl in diesem Moment bewusst wird, dass ich nicht die erste Gebärende bin, die ein bisschen zu viel gesehen hat. „Man kann ja wirklich alles erkennen. Tut mir leid.“

Sie legen eine Decke über das Bettchen und ich atme wieder mein Gas-Sauerstoff-Gemisch ein und bin ein wenig schockiert ob der merkwürdigen Wendung, die das Schicksal genommen hat. Die Hebamme wendet sich wieder ihrer Kunststickerei zu und sagt, sie wird schauen, ob sich die Einrichtung des Raums verändern lässt. Mars steckt mir ein Stückchen Schokolade in den Mund und streicht mir über die Stirn. Ich zittere ein wenig unter ihren warmen sanften Händen, während mein Mann unser Baby auf seiner Brust hält. Ich schließe die Augen und hoffe, dass die Nadel nicht durch mein Zittern abrutscht.

Es ist geschafft.

Im Gegensatz zur Geburt meines zweiten Sohnes, die eher eine kurze Vorschau war, wird die Genesung zu einem mehrteiligen Epos. Neue Übungen, neue Hilfsmittel – aber manche Dinge ändern sich offenbar nie. Meine Plazenta ist zwar draußen, aber alles andere sitzt irgendwie nicht da, wo es soll.

Kapitel 13

Physiotherapie

Der Begriff Physiotherapie stammt aus dem 19. Jahrhundert, obwohl die Kombination aus körperlicher Berührung und dem Erlernen neuer Bewegungsmuster noch viel älter ist. Einige Medizinhistoriker datieren sie zurück bis zu den alten Griechen, die bereits Massagen und andere Körperbehandlungen einsetzten. Heutzutage bieten Physiotherapeuten eine Mischung aus Übungen, Maßnahmen zur Haltungsverbesserung, Massagen, Bewegungen, Beratung (auch dazu, wie man ihre Vorschläge in den Alltag integrieren kann) und endlosen Wiederholungen der wichtigsten Übungen.

Bei Inkontinenz sind Physiotherapeutinnen für Beckengesundheit die erste Wahl. Für viele Betroffene ist Physiotherapie die Rettung oder ermöglicht zumindest eine so starke Verbesserung, dass sich chirurgische Maßnahmen vermeiden lassen. Sie hilft oft auch schnell. Mein Marathonlauf in dieser Hinsicht ist also keineswegs typisch.

Physiotherapeuten, die im gynäkologischen Bereich arbeiten, haben den Ruf, ziemlich tough zu sein – vielleicht weil sie so brutal ehrlich bei der Bewertung unserer intimsten Regionen sein müssen. Es ist sinnlos, wenn sie Patientinnen nicht die Wahrheit sagen oder Dinge vor ihnen verbergen, und das gilt natürlich auch umgekehrt. Damit sie helfen können, müssen sie genau wissen, was Sache ist, und es ist gar nicht so einfach, dass alles offen zu legen. Auch wenn ich mich ganz schön überwinden musste, hat es mir am Ende geholfen und war jede Sekunde der Peinlichkeit wert.

Die Schweden haben einen äußerst passenden Namen für Physiotherapeuten: *sjukgymnast,* was nichts anderes heißt als „jemand, der Gymnastik mit Kranken betreibt".[1] Ich liebe diesen Begriff, auch wenn Krankengymnasten für mich ganz persönlich eher so etwas wie Engel sind. Unerschütterliche Langfinger, die selbst ein wenig damenhafter Scheidenpups vor der ersten Tasse Tee am Morgen nicht aus der Ruhe bringen kann.

Sie müssen darauf vorbereitet sein, sich die (behandschuhten) Finger schmutzig zu machen und dir gleichzeitig das Gefühl geben, das sei überhaupt kein Problem. Und sie müssen die tausend Gründe verstehen, warum die Frau, die vor ihnen liegt oder sitzt, am liebsten ganz woanders wäre.

Ich glaube, Physiotherapeutinnen schaffen das, weil sie zuhören, Fortschritte überprüfen, sich Notizen machen und sowohl die alltäglichen Details als auch die medizinischen Fakten im Hinterkopf behalten müssen. Im Gegensatz zu hochspezialisierten Operationen kann ihre Arbeit nicht in einem sterilen Raum stattfinden. Es geht allein um dich, deinen Körper, wie du ihn benutzt und wie viel du über ihn weißt. Es kann auch daran liegen, dass sie bei ihren fummeligsten Jobs – dem Einsetzen von Pessaren, dem Ertasten von Prolapsen, dem Berühren und Beobachten von Muskeln, Wölbungen und Narben – *manchmal an sich selbst oder anderen üben*, wie sie mir berichtet haben.

Die körperliche Arbeit ist das, was den meisten Menschen in den Sinn kommt, wenn sie an Physiotherapie denken. Die Therapeuten sind strenge Zuchtmeister, die Menschen dazu ermutigen, die ersten Schritte nach einem Unfall zu machen, künstliche Gliedmaßen zu verwenden, aus dem Bett aufzustehen. Und es gibt tatsächlich ein Element von Kraft und Bewegung, selbst wenn es um den Beckenboden geht, aber es findet auf der Mikroebene statt.

Die Übungen, die heutzutage eingesetzt werden, wurden inspiriert von dem US-Gynäkologen Arnold Kegel, der Jahrzehnte darauf verwandte, die Beckenböden seiner Patientinnen durch nicht-operative Methoden zu stärken. Er verstand die kniffligen Zusammenhänge der komplexen Bewegungen und fand 1951 eine Lösung, indem er das Perineometer erfand – ein Gerät, das es Patientinnen und Ärztinnen erlaubt, Bewegungen zu sehen und die Muskelstärke objektiv zu bewerten und einzuschätzen. Ihm habe ich meine Minus-Note von damals zu verdanken! Ich selbst habe nie ein Biofeedback-Instrument wie das von Kegel verwendet, aber sie werden häufig eingesetzt, sowohl in Krankenhäusern, um Patientinnen zu zeigen, wie ihre Werte sind, als auch in Form von Geräten, die man kaufen und zu Hause verwenden kann.[2]

Physiotherapeuten, die mit Patientinnen an der Verbesserung der Beckenbodenmuskulatur arbeiten, konzentrieren sich immer noch auf die inneren Bewegungen. Und sie verwenden oft bildliche Vergleiche, die einem helfen sollen, die Übungen richtig zu machen. So soll man sich beispielsweise vorstellen, man stünde vor der Queen und müsste einen Pups zurückzuhalten oder man müsste mit seinem besten Stück etwas aufheben.

Diese fantasievollen Szenarien vor einem Publikum durchzuspielen, kann sich so anfühlen, als würde man in einer Improtheater-Vorstellung plötzlich auf die Bühne geschubst. Aber gerade die kleinen Kontraktionen und Minibewegungen lassen einen den Körper neu kennenlernen. Und man sollte nicht unterschätzen, was es heißt, den Betroffenen ihren neuen Normalzustand zu präsentieren (sei es nur vorübergehend oder doch dauerhaft), ohne Therapeutin oder Patientin dabei zu überfordern.

Am Abend vor meiner zweiten Physiotherapie-Einheit schiebe ich Panik. Mein acht Wochen alter Sohn bewegt sich in seiner eigenen Welt von Meilenstein zu Meilenstein (einen Finger halten, lächeln, die Welt beobachten). Er ist ein kleiner Spatz, der Liebe will, aber nicht von mir, denn seine Augen verfolgen gebannt jede noch so kleinste Bewegung seines großen Bruders.

Ich möchte nicht wieder zurück in die Welt der Dauerpatienten. Ich möchte auf dem Boden liegen und ihm ins Gesicht pusten, damit er zwinkert und lächelt. Ich möchte zusehen, wie meine Jungs sich finden und ich möchte alle Risse kitten.

Vor allem aber möchte ich nicht wissen, wie ich dieses Mal abschneide.

Januar 2011, große moderne Klinik, Abteilung für lädierte Ladys

Gestern Abend habe ich meine Ängste auf meinem neuen Blog veröffentlicht. Habe mich als „inkontinent" geoutet. Alle sagen mir, wie tapfer ich sei. Bin ich aber gar nicht. Ich habe so starke Versagensängste, dass ich starr geradeaus schauen und mir vormachen muss, dass ich woanders bin, damit ich mir nicht meine Tasche schnappe und abhaue (und dabei einen weiteren Krankenhausflur vollpinkle).

Nach meinem unfreiwilligen Blick auf die Schäden da unten befürchte ich, dass es da nichts mehr zu reparieren gibt und mein bestes Stück endgültig ruiniert ist. Die Hebamme, die mich zu Hause betreut hat, war jedenfalls entsetzt. Und die Inkontinenz ließ sich dieses Mal wirklich nicht mehr verbergen.

Ich mache mir Sorgen, dass man mir Vorwürfe macht, dass ich all das selbst verschuldet habe, indem ich noch ein Kind bekommen habe. In meinem Kopf schnarrt eine Stimme ständig: „Was hast du denn anderes *erwartet*, Luce?"

Die negative Gedankenspirale ist einladend und ich stehe kurz davor, ganz in einem Loch im Boden zu versinken, als *sie* eintrifft und sogleich mit meinem inneren Tumult aufräumt.

Eine Erscheinung in Blond namens Lizzie steht am Ende des Flurs und ruft meinen Namen. Sie sieht aus wie Betty Draper aus der Serie *Mad Men*. Sie ist so hübsch, dass sie bestimmt duftet wie eine Freesie. Mich packt die Angst, dass ich diese Heilige mit meinem schmutzigen Zustand beflecken könnte. Ich starre sie an. Jung, hübsch und gepflegt, sie ist die Klassenlehrerin, die sich jedes Grundschulkind wünschen würde. Sie ist meine Miss Honey.

Sie ist ein Profi durch und durch, den ganzen Termin über, auch wenn meine Stimme zittert. Sie weiß sogar, wann sie mir in die Augen schauen soll und wann nicht, nämlich wenn ich weine.

Mein Galgenhumor hat seinen großen Auftritt, als ich mich durch die Untersuchung presse und huste und erkläre, wie viele Einlagen ich brauche und wie oft ich aufs Klo gehe. Sie scheint das ganze Ausmaß des Problems anhand der widersprüchlichen Wahrheiten zu erkennen, dass „alles" mich zum Pinkeln bringt, und manchmal auch gar nichts.

Wieder angezogen, dick in Einlagen gewickelt, erwarte ich ihr Urteil.

Sie gibt mir eine 2.

„Na, da brat mir einer einen Storch", rufe ich.

Freundlich erklärt sie mir, dass Minusnoten nicht mehr verwendet werden, da sie verwirrend waren. Meine 2 kommt also durch eine Veränderung der Benotungsrichtlinien zustande.

„Minuszahlen sind so entmutigend", fügt sie hinzu.

Wie wahr.

Lizzie ist, wie sich herausstellt, ebenfalls von Haus aus Optimistin. Sie hofft, dass wir nur sechs bis sieben Monate brauchen werden, weil die Übungen mir zuvor auch schon geholfen haben.

Ich weiß nicht, ob das daran liegt, dass ich die Übungen tatsächlich mache. Frauen halten sich nicht immer an die verordneten Programme, weil sie vielleicht mühsam sind oder weil Mütter von kleinen Kindern kaum eine Minute Zeit für sich selbst finden. Manche finden es womöglich auch peinlich, sich auf Wahrnehmungen „da unten" zu konzentrieren oder glauben, das Ganze hätte sowieso keine Wirkung, weil sie beim Üben die Wirkung nicht direkt spüren. Und dann gibt es immer auch noch all jene, die glauben, sie hätten sowieso nichts Besseres verdient, weil ihnen schon ein Leben lang die Scheiße an den Schuhen klebt.

Lizzie spricht auch über mein Alter und die anderen Frauen in meiner Familie und meint, sie würde mich gerne an einen Gynäkologen überweisen, sobald sich die Dinge ein wenig gebessert haben.

Ich schaue verunsichert auf.

Sogleich beruhigt sie mich und versichert mir, dass ihre Gyn-Kollegen jede Menge Tricks auf Lager haben und es allein darum gehe, über die Zukunft zu sprechen und was getan werden kann oder empfehlenswert ist, wenn ich älter werde (unvermeidlich), in die Wechseljahre komme (wahrscheinlich) oder mehr Kinder bekomme (unwahrscheinlich).

Nach der ersten Geburt wäre ich bei der Vorstellung, bereits für zukünftige Pinkel-Probleme zu planen, stark in Versuchung gewesen, direkt aufzugeben. Dieses Mal habe ich das Gefühl, dass eine Planung möglicherweise eine gute Idee ist bei etwas, das die meisten Menschen erledigen, ohne großartig darüber nachzudenken. Also verlasse ich die Klinik mit einem ziemlich guten Gefühl. Ich bin bereit, meine Arschbacken und alles andere auch zusammenzuklemmen und Rapport zu machen.

Aber sobald ich draußen bin, lande ich hart auf dem Boden der Tatsachen.

Die Leichtigkeit, mit der Menschen in der Klinik über Inkontinenz sprechen, macht Mut und stärkt. Beim Verlassen denke ich, dass ich langsam eine gewisse Immunität entwickle und mich nicht mehr ganz so eklig finde. Dass ich mutiger sein und offen darüber sprechen werde. Dass ich mir mein „Ich" zurückerobern und zuversichtlich und optimistisch sein werde. Das Gefühl hält gerade so lange an, wie ich brauche, um die Treppe hinaufzusteigen. Dann wird mir wieder bewusst, dass es im wahren Leben, jenseits des Zusammenhalts unter Betroffenen und der einfühlsamen Betreuung, einfach nur eine Katastrophe wäre, wenn ich im Beisein von anderen laut pupse oder pinkele.

Sommer 2011, ein erneuter peinlicher Moment beim zweiten Wiedereinstieg ins Berufsleben

Meine Physiotherapie läuft weiter. Ich habe im vorgesehenen Zeitraum nicht die erhoffte Verbesserung erzielt, und ich wünschte, ich hätte niemandem davon erzählt. Ich habe das Gefühl, ich hätte die anderen enttäuscht, mir nicht genug Mühe gegeben – als würde ich offiziell eine Diät machen, mich aber heimlich mit Torte vollstopfen. Ich versage beim Abdichten meiner Rohrleitungen.

Ein gutes Abbild meiner fehlschlagenden Bemühungen ist die Tatsache, dass ich heute auf dem Klo festhänge. Nicht, weil ich dort unten ein neues Problem hätte, sondern weil meine Söhne mich in dem kleinen WC belagern. Der Ältere, weil er mit mir über wilde Tiere und eine Cartoon-Serie reden will, der Jüngere, weil er so vehement darauf bestanden hat, gestillt zu werden, dass ich ihn angelegt habe, obwohl ich auf dem Klo sitze, unfähig sein Schreien länger zu ertragen, das zudem meine Dranginkontinenz reagieren ließ.

Es befremdet mich ein wenig zu sehen, wie groß das Baby, das an meiner Brust hängt, bereits ist. Sein Wachstum ist ein deutliches Zeichen, dass unsere Zeit abläuft und ich bald wieder zur Arbeit gehen muss. Ich muss schwer schlucken bei dem Gedanken daran, an meinen Arbeitsplatz zurückzukehren, und zwar immer noch inkontinent. Ich lasse meinen zweiten Sohn im Stich, im Namen der Emanzipation, des stoischen „Augen-zu-und-durch" und einer Hypothek, die nur mit zwei Gehältern zu stemmen ist.

Es ist weder der Job noch sind es die Kollegen, über die ich mir Gedanken mache. Es ist die Verletzlichkeit. Meine nicht unbegründete Angst, dass Scham oder körperliche Probleme die Oberhand gewinnen. Egal wie gut vorbereitet oder organisiert man ist – als erwachsener Mensch mit Inkontinenz braucht es nur eine falsche Bewegung, um alles zu verlieren. Eine zu schnell genommene Treppenstufe, ein Hustenanfall, ein Ruckeln des Aufzugs, ein Meeting, das zu lange dauert, und ich bin nicht mehr länger Luce Brett, die Expertin, sondern wieder das Mädchen, dem in der Schule ein Missgeschick passiert ist.

Ich habe meine Tasche gepackt. Sie enthält einen kompletten Satz Wechselklamotten und Feuchttücher, eine lange Strickjacke, Einlagen und einen Arztbrief für meinen nächsten Termin in der Personalabteilung. Mein Inkontinenz-Outfit ödet mich mittlerweile ziemlich an. Also werfe ich noch einen neuen roten Lippenstift in die Tasche. Auch ich kann mich wandeln.

Außerdem habe ich meine Sätze zum Thema berufstätige Mutter aufpoliert. Sie sind meine neue Rüstung, zusammen mit den Rohrleitungswitzen, die es mir leichter machen zu sagen, dass ich immer noch in Behandlung bin, und die außerdem hoffentlich verhindern, dass ich jedes Mal in Tränen ausbreche.

Was meinen Sohn angeht, gibt es ebenfalls Scherze, die er von mir lernen darf, zum Beispiel zusätzliche (nicht immer politisch korrekte) Strophen zu einem beliebten Kinderlied. Der Kindergarten wiederum wird ihm Dinge beibringen, die ich ihm nicht bieten kann, dass er beispielsweise nicht der Mittelpunkt des Universums sein kann, auch wenn er es in meinem begrenzten Universum ist. Es gibt die Standardsätze über gemeinsam verbrachte Zeit und dass meine Mutter auch gearbeitet hat, als ich klein war und dass mich das inspiriert hat. Und dann sind da die Fakten, nämlich dass wir es uns nicht leisten können, dass ich nicht arbeite, selbst wenn ein Großteil unseres Geldes für die Kinderbetreuung draufgeht.

Wenn all das nichts nützt, wenn Menschen meine „Entscheidungen" in Frage stellen oder mich bedauern, was mich beides zum Weinen bringen kann, dann lache ich es weg. „Ich freue mich schon darauf, endlich eine Tasse Tee zu trinken, die nicht kalt geworden ist", witzele ich. „Und Zeit für mich zu haben."

Je nachdem, mit wem ich rede, füge ich schon einmal hinzu: „Zumindest hat bis jetzt bei der Arbeit noch niemand an meinen Titten genuckelt, während ich auf dem Klo saß."

Ich frage mich, warum das gerade jetzt der Fall ist. Zeit dazu habe ich genug, denn mein kleiner Sohn ist an meiner Brust eingeschlafen und wenn ich mich abwische, wacht er garantiert auf …

Vielleicht liegt es daran, dass der Wegfall der natürlichen Grenzen bei Schwangerschaft, Geburt und in der Babyzeit so real und plötzlich ist, dass man es nie ganz vergisst. Meine Mutter hat vier Kinder in die Welt gesetzt, darunter Zwillinge, die jeweils eine Seite ihres Körpers in Beschlag nahmen. Die öffentliche Inbesitznahme weiblicher Körper beginnt mit den Regeln, was man während der Schwangerschaft essen darf und was nicht – von Alkohol bis Käse –, und setzt sich fort in den endlosen Bemerkungen über die Größe des Bauchs, das hormongesteuerte Leuchten im Gesicht oder haarige Stellen am Körper. Und es endet keineswegs mit den Verletzungen und Schäden, die eine Geburt im Intimbereich anrichten kann. Vom ersten Atemzug an ist die kompromisslose Sicht unserer Kinder, dass unser Körper ihnen alleine gehört, eine ziemliche Herausforderung.

Die Liebe kleiner Kinder ist wild und körperlich. Wenn sie noch ganz klein sind, erleben sie die Mutter und sich als Einheit – du und sie, Mutter und Kind, ein einziges flauschiges und übermüdetes Mutterkind. Sie sehen deinen Körper als Objekt – IHR Objekt – und sind darin wesentlich radikaler als Ärzte und Krankenpfleger.

Im Baby- und Kleinkindalter stecken meine Söhne ständig ihre Finger in meinem Mund und umgekehrt, schieben mir ihre Hand in den Ausschnitt oder tätscheln meine Brüste, während wir reden oder fernsehen oder ich ihnen etwas vorlese. Sie berühren mich und betatschen mich und greifen nach mir. Sie schieben und lecken und streicheln und zerren. Beide haben mich einmal gebissen. Einmal so heftig in die Brust, dass ich ins Krankenhaus musste. Ungünstigerweise arbeite ich mitten in London und die nächste Ambulanz war im Vergnügungsviertel von Soho, was dazu führte, dass mich die Schwester an der

Aufnahme fragte, ob der menschliche Beißabdruck von einem meiner Freier stamme.

Mit dem Haus ist es nicht anders. Mein Haus ist jetzt das Haus meiner Kinder. Mein armes Haus, das genau wie meine Brüste einmal ein Vorzeigeobjekt war, das ich herausputzte und dekorierte, um mich von meiner besten Seite zu zeigen und meine Vorzüge zu unterstreichen, ist nun ramponiert, im Belagerungszustand und vorzeitig gealtert.

Sie streifen in ihm umher als sei es ihr Gebiet. Stolzieren herein, wenn ich nackt im Badezimmer stehe und krachen in mich hinein, als wäre mein Körper geistgleich und sie könnten einfach durch ihn hindurchmarschieren. Sie ignorieren meinen Raum, als könnten sie ihn gar nicht sehen. Mein Bett, meine Arme, mein Kopf – alles gehört ihnen, und ich kann nicht einmal aufs Klo gehen, ohne dass jemand quiekt oder schreit oder mich mit einer Flut an Warum-Fragen überschüttet. Was mich zurückbringt zum im Scherz erwähnten heiligen eigenen Raum im Büro.

„Oh GOTT", denke ich in einem Anflug von Scham. Das letzte Mal, als ich meine Eltern besucht habe, bin ich ins Schlafzimmer meiner Mutter gegangen und habe ihr etwas zugerufen, während sie im Bad war, weil ich eine Nagelschere gesucht habe. Es ist so ein gewöhnlicher Moment, dass mir seine Bedeutung beinahe entgeht. Aber nun wird mir schlagartig bewusst: Ich bin wie meine Kinder. Oder, ehrlich gesagt, ich bin schlimmer und sollte es doch besser wissen. Meine Mutter ist Mitte Fünfzig. All ihre Kinder sind erwachsen. Aber ihr persönlicher Raum, ihr Körper, ihr Schlafzimmer, ihr Moment im Badezimmer? Puh. In meinem Kopf, dem Kopf ihres Kindes, kommt all das praktisch nicht vor. Wenn es um die Privatsphäre meiner Mutter geht, überschreite ich immer noch mit der Begeisterung eines Kleinkinds alle Grenzen. Selbst nach 33 Jahren Elternschaft kann meine Mutter noch nicht in Ruhe auf die Toilette gehen.

Kein Wunder, dass sie damals wieder begonnen hat zu arbeiten.

September 2011 bis Mai 2012, Lizzies Praxis, wieder und wieder und wieder

Monatelang habe ich immer wieder Termine bei Lizzie. Sie bleibt mir erhalten, während andere Menschen kommen und gehen.

Meine Kinder sind im Kindergarten und in der Vorschule – ein Beweis dafür, dass das Leben weitergeht. Ein kleiner ernsthafter Junge mit lockigen Haaren in einem nagelneuen Pullover bewegt sich vorsichtig mit seinem viel zu großen Ranzen in eine neue Welt, wo er auf sich selbst gestellt ist und ich nicht mehr an seiner Seite kann. Es ist beängstigend und wunderbar zugleich und mir steigen Tränen in die Augen, als er und seine kleinen Freunde ernsthaft den Sportplatz bewundern und neue Worte lernen wie Klassenbuch. Beide Jungs bekommen in regelmäßigen Abständen Fortschrittsberichte. Sie sind großartig, aber führen mir auch die bittere Wahrheit vor Augen: Meine Berichte fallen wesentlich schlechter aus, weil bei mir einfach gar nichts vorangeht.

Das Baby, das mein Leben so radikal verändert hat, lernt jetzt Schreibschrift. Die mit Fingerfarben erstellten Kunstwerke seines Bruders zieren den Kühlschrank. Aber ich und Lizzie, das Physiotherapie-Dreamteam, machen *keinerlei* Fortschritte. Das einzige Sternchen, das wir bekommen, ist für „Verhalten und Mitarbeit“.

Ich bin alles andere als fit im Schritt.

Lizzie feuert mich an. Wenn ich mich verbessere, kann ich den Bus erwischen, ohne mir in die Hose zu machen! Ich kann mich nicht einmal mehr darüber aufregen, weil es schlicht und ergreifend die Wahrheit ist. Bis jetzt bin ich nur mäßig vorangekommen. Endlose nutzlose „Fortschritte“ später humpele ich der Masse immer noch hinterher.

Es gibt dennoch ein paar witzige Aspekte, und ich kann mich immer noch bepissen vor Lachen. Meine Symphysendysfunktion wird langsam besser und ich erhalte den Rat, „die Beine nicht allzu breit zu machen“. Ich kichere gefühlt eine Viertelstunde vor mich hin bei dem Gedanken, eine weitere Schwangerschaft auch nur in Erwägung zu ziehen.

Meine Muskelstärke liegt immer noch nur bei 2,5. Genau wie bei der ersten Geburt „mache ich keine Fortschritte“.

Lizzie sagt, ich sei zu streng zu mir.

„Luce", sagt sie. „Wenn Sie keine Probleme hätten, wären sie doch gar nicht hier.

Verunsichert von der Vorstellung, dass ich echte Problem habe, wird mir bewusst, dass ich all meinen Mut zusammennehmen und gemeinsam mit Lizzie weitere Behandlungsmöglichkeiten erforschen muss. Ich weiß nicht, ob es Hoffnung oder Verdrängung ist, aber ich bin mir sicher, dass ich es schaffen kann, wenn ich mich noch ein bisschen mehr anstrenge.

In einem Katalog des Grauens voller Stöpsel und anderer Monstrositäten schauen wir uns Pessare und weitere Hilfsmittel an, und ich zucke tatsächlich ein bisschen zusammen. Später werde ich mich damit anfreunden, aber im Moment erscheint es mir absolut unvorstellbar, mir jeden Tag etwas in die Vagina zu stecken, das Ähnlichkeit mit einem Beißring für Babys hat.

Lizzie schneidet auch andere Gesundheitsthemen an, die die Dinge potenziell verschlimmern können, etwa ein Vitamin-D-Mangel und Erschöpfung. Sie empfiehlt mir zu schwimmen und Pilates zu machen, warnt mich aber vor dem Laufen, was ein ziemlicher Schlag ist, da im Moment alle, die ich kenne, für einen 10-Kilometer-Lauf zu trainieren scheinen. Unfähig durch Übungen eine schnelle Besserung zu erzielen, fühle ich mich im Fitnessfieber der Mittdreißiger um mich herum total isoliert und befürchte, dass ich dick und rund werde und alle glauben werden, dass ich nur deshalb inkontinent bin.

Mein Herz schwimmt auf Treibsand.

Während monatliche, zweimonatliche und 12-Wochen-Termine an mir vorbeiziehen, rege ich mich schrecklich über die Kosten für all die Einlagen auf, die ich verbrauche. Ich gerate in Panik, wenn keine im Haus sind und ich zwei von den dünneren kombinieren muss. Ich habe Angst davor, dass jemand den Geruch bemerkt, wenn ich ein Meeting nicht schnell genug verlassen kann, oder dass die Einlagen zusammenklumpen, wenn ein größerer Schwall abgeht.

Im Winter, als mein zweiter Sohn ein Jahr alt wird, bin ich vollkommen geschafft, am Ende des folgenden Frühjahrs dann kurz vor dem Durchdrehen. Wir reden über Kaffee und Alkohol, als ich einen Fehler mache und Lizzie aus Versehen zu viel erzähle. Ich habe keine Ahnung, warum das passiert.

Ich erzähle ihr von der Weihnachtsfeier in meiner Firma, bei der eine Kombination aus Stöckelschuhen, zu viel Prosecco und einer Reihe von Selfies mich so aus der Bahn wirft, dass ich plötzlich mitten in einem vollbesetzten Restaurant in einer riesigen Pfütze stehe, meine Beine voll warmem Pipi. Ich versuche die Situation zu retten, indem ich mein Weinglas mit so viel Wucht auf den Boden werfe, dass die Scherben und Splitter alle ablenken. Ich verspritze mein Getränk, sodass meine Beine nun voller Prosecco sind, der hoffentlich den Geruch überdeckt. Es ist immer noch besser, als tollpatschig oder stinkbesoffen angesehen zu werden, denn als inkontinent, denke ich, und helfe dabei, alles aufzuwischen, bevor ich in meinen durchweichten Schuhen davonstöckele. Ich mache das öfter, die tollpatschige Besoffene spielen, erkläre ich Lizzie, die sehr still geworden ist.

Ich habe das Gefühl, dass sie bis in meine Seele blickt, und der Raum scheint sich plötzlich zu drehen. Wir stecken mitten in einem Horrorfilm, und die Temperatur ist gerade um ein paar Grad gefallen. Ich kann uns atmen hören. Mich ergreift die Panik, dass ich ihre Gefühle verletzt habe oder sie mich zu den Anonymen Alkoholikern schicken wird. Oder dass das Besuchen von Partys zeigt, dass es mir gut geht und ich ihre Hilfe gar nicht brauche. Vielleicht mag sie auch Menschen nicht, die sinnlos Weißwein verschwenden. Ich habe mich womöglich auch von der Geschichte mitreißen lassen und viel zu viel geflucht. Und mich zu wenig als Opfer dargestellt.

„Luce“, sagt sie. „Ich denke schon eine ganze Zeit, dass wir am Ende meiner Möglichkeiten angekommen sind.“

Das Herz rutscht mir in die Hose. Es setzt aus wie ein kaputter Aufzug und galoppiert dann los. *Sie schmeißt mich raus.* Oh GOTT!

„Nein. Nein. Es tut mir leid. Ich werde mir wirklich Mühe geben, ich verspreche es“, platzt es aus mir heraus. Weinerlich, pathetisch, bettelnd. Dabei bin ich wirklich verzweifelt. Wenn sie mich nicht weiter behandelt, wohin soll ich dann gehen? Schon wieder habe ich etwas versaut und werde nun für immer in meiner eigenen Lache stehen müssen. Es ist schon jetzt einsam genug, da unsere Termine nur noch alle paar Monate stattfinden und sie die Einzige ist, die mich wirklich versteht. Ohne sie werde ich nicht überleben.

„Luce“, sagt sie mehrmals hintereinander.

Als wäre ich ein Baby, das sie beruhigt.

Sie wisse, wie sehr ich mich bemüht habe, sagt sie, aber es sei an der Zeit, der Wahrheit ins Auge zu blicken und andere Behandlungsmöglichkeiten in Betracht zu ziehen. Sie wird mit dem interdisziplinären Team über mich sprechen. Ich bin erst 34, aber die Geschichte mit der Party hat sie überzeugt. Sie weiß, dass es so nicht weitergehen kann und dass ich auf dem Zahnfleisch gehe. Sie stößt mich nicht von sich – sie bietet mir neue Hoffnung.

Ich denke: „Hurra, vielleicht kann ich repariert werden!"

Aber auch: „Mist, ich will keine Operation. Ich möchte nicht, dass da unten jemand mit einem Messer herumfuchtelt. Das klingt nicht sehr angenehm. Wird man mich etwa zwingen, meine Gebärmutter entfernen zu lassen? Da unten einfach alles ausräumen? Und was ist überhaupt ein interdisziplinäres Team? WIE VIELE LEUTE SOLLEN MIR DENN NOCH UNTER DEN ROCK SCHAUEN? WER SOLL MEIN BESCHÄMENDES GEHEIMNIS DENN NOCH ALLES ERFAHREN?"

Kapitel 14

Urogynäkologie

Das interdisziplinäre Team ist eine Gruppe von Spezialisten, die ihr Wissen und ihre Erfahrung in einen Topf werfen, um das „Ergebnis für die Patienten zu verbessern". Es wird geleitet von einem ernsten Fachmann mit Erfahrung in der Behandlung inkontinenter Frauen, und natürlich ist es so, dass alle Teammitglieder meine Intimregion begutachten. Lizzie hat meinen Fall dem Team vorgestellt und mir versichert, dass es den ganzen Tag nichts anderes macht als Pläne zu schmieden, wie man dem lädierten Intimbereich inkontinenter Ladys (und auch den Damen selbst) wieder ein besseres Leben beschert. Hurra!

Die Urogynäkologie kombiniert zwei medizinische Fachrichtungen – die Urologie (die für das urogenitale System einschließlich Blase, Nieren, Prostata usw. zuständig ist) und die Gynäkologie (die sich um das weibliche Fortpflanzungssystem kümmert). Aus meiner Sicht eint beide Richtungen die Passion dafür, die guten Dinge zu erhalten (wie Organe und Körperteile) und die schlechten Dinge (Pipi) loszuwerden, *aber nur dann, wenn man es auch will.* Die entsprechenden Abteilungen tragen manchmal wenig wohlklingende Namen wie „Weibliche Beckenmedizin und wiederherstellende Chirurgie", was in meinen Ohren ziemlich furchteinflößend klingt.

Da „konservative Behandlungsmethoden" (also solche ohne Eingriff) wie Physiotherapie, Übungen, Gewichtsverlust und Ernährungsveränderung bei mir nichts mehr bewirken, muss sich das Team folgende Fragen stellen: Ist diese Frau eine geeignete Kandidatin für eine Operation? Und wenn ja, für welche?

Die Fragen, die ich habe, sind etwas anderer Natur. Wie werde ich damit zurechtkommen, einen weiteren Schritt entlang der Straße der Scham zu gehen? Was zum Teufel wird da unten gemacht? Glauben die

Ärztinnen und Schwestern, dass wir Inkontinenten ein jammernder und übelriechender Haufen sind? Wie haben sie wohl im Meeting über mich geredet? Und wie werde ich die Nerven behalten, wenn der Termin schlecht ausgeht?

Ich weiß nicht, ob ich die Kraft habe, die beschämende und ermüdende Wahrheit schon wieder offenzulegen. Oder einzugestehen, dass ich mich kein bisschen über Operationen informiert und es auch vermieden habe, mich mit dem Netzskandal zu beschäftigen (mehr dazu auf Seite 189–195) – einem medizinischen Epos, das nun schon eine Weile seinen Gang geht –, weil ich wie gelähmt bin bei dem Gedanken, da unten aufgeschnitten zu werden. Was ist, wenn sie mir trotz all ihres Wissens nicht helfen können? Wenn sie mich mit einem Achselzucken nach Hause schicken und ich nie wieder ganz dicht sein werde?

Ich versuche mich an Lizzies Hoffnung zu klammern, aber in meinem Kopf überschlagen sich die Gedanken.

Juli 2012, der lange Gang der Scham zur Urogynäkologie

Ich denke wieder einmal über Sprache nach, als ich mich in die Eingeweide eines neuen und blitzblanken Gebäudes begebe.

Wie ich herausfinden werde, ist die Urogynäkologie eine relativ neue Fachrichtung. Merkwürdiger als in der Comedy-Serie *Green Wing* und definitiv weniger sexy als in *Grey's Anatomy*. Saubere und sterile Oberflächen und Maschinen, die dir auf einem Ausdruck darlegen, wie viel und wie schnell du gepinkelt hast.

Wenn man bedenkt, was sich hinter den Brandschutztüren im Eichenlook abspielt, wirkt die Abteilung relativ neutral und nichtssagend. Ich bin ein wenig wackelig auf den Beinen und kämpfe mit den Tränen. Ich wünschte, meine mittlerweile erwachsenen Schwestern und meine Mutter wären hier. Meine Frauenriege, die mich daran erinnert, dass ich nicht einfach im Boden versinken und nie wieder auftauchen werde. Wenn ich eins nicht möchte, dann ist es, schon wieder die Hosen herunterzulassen.

Und ich bin mir immer noch nicht sicher, wie ich über mein bestes Stück reden soll. Zu Zeiten Shakespeares war das Wort *nothing* ein

Synonym für die Geschlechtsteile einer Frau – *no thing*, wörtlich übersetzt also „kein Ding", bedeutete nämlich die Abwesenheit eines Penis. Ich werde jetzt also mein „Nichts" einer Menge Menschen zeigen, die ich noch nie zuvor gesehen habe. Menschen, die in einem Team zusammenarbeiten und einander kennen, einschließlich ihrer Komfortzonen. Ich frage mich, ob diese Leute denken werden, dass sie mich kennen, wenn sie zwischen meine Beine geblickt haben. Ich habe eine Liste mit Fragen dabei, die ich ihnen im Anschluss an die Untersuchung stellen möchte. Ehrlich gesagt habe ich sie von einer medizinischen Internetseite abgeschrieben. Sie sind fachlich und vernünftig und betreffen die Zukunft. Aber was ich immer noch herausschreien möchte, ist:

Wer seid IHR nur? Wie seid ihr so? Wäre das hier einfacher, wenn wir uns schon länger kennen würden? Fühlen sich alle, die hierherkommen, so verloren wie ich? Und wie kann ich ehrlich sein, wenn ich selbst im Beisein meiner engsten Freunde dauernd in Tränen ausbreche?

Ich desinfiziere meine Hände zum dritten Mal mit eiskaltem Gel und flippe aus, als die Bedeutung all dessen mir plötzlich bewusst wird. Ich will überall sein – nur nicht hier. Ich habe aufgrund von Arzt- und Physioterminen schon so viel verpasst, habe endlos viel Zeit am Telefon gehangen, um sie überhaupt zu bekommen. Von dem ganzen bürokratischen Aufwand einmal ganz abgesehen.

Der Raum ist zu hell. Die Mitarbeiter am Empfangstresen sind zu nett. Es ist alles so sauber und makellos. Ich habe das Gefühl, dass ich den Ort mit meiner Traurigkeit beflecken werde. Meine Scham ist nach oben gekocht und wirft Blasen wie Lack in der Sonne. Ich bin so weit gekommen und habe mich auf dem Weg so sehr beschmutzt, dass ich nur noch weglaufen möchte. Im Grunde darf ich mich natürlich nicht beschweren. Schließlich liege ich nicht im Sterben. Ich stinke nur und fühle mich so gar nicht wie ich selbst.

Und dann werde ich aufgerufen.

„Mein" Chirurg – ein kleiner, schlanker, optimistischer Typ, dem ich sofort den Spitznamen „Muschi-Magier" verpasse – nimmt meine Krankengeschichte auf. Es geht um meine Menstruation, die unerklärlicherweise nach den Geburten stärker geworden ist (und nicht leichter, wie ich gehofft hatte), Geburten, Medikamente, Krankenhausaufenthalte, „normale" Blasen- und Darmgewohnheiten. Das Übliche also. Seine

Krankengeschichte zu kennen ist ein wichtiger Teil des Patientendaseins, etwas, das man richtiggehend lernen muss. Es ist nämlich enorm wichtig, den Ärzten die richtigen Informationen zu geben, damit man am Ende von ihnen auch das bekommt, was man sich wünscht. Am wichtigsten ist natürlich zu wissen, was genau es ist, das man sich wünscht.

Ich bin mittlerweile an das Aufnehmen der Krankengeschichte gewöhnt, auch wenn ich noch kein Profi darin bin. Ehrlich gesagt finde ich es schrecklich langweilig, alles immer wieder neu abspulen zu müssen, und ich bin zudem leicht genervt, denn schließlich liegt eine dicke Krankenakte auf dem Tisch, in dem dieser ganze Sermon wahrscheinlich mit den passenden medizinischen Fachbegriffen enthalten ist. Die ganze Sache erwischt mich auf dem falschen Fuß. Ich bin zwar die Hauptdarstellerin, aber ich bekomme meine eigene Pipi-Geschichte nicht richtig auf die Reihe. Der Muschi-Magier fragt mich, wie er mir meiner Meinung nach helfen könne.

Ich falle in eine Art Schockstarre. Ich habe keine Ahnung, welche Behandlung in meinem Fall die richtige wäre.

Er fragt mich, warum ich da bin und wie es mir geht. Ich weiß, warum er das tut, aber ich bin bereits ins Trudeln geraten. In Abwehrhaltung, nach Entschuldigungen suchend, mit blank liegenden Nerven. Jedes Mal, wenn ich etwas sage, beispielsweise „Ich weiß, dass ich jeden Tag einnässe, weil meine Einlagen durchweicht sind", komme ich mir vor wie eine Idiotin. Als ich berichte, dass es sich verschlimmert, wenn ich meine Regel habe, gerate ich in Panik. Vielleicht machen ja alle in die Hose, wenn sie ihre Periode haben? Vielleicht steht das sogar auf dem Tampon-Beipackzettel und ich habe es einfach überlesen. Ich versuche mich zu erinnern, ob es in der letzten Zeit einen Tag gab, an dem die Einlage nicht vollgesogen war, nachdem ich die Treppe hochgegangen bin. Vielleicht sollte ich einfach die Beine übereinanderschlagen. Oh Gott.

Plötzlich fühlt es sich auch ziemlich unbedeutend an, dass ich ständig leichte Angstzustände habe. Wer bin ich denn, dass ich mir einbilde, meine Vagina sei so besonders, dass sie eine Vorzugsbehandlung verdient? Vielleicht leiden alle Frauen darunter und sind nur zu höflich, darüber zu reden, und ich habe Jahre damit verbracht, aus einem Hügel der Scham einen Berg (aus Inkontinenzeinlagen) zu machen.

Ich gebe mir alle Mühe, mich zu konzentrieren, weiß aber nicht mehr genau, welche Verletzung bei welcher Geburt entstanden ist.

Der Arzt hört mir die ganze Zeit aufmerksam zu und macht sich Notizen. Sein Blick wird mitfühlend, aber er bleibt zugleich sachlich, als meine Stimme sich überschlägt und ich die Worte *atemlosaneinanderreihe*. Eine Schwester mit einem tiefen kehligen Lachen entlockt mir am Ende die ganze Geschichte durch ihre „mhmms" und „ahs". Nennen wir sie einfach einmal Carol, sie sieht auf jeden Fall aus wie eine Carol und gibt mir irgendwie Sicherheit. Ich fühle mich wie eine Fünfjährige, die zum ersten Mal beim Zahnarzt ist, oder eine Frau, die auf einer Brücke steht und vom Springen abgehalten werden muss. Ein Teil von mir fragt sich, ob ich am Ende eine Belohnung bekomme oder ob sie mich gleich einweisen lassen.

Es gibt mittlerweile ein interdisziplinäres Fachgebiet, das den schönen Titel *Medical Humanities* trägt und bei dem es um die Verbindung von Medizin, Kultur und Gesellschaft geht. Hier wurde der Begriff des „medizinischen Narrativs" geprägt, der Geschichte unserer Person, unserer Krankheit und unserer Behandlungen. Es ist etwas, das Patienten besitzen können und was eine Genesung fördern kann. Ich lese online darüber und erfahre von Kindern mit Krebs im Endstadium und wie hart die Vorstellung einer Geschichte für die Eltern und Pflegekräfte in diesem Bereich ist, denn sie konfrontiert sie mit dem Gedanken an den Tod, den die kleinen Patienten meist schon kommen spüren. Ich lese auch etwas über Kliniken, in denen Patienten mit Künstlern oder Geschichtenerzählern an Körpergeschichten arbeiten und einen Sinn im Narrativ ihrer Genesung finden.

Ich habe Angst, dass mein Narrativ mittlerweile unwiederbringlich zerstört und meine Krankengeschichte unzusammenhängend und unzuverlässig ist. Als ich nach Daten und Wörtern suche, kommt dabei Poesie heraus statt einer Reportage, ein merkwürdiges Konglomerat. Medizinische Begriffe und zusammenhanglose Einwürfe. Das meiste ist korrekt, aber nichts ist in der richtigen Reihenfolge. Die Geschichte, die ich erzähle, ist zwar meine, aber sie ist erbärmlich schlecht. Sie wiederholt sich und ist mir nur zu gut vertraut, weil ich meine Zeit damit verbringe, sie in Witze zu verpacken und dann im Internet darüber zu schreiben und mir vorzumachen, dass ich es durch den Mut der Veröffentlichung nicht nötig habe, wirklich darüber nachzudenken und alles zu verarbeiten.

Aber genau das muss passieren. Ich muss sie mir zu eigen machen.

Der Chirurg ist trotz meiner fahrigen Erzählung überzeugt und gerät lediglich kurz aus der Fassung, als ich herausplatze, dass ich hoffe, nicht seine Zeit zu vergeuden. Er schaut mich an, als hätte ich in einer Fremdsprache gesprochen.

Vollgepieselte Schlüpfer sind quasi sein Tagesgeschäft und er findet es UNGLAUBLICH, was ich alles durchgemacht habe. Ihm fallen beinahe die Augen aus dem Kopf, als ich erzähle, wie lange ich mich nach meiner zweiten Geburt mit Physiotherapie abgemüht habe.

Ich sehe das Problem. Ich bin zynisch, ausgelaugt und müde, und es fällt mir schwer, seine einfache Sicht auf die Dinge und seine Offenheit anzunehmen. Selbst meine feministische Wut ist mir irgendwann abhandengekommen. Ein plattes Angebot, mir so schnell wie möglich helfen zu wollen, fühlt sich an wie eine Betrugsmasche. Nachdem ich so lange herumexperimentiert habe, fühlen sich der Weg nach vorne, die Ernsthaftigkeit und das Engagement, mir helfen zu wollen, irgendwie merkwürdig und fremd an. Mein ganzes Leben lang habe ich jede nutzlose Botschaft zum Thema Inkontinenz unbesehen geglaubt. Ich habe einfach nicht damit gerechnet, dass Ärztinnen und Ärzte das Thema für wichtig genug halten, mich und die anderen Frauen im Wartezimmer für wichtig genug halten, um uns zu helfen.

Der Chirurg schreibt an meine Hausärztin und beschreibt meine Harninkontinenz als „floride“ (rasch fortschreitend) und organisiert Untersuchungen, um festzustellen, welcher chirurgische Eingriff für mich am besten geeignet ist. Er vereinbart außerdem einen Termin für eine Untersuchung, die man Urodynamik nennt. „Wenigstens ein witziger Name“, denke ich.

Am Abend schreibe ich in meinem Blog über den Termin und meine Nervosität, Angst und Schamgefühle. Die Reaktionen sind überwältigend. Frauen, die ich kenne und auch völlig Unbekannte kontaktieren mich. Manche durchlaufen Ähnliches und fühlen sich alleine gelassen. Andere sagen, dass ich dem Ausdruck verleihe, was sie nicht laut auszusprechen wagen. Der Austausch tut mir gut, aber er hat auch seinen Preis. Nicht alle wissen, wie ich mich fühle.

Die größte Überraschung hält der Chirurg für mich bereit. Nicht in Form seiner äußerst mechanischen Untersuchung, bei der ein Spekulum eingeführt wurde und ich ein Bein wie eine Synchronschwimmerin anheben und dann pressen musste. Nein, überrascht hat er mich mit dem Satz: „Es geht Ihnen jetzt schon eine lange Zeit nicht gut, Luce."

Oktober 2012, bildgebende Abteilung, irgendwo im medizinischen Untergrund

Als ich die Einladung zu meiner Urodynamik-Untersuchung bekomme, bin ich sogleich fasziniert. Wie können sie sehen, dass meine Blase sich füllt, ohne mich aufzuschneiden? Keine Ahnung. Aber ich habe das Gefühl, dass es eine Art Aufführung geben wird. „Vielleicht wird es so wie bei *Pussy Riot*, nur ohne Sturmhauben", sinniere ich. Auf jeden Fall werde ich wohl zur Pinkelkünstlerin. Wer hätte das gedacht!

„Okay, Luce", sage ich mir, als ich in der Abteilung ankomme. „Heute ist der Tag aller Tage. Die öffentliche Analyse deiner zweifach lädierten Intimregion steht an." Es fühlt sich äußerst bedeutsam an. Die große Prüfung, bei der sich entscheidet, ob eine OP überhaupt infrage kommt.

Alle sind nett und gut drauf. Ich treffe Carol wieder, die Inkontinenz-Schwester, die ich vom ersten Termin kenne. Ihre offene Freundlichkeit ist so sanft und beruhigend, dass Dinge wie Katheter völlig normal erscheinen. An irgendeinem Punkt fummelt sie mir am Hintern herum, um eine Sonde hinzuzufügen, die meine Muskelstärke erfassen soll (glaube ich zumindest), eine Sonde, die genau wie die anderen Drähte, die mich mit einer Maschine zu verbinden scheinen, ein leichtes Prickeln auslöst. All das macht sie mit dem Gebaren einer freundlichen Schulschwester, die dir eine Binde in die Hand drückt, weil du im Sportunterricht zum ersten Mal deine Periode bekommen hast.

Zuvor jedoch, bevor der spaßige Teil beginnt, gerate ich in einen surrealen Albtraum, der einem Film von David Lynch entsprungen sein könnte. Wir befinden uns nun tatsächlich in den Eingeweiden des Krankenhauses, in der düsteren Welt ganz spezieller Toiletten.

Kurz vor einer möglichen Lösung zu stehen, macht mir noch einmal schmerzlich bewusst, wie schrecklich und verstörend meine Inkontinenz ist. Und wie einsam sie macht. Zumindest werde ich heute meine

Klamotten nicht vollpinkeln, weil eine Schwester mich gerade gebeten hat, sie abzulegen. Ich mache auf cool und zwänge mich mit meinem Mann zusammen in eine Kabine. Er steht mir zur Seite, ebenso wie meine Glückssocken. Zusammen sind sie meine moralische Unterstützung.

„Es wird schon alles klappen, oder?", flüstere ich ihm zu. „Was ist, wenn ich es versaue?"

„Deswegen sind wir doch hier", sagt er augenzwinkernd und küsst mich auf die Nase. Wir haben die Überweisung dabei und sind pünktlich erschienen – wie aufgefordert mit voller Blase. Unseren Part haben wir erfüllt. Und er hat natürlich Recht, genau aus dem Grund sind wir hier. Ich beruhige mich ein wenig. Der Test wird sicher ein wenig peinlich, aber ich bin bereit. Schließlich bin ich mittlerweile Profi beim Thema Demütigungen.

„Wunderbar", sagt Carol, als ich aus der Kabine trete, bekleidet mit zwei Krankenhaushemden. Eines bedeckt meine Vorderseite, das andere habe ich verkehrt herum an, sodass es meinen Po bedeckt. „Aber die Socken sollten Sie lieber ausziehen, Liebes."

Ich muss beinahe lachen. Und sterbe ein bisschen. Sie schickt mich auf die Toilette und sagt ganz nebenbei: „Aber nehmen Sie bitte die mit dem silbernen Sitz, nicht die normale."

Mir kommt ein Toilettenspruch in den Sinn: *If you sprinkle when you tinkle, please be neat and wipe the seat.* („Wenn du kleckerst und du spritzt, mach wieder sauber, worauf ein anderer dann sitzt.")

„Mit Toiletten habe ich Erfahrung", denke ich, als ich den Testraum betrete. „Ich kann wie die Queen auf einem silbernen Thron hocken." Dann schaue ich hinein. Am Boden der silberfarbenen Toilette ist ein Propeller. Ein Propeller! Ich muss mich hinsetzen und auf einen Propeller pinkeln. Ich frage mich, ob damit schon der Höhepunkt des Besuchs erreicht ist.

Ich schaue mir beide Toiletten an. Mein Hintern ist kalt in den losen Hemden. Dann atme ich einmal tief durch. Natürlich kann ich auf einen Propeller pinkeln, ich bin erwachsen. Ich setze mich auf das silberfarbene Klo und versuche mich zu entspannen. Keine Chance. Die Wand bewegt sich. Da ist eine versteckte Tür. Obwohl ich die Haupttür zum Flur verschlossen habe, in dem mein Mann mit meinen Klamotten in einer Plastiktüte sitzt, ist der Raum irgendwie mit den anderen Räumen dahinter verbunden. Und da ist Carol! Sie ist plötzlich hinter mir aufgetaucht, um zu sehen, wie ich mich so mache. Sie dreht einen Wasserhahn auf, damit das Geräusch mir hilft.

Vom Geräusch des Wassers angespornt, schaffe ich es zu pinkeln und Carol prüft die Anzeige, bevor sie mich in einen weiteren Raum bringt, wo ich an Monitore angeschlossen werden soll. Sie flüstert mir zu: „Viel Glück!" Dann bittet sie mich, mich auf eine breite abwaschbare Liege zu legen. Sie bringt einen Katheter an, der später dazu verwendet werden wird, meine Blase sozusagen bis zum Anschlag zu füllen.

Ich habe Angst und bin zugleich neugierig. Wir befinden uns nun in einem Röntgenraum und einige Menschen laufen herum. Carol überprüft noch einmal, dass nichts, was sie in mich eingeführt hat, irgendwo hängenbleiben kann. In dem unfreundlichen Licht sieht alles weiß aus. Die Mitarbeiter laufen in Röntgenschürzen herum, die mich an überdimensionale Galoschen erinnern.

Die Situation ähnelt jener in *Charlie und die Schokoladenfabrik*, als Mickie Glotze auf Miniaturgröße schrumpft, nur dass Willy Wonka kein Interesse daran hatte, Mickies Harnröhre zu begutachten. Ich komme mir jedenfalls sehr klein vor.

„Keine Sorge, Luce", sagt Carol. „Das hier ist ein Feuchtraum."

„Sie müssen sich nicht schämen, falls sie auf den Boden pinkeln oder sonst wohin", fügt der Radiologe hinzu. „Deswegen sind Sie ja hier."

Das Szenario ist ziemlich merkwürdig. Nachdem ich angeschlossen wurde, ragen jetzt Drähte und Röhren aus allen möglichen Körperöffnungen. Ich fühle mich ein wenig seltsam und blutleer. Nun, da ich – mit all den Drähten und Schläuchen – halb Mensch, halb Maschine bin, betreten weitere Personen den Raum, die dabei zuschauen möchten, wie jemand meine Blase Stück für Stück füllt. Sie haben es mir zwar sehr sorgfältig erklärt, aber verstehen tue ich es nicht wirklich. Schließlich habe ich meine Blase ja gerade vollständig geleert. Wer übernimmt denn nun das Füllen?

„Das ist Jim, unser wissenschaftlicher Leiter", sagt Carol. (Zumindest sieht er aus wie ein Jim.)

„Irre", denke ich.

„Und hier ist Ihr Facharzt, Dr. Muschi-Magier." (Natürlich nennt sie ihn anders.)

Ich komme mir unhöflich vor. Ich möchte mich aufsetzen und beide ordnungsgemäß begrüßen, aber ich möchte mich auch nicht auf dem Bett bewegen, für den Fall, dass ich irgendetwas aus der richtigen Position bringe.

Jim ist sehr freundlich und schafft es, diskret zu sein, während er laut und deutlich über eine Reihe möglicher Szenarien redet, die damit zu tun haben, wie dringend ich pinkeln muss, während jemand anderes (Carol?) etwas Kühles durch den Katheter pumpt, hinein in das, was ich für meine Harnröhre halte. Es ist ziemlich kalt, aber Jims Fragen lenken mich ab.

Während meine Blase sich füllt, fragt er mich immer wieder, ob ich das Gefühl habe, auf die Toilette zu müssen oder zu wollen.

Das Witzige ist, dass ich zwar mit eigenen Augen sehen kann, wie sich meine Blase füllt und ich merke, dass sich das Ganze recht merkwürdig anfühlt, aber ich kann es ihm nicht sagen. Ich weiß nicht, ob ich pinkeln muss. Oder will. Zum ersten Mal in fünf Jahren, die durch meine Blase bestimmt wurden und in denen ich mir mehr als bewusst war, wie häufig sie versagt hat, habe ich keine Ahnung.

„Ich weiß es nicht", murmele ich immer wieder.

„Würden Sie jetzt zur Toilette gehen?", fragt er dennoch wieder. „Würden Sie jetzt hineinspringen, wenn Sie gerade an einer vorbeigingen? Spüren Sie schon einen Druck?"

„Ich glaube, ich spüre den Druck", sage ich. Aber auf die Frage, ob ich jetzt mal eben die Toilette aufsuchen würde, habe ich keine Antwort.

Ich weiß nicht, warum das so ist. Nerven? Sorge? Scham? Wahrscheinlich Scham.

Alle versichern mir, dass es keine richtige oder falsche Antwort gibt, und ich mache nicht einmal einen Witz darüber, dass ich Tests nicht ausstehen kann, bei denen es keine richtige Antwort gibt und man keine Bestnote bekommen kann. Immerhin bringe ich sie zum Schmunzeln, als Carol mich fragt, ob ich gegen etwas allergisch bin und ich (wahrheitsgemäß) „Katzen" sage.

„Ich habe meine heute extra zu Hause gelassen", sagt die nette Carol mit einem Augenzwinkern.

„Sehr gut", frotzele ich zurück. „NIEMAND möchte, dass ich jetzt niesen muss."

Alle lachen höflich. Ich schaffe das mit dem Feuchtraum, beschließe ich. Kein Problem.

Und dann kippen sie die Liege, sodass ich zum Stehen komme. Ich erhebe mich wie Hannibal Lecter und sehe all diese Menschen (die so nett sind) – die Menschen, die gekommen sind, um zu sehen, wie, warum, wann und wie viel ich pinkele.

Der ausgesprochen freundliche Radiologe warnt mich vor, dass mir vielleicht etwas schummerig werden könnte. Auf manche Menschen hat der Test offenbar diese Wirkung. Ich habe wieder einmal das Gefühl vor Scham zu sterben. Aber ich behalte die Nerven und plumpse unvermittelt in die Realität, als ich feststelle, dass ich jetzt wirklich ganz arg dringend auf die Toilette muss, wenn ich hier mit meiner vollen Blase so stehe. Im Raum befinden sich fünf oder sechs Menschen. Ich kann sie nicht zählen, weil ich mich so fühle, als hätte ich auf leeren Magen vier Gläser warmen Weißwein getrunken. Ich bin hier, damit ich untersucht werde, und ich bin tapfer, aber dennoch muss ich beinahe heulen, wie ein kleines Mädchen im Supermarkt, das weiß, dass es jetzt gleich in die Hose machen wird.

Aber es kommt noch schlimmer. Jetzt, wo ich wirklich verzweifelt bin, lassen sie mich nicht gehen. Nichts zu machen. Ich muss husten und mich bewegen, damit sie sehen können, welche Teile nicht richtig funktionieren. Zur Unterstützung, und weil ich hilfsbereit bin, stimme ich zu, das Hemd anzuheben, damit sie den vollen Blick auf mich haben. Wie eine kaputte Marilyn Monroe über dem U-Bahnschacht. Eine verrückte Cancan-Tänzerin mit gerafftem Rock. Ich frage mich, ob ich mein Gesicht hinter dem Hemd verstecken kann, aber es erscheint mir dann doch zu melodramatisch, also raffe ich das Hemd um meinen Bauch herum zusammen.

Immerhin, denke ich, kann ich auf einem Leuchtschirm beobachten, wie meine Blase sich bewegt und leert, als ich huste und ein Schwall Pipi auf dem Boden landet. Dieses Detail, das Versagen meiner Blase auf einem großen Bildschirm, überzeugt mich beinahe davon, dass ich mir das Ganze nicht einbilde. Gleichzeitig wünschte ich, ich hätte daran gedacht, mir die Beine zu rasieren.

Dann kommt das große Finale. Ich stehe und immer wieder kommt ein Schwall Pipi aus mir heraus, je nachdem was ich gebeten werde, zu tun. Ich bemühe mich, nicht nervös zu sein, weil ich irgendwo gelesen habe, dass dies den Test beeinflussen könnte.

Und dann fragen sie mich, ob ich bereit wäre, meine Blase komplett zu leeren, hier und jetzt und vor allen Anwesenden.

Die Zeit bleibt stehen.

Ich denke: „Jetzt? Hier? Eine volle Ladung Pipi über meine Füße? *Während alle zuschauen*?"

Mir entfährt ein leises Quietschen.

„Keine Angst", sagt der nette Radiologe.

„Sie müssen das nicht tun. Einigen Frauen ist es zu peinlich", sagt Carol.

„Es wäre hilfreich", sagt der Facharzt. „Aber fühlen Sie sich nicht unter Druck."

Trotzdem bleibt das Gefühl, dass der Raum es erwartet.

Mir schießt ein weiterer Gedanke durch den Kopf: „EINIGE? Nur EINIGEN ist es zu peinlich? Nicht ALLEN? Ich bin ganz offensichtlich weniger cool, als ich dachte."

Alle scheinen ein wenig überrascht zu sein darüber, wie geschockt ich schaue, aber vielleicht bilde ich mir das auch nur ein, denn ich fühle mich ziemlich benommen.

„Tief durchatmen", denke ich. „Wenn wir es einmal ganz realistisch betrachten, haben dir MINDESTENS ZWEI DER IN DIESEM RAUM ANWESENDEN ERWACHSENEN SCHON DEN FINGER IN DEN HINTERN GESTECKT. Und der Rest ist beruhigend respektvoll und freundlich. Und außerdem loben sie dich die ganze Zeit."

Ich beschließe, das Ganze mit einem tiefen Atemzug durchzustehen und, nun ja, einfach hier zu stehen und den Restinhalt meiner Blase auf dem Boden zu verteilen. Also sage ich mit leicht verängstigter Stimme: „Ähm, okay."

Ich atme ein und an meinem Gesichtsausdruck lässt sich wohl ablesen, wie geschockt ich bin und dass ich mich geschlagen gebe. Der Radiologe und Carol verstehen plötzlich, warum ich mich so elend fühle. Sofort sind sie zur Stelle und retten mich vor der größten Demütigung meines Lebens.

„Nein, nein, meine Liebe", sagt eine Stimme. „Sie müssen hier nicht auf den Fußboden pinkeln."

Und eine andere Stimme sagt: „Wir meinten, ob Sie wohl in diese Maschine hier pinkeln würden?“ Meine Rettung.

Sie geben mir ein Frauenurinal, das an etwas angeschlossen ist, das so merkwürdig mechanisch und hausgemacht aussieht, dass es glatt aus dem Film *Tschitti Tschitti Bäng Bäng* stammen könnte. Es soll meinen Urinfluss messen. Ich bekomme Bestnoten. Bravo, Luce! Ich darf gehen und mich wieder anziehen.

Aber der Tag ist noch nicht vorbei. Ich fühle mich ein wenig klebrig, aber immerhin bin ich nicht mehr nackt, als wir uns erneut zusammensetzen. Es wird eine lange Besprechung, mit einem detaillierten Gespräch und einer weiteren Untersuchung durch den Chirurgen, für die ich mich erneut ausziehen muss. Er prüft meinen Prolaps und ich uriniere währenddessen wie ein wild gewordener Springbrunnen. Aber das macht mir schon nichts mehr aus. Der Muschi-Magier verlässt den Raum, damit ich mich wieder sortieren kann, aber Carol bleibt bei mir. Sie hilft mir sogar, meine Knöchel sauber zu wischen, als meine Beine anfangen zu zittern und nicht aufhören.

„Er ist hier, um Ihnen zu helfen“, sagt sie über den Chirurgen, der Engagement und Sicherheit ausstrahlt und noch mehr wie Willy Wonka aussieht, nachdem er die Bleischürze abgelegt hat. Ich habe Carol und den Chirurgen in mein Herz geschlossen. Sie strahlen Ruhe, Optimismus und Selbstsicherheit aus. Vielleicht liegt es daran, dass sie ihre Tage damit verbringen, Dinge zu reparieren und das Leben von Menschen zu verbessern.

Beinahe versaue ich es dann doch noch, indem ich anfange zu plappern. In der Zeit, die es braucht, bis ich meine Sachen ein zweites Mal angezogen habe, habe ich mich selbst davon überzeugt, dass der Arzt mir sagen wird, dass er mir nicht helfen kann oder will, weil ich zu jung bin oder nicht genügend Beckenbodenübungen gemacht habe oder es schlichtweg nicht verdiene. Ich stelle mir vor, dass er mir sagt, ich solle mit dem Jammern aufhören oder ich sei zu dick oder … irgendwas.

Er hört mir eine Weile geduldig zu, verzieht dann das Gesicht und beschreibt meine Stressinkontinenz als „jenseits der Skala“.

Im guten oder im schlechten Sinne? Ich will schon nachfragen, aber er kommt mir zuvor. Er weiß, dass es übel ist.

„Was wollen Sie tun?“, fragt er mich, und plötzlich erwacht die starke Frau in mir zum Leben. Ihr Brüllen könnte die Toten aufwecken.

„Ich will, dass Sie mich operieren und der Inkontinenz ein Ende machen, bitte, ich halte es einfach nicht mehr aus“, sage ich.

Und genau das bietet er mir an. Eine Kolposuspension. Er wird versuchen, mich schnellstmöglich zu reparieren. Dann bedankt er sich für mein Kommen, was ziemlich nett von ihm ist, wenn man bedenkt, dass ich die halbe Wand seines Behandlungszimmers vollgepinkelt habe.

Kapitel 15

Geschichte

Ich sehe sie mittlerweile zwar seltener, aber Lizzies Aussage, dass ich eine Frau mit Problemen bin und erkennbar Hilfe brauche, beschäftigt mich noch immer. Natürlich stecke ich in einer misslichen Situation. Aber die ganze Wut und das Feuer, was ich in Anbetracht meines Schicksals empfinde, werden regelmäßig von einer riesigen Welle an Schuldgefühlen überrollt. Tief in meinem Inneren bin ich davon überzeugt, dass ich eine Belastung für die Gesellschaft bin und mit meinem miesen Beckenboden und noch mieseren Bemühungen endlos Zeit und Ressourcen verbrauche. Wenn ich das vor Freunden oder medizinischem Personal äußere, sagen immer alle, das sei Quatsch. Aber irgendwie glaube ich ihnen nicht.

Ich beschließe, mich über die Geschichte meines Leidens schlau zu machen. Hatten Frauen immer schon das Gefühl, dass Probleme im Intimbereich etwas waren, bei dem sie sich schämen sollten, wenn sie sich Besserung erhofften, oder bin ich möglicherweise die Einzige?

Ich finde heraus, dass die Gesellschaft von Frauen, die ebenso lädiert sind wie ich – meinen Stammesschwestern also – im Allgemeinen erwartet, dass sie das irgendwie selbst regeln, vorzugsweise ohne großes Aufsehen und keinesfalls in der Öffentlichkeit.

Man erkennt dies an der Geschichte von Ärztinnen – vor allem jenen, die mit Traditionen gebrochen und neue Wege beschritten haben. Elizabeth Garrett Anderson ist ein Paradebeispiel. Obwohl sie wiederholt von männlich dominierten Institutionen abgelehnt wurde und große Reisen auf sich nehmen musste, um Qualifikationen zu erwerben (und das mehrfach), war Garrett Anderson die erste Frau, die in Großbritannien als Ärztin zugelassen wurde (und die erste Frau, die zur Bürgermeisterin gewählt wurde). Sie war verheiratet, hatte Kinder, war Dekanin und gründete das *New Hospital for Women* in London – einen Ort mit rein weiblichem Personal, das nur Patientinnen aufnahm. Laut Wissenschaftsmuseum erwachte in Garrett Anderson, Tochter eines Pfandleihers, der Wunsch Medizin zu studieren, nachdem sie Dr. Elizabeth Blackwell getroffen hatte, die 1849 als erste Frau ein Medizinstudium in den USA abschloss[1] und später die *New York Infirmary for Women and Children* gründete.[2] Als Garrett Anderson Dekanin der *London School of Medicine for Women* wurde, holte sie Blackwell nach Großbritannien, um sie zur Leiterin der Gynäkologie zu machen. Und dann setzte sie sich für ein neues Gesetz ein, das 1876 vom Parlament beschlossen wurde und es Frauen ermöglichte, einen Abschluss in Medizin zu erlangen.

Es gab ohne Zweifel ein den damaligen Zeiten geschuldetes Element von Zimperlichkeit, Etikette und Bescheidenheit bei den ersten Ärztinnen, die sich auf Frauenprobleme spezialisierten, aber dahinter verbirgt sich ein noch tieferliegendes Problem, das uns weltweit bis heute beschäftigt. Frauengesundheit ist anscheinend ein Thema, um das sich Frauen selbst kümmern müssen – als wären die Erfahrungen von mehr als der Hälfte der Weltbevölkerung eine Art Kuriosität oder Nischenthema. Es scheint, als habe ein Mensch, dessen Körper Kinder in die Welt setzt, keinen Bezug zu Männern, die ganz und gar unbeteiligt an diesem Prozess erscheinen, auch wenn sie ihm ihr eigenes Leben verdanken und am Vorgang des Lebenerschaffens elementar beteiligt sind.

Im 18. Jahrhundert wurde das *The City of London Lying-In Hospital* eröffnet, das Frauen von Handwerkern aufnahm, die unter „den Schmerzen und Gefahren sowie dem Schrecken der Niederkunft“ litten.[3] *Vor allem* Frauen wurden aufgefordert, das Hospital mit Spenden zu unterstützen. Obwohl, wie damals üblich, nur verheiratete Frauen „mit tadellosem Ruf“ aufgenommen wurden, interessierte ich mich für den Ort, denn das Problem von Geburtsverletzungen und dadurch bedingten Funktionsstörungen findet schon damals in den Gründungsunterlagen Erwähnung. Probleme nach der Niederkunft, sowohl gesellschaftlicher als auch persönlicher Natur, kamen offensichtlich häufiger vor. Darunter fielen Probleme nach der Geburt ganz allgemein, also nicht nur nach extrem schwierigen Entbindungen, die wahrscheinlich in einer Zeit vor Schmerz- und Narkosemitteln, Infektionskontrolle und gut ausgebildeten Hebammen nicht selten waren.

„Es kann nur unser Mitgefühl stark berühren, wenn wir uns bewusst machen, wie viele unglückliche Frauen … selbst nach einer sicheren Niederkunft aufgrund eines Mangels an Nahrung, Arzneimitteln und Unterstützung entweder verstarben oder dem Gebrauch ihrer Glieder beraubt wurden oder anderweitig in ihrer körperlichen Verfassung Einschränkungen erfuhren, sodass sie ihre Familien nicht mehr versorgen konnten und der Allgemeinheit zur Last wurden.“[4]

Je mehr ich lese, desto bewusster wird mir, dass ich am Ende einer langen Reihe von Frauen stehe, deren Entbindungen sie zwar nicht umbrachten, sie aber hilfsbedürftig zurückließen. Dank der modernen Medizin und den Fortschritten der Pharmaindustrie – und natürlich dem außerordentlichen Glück, in einem reichen Land geboren zu sein und über ausreichende finanzielle Mittel zu verfügen –, habe ich Zugang zu Menschen, die mir beim Umgang mit meinen Problemen helfen können. Dennoch frage ich mich, wie viele Frauen mit Inkontinenz oder Wochenbettdepression selbst im 21. Jahrhundert noch unter einer „eingeschränkten körperlichen Verfassung“ leiden.

Selbst wenn einmal nicht die Stimme der Depression aus mir spricht, nehme ich, rein objektiv betrachtet, immer noch Zeit und Ressourcen in Anspruch – wie alle Menschen mit Inkontinenz. All die Medikamente, die ich eingenommen habe. All der Raum, den mein Zustand in meinem Denken einnimmt und dadurch produktive Gedanken verhindert. Ganz zu schweigen von der Umweltbelastung in Form von Einlagen und Einmalhöschen und Klamotten, die ich regelmäßig entsorgen muss. Die vielen Waschladungen. Es ist leicht, sich schuldig zu fühlen, und ich tappe immer wieder in diese Falle.

Es fuchst mich, dass ich trotz der exzellenten Arbeit, die unser Gesundheitssystem leistet, immer noch immense Ausgaben habe, um mein Leben einigermaßen am Laufen zu halten. Die Kosten für den einzelnen Patienten sind ein echtes Thema. Einmal abgesehen davon, dass dies ein weiterer Nachteil für Menschen mit Behinderungen und chronischen Krankheiten ist, trägt dies vielleicht auch zum Fehlen von neuen Anstößen oder einer breiteren Diskussion darüber bei, wie wir das Thema Inkontinenz umfassend angehen können. Und dahinter steht eine noch viel größere Rechnung, denn auch wenn der einzelne

Patient tief in die Tasche greifen muss, so könnten die nationalen Gesundheitssystem riesige Ausgaben einsparen, wenn sie bei der Prävention und Heilung von Inkontinenz konzertierter vorgehen und vorausschauender denken würden.

Zahlreiche Studien erforschen die ökonomischen Auswirkungen von Inkontinenz, was mich zum Grübeln bringt, warum Politiker und Entscheidungsträger hier nicht engagierter bei der Sache sind, und sei es nur, um Gelder zu sparen.

Die *Continence Foundation of Australia* hat die sozioökonomischen Kosten von Inkontinenz speziell bei betagten Patienten (die einen Großteil der Betroffenen ausmachen) untersucht[5], unter genauer Betrachtung der Kosten für Wäsche, die Pflege von bettlägerigen und ans Haus gebundenen Patienten, Windeln und Pflegeheime. Frauen sind sowohl bei den Patienten als auch bei den Pflegekräften überrepräsentiert, tragen also die größere Last. Berücksichtigt wurden Sozialleistungen, die niedrigere Produktivität (und geringeren steuerpflichtigen Einkünfte) der Betroffenen und all jener, die unbezahlte Hilfe leisten wie Familie und Nachbarn, sowie die Verwaltungskosten im Gesundheitswesen und der Sozialfürsorge. Dazu kommen die Kosten für zusätzliche Gesundheitsprobleme – von Stürzen, weil man auf die Toilette hetzt, über Infektionen und wundgelegene Stellen bis hin zu psychischen Problemen und Komplikationen nach Operationen. Ebenfalls berücksichtigt werden müssen die Folgeentwicklungen in einer Gruppe, die stärker zu Diabetes und Herzerkrankungen neigt, weil sie sich gar nicht oder nur eingeschränkt bewegen kann beziehungsweise Angst hat, sich zu bewegen.

Inkontinenz betrifft alle gesellschaftlichen Bereiche, denn soziale Isolation bringt finanzielle Auswirkungen mit sich, ebenso wie das Scheitern von Ehen und Beziehungen (aus Gründen von Inkontinenz und damit einhergehenden Problemen im Sexualleben). Es gibt auch Kosten, die dadurch entstehen, dass ansonsten gesunde Arbeitskräfte aufgrund von Toilettenproblemen kündigen oder gekündigt werden. Wer in einem Callcenter arbeitet, kann beispielsweise abgemahnt oder gekündigt werden, wenn er oder sie häufig zur Toilette geht und dafür zusätzliche Pausenzeiten benötigt.

Die Untersuchung kam zu dem Schluss, dass Inkontinenz Kosten in Milliardenhöhe verursacht.

Aber das ist noch nicht alles. Bedenken Sie einmal die massiven Kosten für die Umwelt in Form von Produkten und Hilfsmitteln auf Plastikbasis, die in Krankenhäusern und Praxen, aber auch zu Hause eingesetzt werden.

Aktivisten in Großbritannien argumentieren mittlerweile, dass es kostengünstiger wäre, vorbeugend Geld in Patientinnen und Patienten zu investieren, also beispielsweise Frauen während der Schwangerschaft und in der Menopause standardmäßig zu untersuchen, sich bei Männern um die Prostatagesundheit Gedanken zu machen und Beckenbodenübungen generell zu empfehlen. Würde dies *routinemäßig* erfolgen, könnte man die Mauer des Schweigens durchbrechen und Probleme schon im Keim ersticken, bevor daraus schwere oder chronische Leiden werden. Aber all das steht und fällt damit, dass wir ernsthaft *mit allen* über Inkontinenz reden, denn sonst nimmt der Teufelskreis kein Ende.

Die Geschichte der Operation, die der Muschi-Magier mir vorgeschlagen hat, bringt mich ebenfalls ins Grübeln. Es ist die minimalinvasive Variante eines Verfahrens, das sich Burch-Kolposuspension nennt. So komplex und furchteinflößend das Ganze klingt, geht es offensichtlich darum, meine Blase festzunähen, damit sie an Ort und Stelle bleibt. Er scheint sich sicher zu sein, dass dies die richtige Operation für mich ist, vor allem, weil ich für diesen Grad der Inkontinenz noch ziemlich jung bin. Trotzdem habe ich das Gefühl, ich sollte mehr herausfinden und die Risiken gründlich abwägen. Und die haben es in sich: von misslungenen Eingriffen über den Einsatz von Urinbeuteln bis hin zu Blaseninfektionen oder zusätzlichen Operationen ist alles drin.

Erstmalig durchgeführt wurde die Burch-Kolposuspension im Jahr 1961, wobei sie 1971, ein Jahr vor meiner Geburt also, leicht abgewandelt wurde, um die Spannung zu verringern. Jahrzehntelang war es DIE Standardmethode bei Belastungsinkontinenz. Die Ergebnisse waren ziemlich gut, wobei die Operation in den 2000er-Jahren seltener eingesetzt wurde, nachdem die Netz- oder TVT-Verfahren aufkamen. Diese wurden zunächst begrüßt, weil sie weniger invasiv waren und anfänglich höhere Erfolgsquoten verzeichneten.

Bei einer so genannten TVT-Operation (TVT steht für *Tension-free Tape*) wird ein Netz eingesetzt, um Organe am richtigen Ort zu halten. Das Netz wirkt wie eine Hängematte oder Schlinge, und der Eingriff ist weniger invasiv als die Kolposuspension, obwohl keines der Verfahren größere äußere Spuren hinterlässt. Damals möchte ich so ein Netz und kenne Menschen, die begeistert davon schwärmen.

Ich beneide die Frauen, die diese Operation angeboten bekommen. Es ist demoralisierend zu erfahren, dass mein dummer Körper sich nicht dafür eignet. Warum kann ich nicht einfach einmal „normal" sein, frage ich mich. Im Rückblick wird mir bewusst, dass ich wahrscheinlich ziemliches Glück hatte.

Im Laufe meiner Inkontinenzjahre zeigen sich nämlich nach und nach die potenziellen Risiken und Komplikationen, die auf TVT-Operationen folgen können. Dabei geht es vor allem darum, dass in einigen Fällen das Netz zerfallen oder im Körper wandern und Organe verletzen kann, mit der Folge bleibender Schäden und Verletzungen. Und wenn das der Fall ist, wird es schwierig oder sogar unmöglich, den Schlamassel zu beheben. Das Netzgewebe lässt sich oft nicht gut entfernen. Es kann sein, dass Fragmente oder ganze Stücke davon im Körper verbleiben, auch wenn Chirurgen sich bemüht haben, es vollständig zu entfernen. Wenn es bei Netzimplantaten zu Komplikationen kommt, kann dies zu eingeschränkter Bewegungsfähigkeit sowie chronischen Schmerzen in Beinen, Becken und Leiste führen. Auch Harnwegsinfektionen und Schädigungen von Nerven und benachbarten Organen sind möglich, wenn das Netz in inneres Gewebe eindringt oder es perforiert. Bei einigen Frauen ist auch die Vagina von Schmerzen betroffen und Geschlechtsverkehr wird unangenehm oder sogar unmöglich.

Obwohl es Patientinnen gibt, denen die Netz-OP gut geholfen hat, verglichen Aktivistinnen den Einsatz von Vaginalnetzen mit dem Contergan-Skandal der 1960er-Jahre, und die Chefredakteurin des BMJ, einer medizinisch-wissenschaftlichen Fachzeitschrift, nannte die Netzgeschichte eine „beschämende Episode" voller Schmerzen, Ungerechtigkeit und mundtot gemachter Patientinnen. Auch die Berichterstattung war mangelhaft.[6] Neben den Komplikationen und den ignorierten Stimmen betroffener Frauen gibt es Bedenken aufgrund fehlender Transparenz in Bezug auf die Wirksamkeit und Sicherheit des Verfahrens selbst sowie Spekulationen darüber, woher die Mittel für die Sicherheitsbewertungen stammten. Hinzu kommen mangelhafte Aufklärungsgespräche oder offensichtliche Lügen bezüglich des Materials, das

TVT-Netz und Kolposuspension

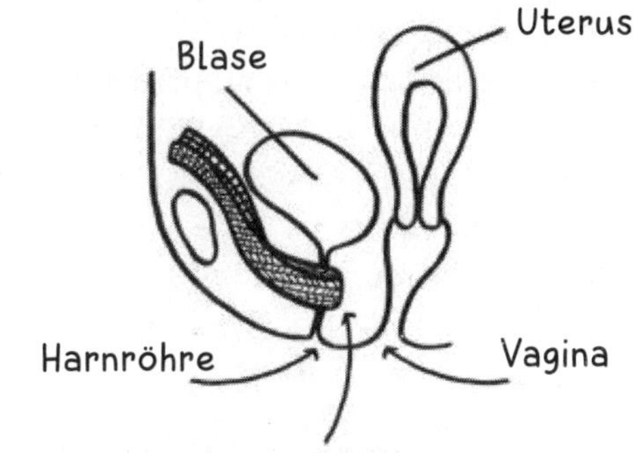

Netz wird um die Harnröhre geschlungen

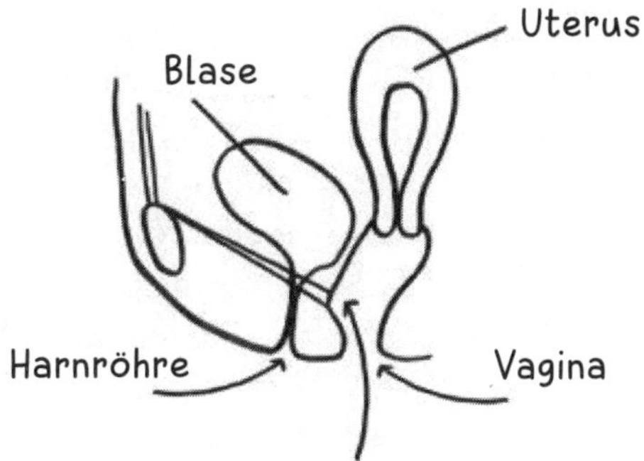

Vordere Vaginalwand wird mit Nähten angehoben

in den Körper eingesetzt wurde, sodass Einwilligungserklärungen der Patienten aufgrund lückenhafter Informationen erfolgten.

In der Medizin und Wissenschaft hat man viele Jahre gebraucht, bis die negativen Erfahrungen von Patientinnen mit TVT-Operationen anerkannt wurden. (Sicherheit und Wirksamkeit wurden zum ersten Mal im Jahr 1996 untersucht – als für mich im Jahr 2011 eine operative Maßnahme anstand, waren Netzimplantate immer noch das Maß aller Dinge.) Viele Frauen, mit denen ich mich später unterhalte, berichten mir, dass sie nur unzureichend über die Risiken oder möglichen

Komplikationen aufgeklärt wurden. Wahrscheinlich fiel es den Chirurgen schwer, angesichts der Geschichte fehlgeschlagener und gefährlicher Eingriffe zur Behebung von Inkontinenz und Prolaps, zu akzeptieren, dass man mit einer solch einfachen Operation solch irreversible Schäden verursachen konnte. Geschichten wie diese können den Eindruck vermitteln, dass die Medizin versagt hat. Ich glaube jedoch, dass es tieferliegende Gründe gibt.

Natürlich bin ich keine Fachfrau, aber aus dem Blickwinkel einer Betroffenen kann ich erkennen, dass die Berichterstattung über den Netz-Skandal das Stigma eher noch fördert. Selbst wenn die Medien voll davon sind, *interessiert es scheinbar keinen*, warum so viele Frauen sich überhaupt solch einer Operation unterziehen mussten. Warum lassen Frauen zu, dass man ihnen relativ unerprobte Materialien einsetzt? Natürlich weil Inkontinenz ein schwieriges Problem ist, das sich negativ auswirkt und oft verheerende Folgen hat. Man kann es aus den Berichten herauslesen, die zeigen, mit welchen Folgen das Vertrauen von (größtenteils) Frauen in das medizinische Establishment verspielt wird, wenn sie das Gefühl haben, nicht ablehnen zu dürfen, und wenn sie schlecht über die Risiken aufgeklärt werden. Nur wenige wagen es, die ganze schmutzige Wahrheit ans Licht zu bringen – die Auswirkungen der Stigmatisierung. Wie sich Menschen fühlen, wenn sie unter Inkontinenz leiden, und dass sie häufig alles nur Erdenkliche tun, um ihren Zustand zu verbergen: Beziehungen beenden, Einschränkungen hinnehmen, lügen, sich selbst behandeln, heimlich zum Arzt gehen, keinen Sport mehr treiben, sich aus dem sozialen Leben zurückziehen oder sich aufschneiden lassen.

Die Stigmatisierung wirft einen großen Schatten über die gesamte Netzgeschichte. Es bleibt wieder einmal an den Frauen hängen, als trügen sie selbst die Schuld, weil sie wegen einer scheinbaren Kleinigkeit eine solche Operation riskiert haben. Nicht gesehen wird dabei, dass sie unter einem Zustand leiden, der so beschämend und unangenehm ist und das alltägliche Leben so sehr bestimmt, dass es einfach keine Alternative gibt. Auf das Leid und die Schmerzen wird zwar eingegangen, aber nicht darauf, was diese Frauen dazu gebracht hat, sich für den Eingriff zu entscheiden und wie stark (und manchmal katastrophal) die Inkontinenz ihr Leben prägt. Die Komplikationen, die nach dem Einsetzen von Vaginalnetzen aufgetreten sind, hatten für einige Frauen tödliche Folgen, einschließlich der Patientin Eileen Baxter, die 2016 in Edinburgh verstarb.[7]

Es ist eine Schande, dass Inkontinenz es einerseits in die Schlagzeilen schafft, andererseits aber totgeschwiegen wird. Es ist schrecklich, dass Leben ruiniert wurden, während das Tabu sich verfestigt hat und die Situation weltweit ein einziger Schlamassel bleibt. Selbst Forschungen dazu, warum die Netze fehlerhaft sind oder wie sie brüchig werden und was getan werden kann, um all das aufzuhalten, werden dadurch behindert, dass Netzgewebefragmente nicht untersucht werden dürfen, weil sie als Beweismittel für zukünftige Prozesse dienen.

Das Ganze hat auch eine gesellschaftliche Komponente. Während der gesamten komplexen Geschichte der Netzchirurgie scheinen gesundheitliche Probleme, über die operierte Frauen berichteten, nicht ernst genommen worden zu sein. Komplikationen, die mit Schmerzen beim Geschlechtsverkehr zu tun hatten, wurden als unwichtig eingestuft. Viele der Betroffenen beklagen, dass sie lediglich gefragt wurden, ob sie nun kontinent seien, aber nicht nach Schmerzen. So kamen „Erfolgsparameter“ zustande, die ein objektives Bewerten der Operation verhinderten. Wenn Patienten nach der Operation „trocken“ blieben, wurde die Operation als Erfolg verbucht, ohne einen weiteren Verweis auf schwere Komplikationen. Berücksichtigt man andererseits die Zeit, die es dauern kann, bis ein Netz sich auflöst und die Folgen spürbar sind, dann kann es tatsächlich schwierig sein, die Risiken einzuschätzen.

Was ich ebenfalls oft höre, ist der schreckliche Verdacht, dass die Probleme, von denen einige Frauen in Bezug auf ihre Sexualität berichteten, so lange auf taube Ohren stießen, bis ein neues Problem aufkam, bei dem Männer zu Opfern wurden. Bei den Frauen, bei denen das Netz die Vagina perforiert hatte, konnte es während des (häufig schmerzhaften) Geschlechtsverkehrs zu Verletzungen am Penis des Partners kommen. Und genau da liegt der Hase im Pfeffer: Ein aufgeschürfter Penis liefert einen überzeugenderen Grund, sich mit dem Problem zu befassen, als eine Frau, die im Rollstuhl sitzen muss oder unter so starken Schmerzen leidet, dass sie arbeitsunfähig ist.

Die Aktivistinnen und Aktivisten haben sich auch auf den Einfluss von Herstellern konzentriert und die Einführung einer Technik kritisiert, die nur unzureichend untersucht und über deren Risiken viel zu wenig aufgeklärt wurde.

Eine britische Ärztin, die ich über Twitter kennengelernt habe, wurde aufgrund der Schmerzen und Komplikationen, die sie seit ihrer Netzoperation hat, in den vorzeitigen Ruhestand gezwungen. Sie fasst die frauenfeindliche Haltung, die hinter dem Totschweigen der Probleme steckt, in einem offenen Brandbrief an ihre Arztkollegen wie folgt zusammen:

Ich glaube nicht, dass es eine dunkle, geldgetriebene Verschwörung gibt, deren Ziel es war, diese Dinger zu implantieren, aber es gibt eine gefährliche Voreingenommenheit, die Ärzte eher an ihre Erfolge glauben lässt, wobei ich durchaus akzeptiere, dass die Operation bei den meisten Patientinnen ein Erfolg ist. Ich glaube allerdings auch, dass es ein großes unbewusstes Vorurteil gegenüber Frauen im mittleren Alter gibt, die unter chronischen Schmerzen leiden. Obwohl inzwischen immer mehr Informationen über die Risiken bekannt werden, spielen einige Mitglieder der Ärzteschaft diese immer noch bewusst herunter oder glauben den Fakten nicht. Ich glaube, dass es eine aggressive Vermarktung und das Unterdrücken von Bedenken seitens der Hersteller gegeben hat. Ich glaube nicht, dass wir ehrlich, vollständig und sorgfältig genug aufgeklärt wurden.

Dies sind feministische Fragen. Wenn es einer Frau nicht ermöglicht wird, eine informierte Entscheidung darüber zu treffen, was in ihren Unterleib eingesetzt wird, dann hat das unweigerlich etwas mit Feminismus zu tun.

Und wenn die Stimmen von Frauen nicht als selbstbestimmt oder wichtig genug angesehen werden, wenn sie ihre Schmerzen und Erfahrungen beschreiben, dann stimmt ganz grundsätzlich etwas nicht und ein Wandel ist dringend erforderlich.

Klinikärzte sind mittlerweile dabei, sogenannte evidenzbasierte Patienteninformationen als Teil medizinischer Entscheidungshilfen zu erarbeiten, um sicherzustellen, dass in Urogynäkologie und Frauenurologie eine gemeinsame Entscheidungsfindung und eine Zustimmung auf Basis ausreichender Informationen möglich werden. Solche

Entscheidungshilfen beinhalten Arbeitsblätter mit Fragen und Kästen, in denen man Angaben machen kann, sodass Betroffene all ihre Optionen in Betracht ziehen können und es einen Nachweis darüber gibt, dass sie die unterschiedlichen Vorteile und Risiken kennen. Es erscheint merkwürdig, dass etwas so Simples nicht schon immer Standard war.[8]

Während die Netzgeschichte ihren Gang geht, kann ich nur hoffen, dass Wahrheit und Unterstützung sich weiter ihren Weg bahnen werden, ebenso wie bessere Aufklärungsgespräche mit Patientinnen und Patienten, insbesondere bei Operationen, in denen es um Implantate geht, denn dies würde allen Menschen zugutekommen.

Der Skandal um die Netzimplantate ist kein Einzelfall. Zustimmung ist ein schwieriges Thema, wenn es um die Geschichte zur Behebung von Geburtsverletzungen geht, und insbesondere, wenn man die Zeit nach den Ärztinnen der späten viktorianischen Ära betrachtet (zumindest bis wir zu Dr. Arnold Kegel kommen, seinen Maschinen und seinem Einsatz dafür, Operationen möglichst zu vermeiden).

Nehmen wir beispielsweise James Marion Sims, der ein spezielles Spekulum erfand und häufig als „Vater der Gynäkologie“ bezeichnet wird. Er löste das Problem der Vaginalfistel, einer schrecklichen Folgeverletzung bei Geburten, die dazu führt, dass Frauen durch eine unnatürliche Öffnung zwischen den Beckenorganen (häufig zwischen Rektum und Vagina) Urin und Kot aus der Vagina ausscheiden.

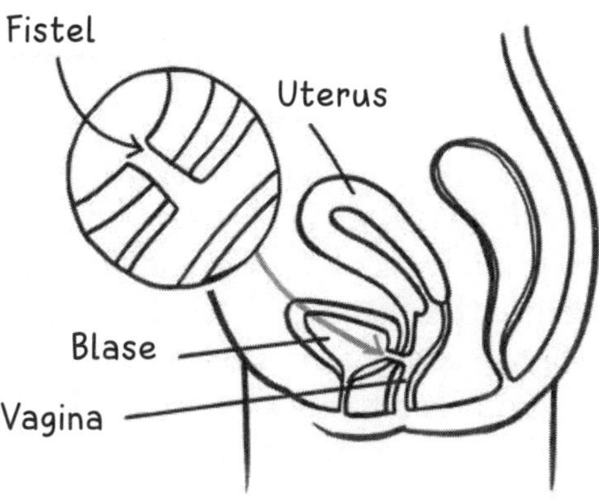

Dieser Durchbruch gelang ihm allerdings nur, weil er experimentelle Operationen an nicht-weißen Frauen vornahm, die als Sklavinnen gehalten wurden. So konnte er seine Technik verfeinern, nachdem er die Zustimmung der „Eigentümer" der Frauen eingeholt hatte. Sims behauptete, dass seine Patientinnen sich darum rissen, von ihm operiert zu werden, doch ihre „Wahl" – entweder mit einer Fistel zu leben oder eine relativ radikale Operation ohne Betäubung zu akzeptieren – zeugt eher von der Machtlosigkeit dieser Frauen. Es ist eines der ersten dokumentierten Zeugnisse der medizinischen Misshandlung von schwarzen Frauen, speziell im Bereich der Geburtshilfe, die stark von einer rassistischen Mythologie geprägt war, vor allem von der Vorstellung, dass schwarze Frauen weniger schmerzempfindlich seien als weiße Frauen.[9] Diese Ideologien stellen – in Kombination mit weiteren rassistischen Vorurteilen und gesellschaftlichen Faktoren – immer noch eine Bedrohung dar. In Großbritannien und in den USA liegt die Wahrscheinlichkeit, bei der Entbindung zu sterben, bei schwarzen Frauen immer noch höher als bei weißen.

Ihre Geschichte ist nicht meine Geschichte, aber ich empfinde es als zutiefst befriedigend, dass die Namen der ersten drei Patientinnen, die Sims mit seinem Silberfaden zusammengeflickt hat, nun Allgemeingut sind: Lucy, Anarcha und Betsey. Sie sind die Großmütter aller Überlebenden urogynäkologischer Operationen.[10] Ein Aktionsbündnis setzt sich dafür ein, dass die Statue von Sims im New Yorker Central Park durch ein Denkmal zu Ehren dieser drei Frauen ersetzt wird. Wir alle haben ihnen viel zu verdanken.

Es ist mehr als nur ein lästiges Ärgernis, dass wir uns immer noch schwer damit tun, Lösungen für Inkontinenz zu finden, obwohl das Problem schon seit Anbeginn der Menschheit besteht. Doch Operationen an der Blase waren von jeher mit Gefahren verbunden. Viele Kulturen und Epochen haben geniale Vorrichtungen erfunden, einschließlich Kathetern aus Federkielen, Edelmetall oder Schilf, die zwar unglaublich grob aussehen, aber auch nicht sehr viel anders funktioniert haben als ihre heutigen sterilen Gegenstücke.

Der Eid des Hippokrates (der untrennbar mit der Medizin verbunden ist, auch wenn Ärzte ihn heutzutage nicht mehr ablegen müssen), soll laut einem Gelehrten sogar eine Warnung vor den Problemen urologischer

Operationen enthalten und Ärzten anraten, keine Blasensteine herauszuschneiden, auch wenn sie schrecklich sind, da dies besondere chirurgische Fähigkeiten erfordere. Das Risiko ist groß, wenn man in diesem Bereich herumschnippelt.

Bevor er sich einen Namen als Tagebuchschreiber machte und während des Großen Brands von London vorsorglich seinen Wein und Käse verbuddelte, hatte Samuel Pepys einen Blasenstein von der Größe einer Billardkugel, der ohne Narkose entfernt wurde.[11] Für seine Operation, die im Jahr 1658 stattfand, schnallte man ihn an einem Stuhl fest, um ihn daran zu hindern, dass er sich bewegte oder schrie. Erstaunlicherweise überlebte er und trug keine Folgeschäden davon. Er behielt den Stein als Trophäe und zeigte ihn gerne seinen Besuchern – zum einen sicherlich, um sie zu erschrecken, zum anderen um seine Befreiung aus der Inkontinenzfalle zu feiern. Ich bin schon gespannt, welche Trophäe mir meine OP einbringen wird.

Kapitel 16

Unters Messer

Sobald ich mich dazu durchgerungen habe, erscheint mir die Operation als echter Durchbruch. Eine Erleichterung sogar. Und zwar so sehr, dass ich mich zwar über die Risiken informiere, nicht aber über die Genesung. Es war einfach zu verlockend zu glauben, dass die OP meine Rettung und Erlösung sein würde, eine Art Belohnung, ein symbolischer Akt der Befreiung.

Ich wusste, dass es kein Spaziergang werden würde, aber dennoch erwischt mich der körperliche und seelische Schock des Übergangs aus der Welt der Gesunden in die der Kranken binnen eines Vormittags irgendwie auf dem falschen Fuß. Ich entwickle mich von grundsätzlich gesund, wenngleich mit Einschränkungen, zu miserabel, aber möglicherweise wieder funktionstüchtig. Ich schaffe es gerade so über LOS, allerdings ohne im Vorübergehen Geld zu kassieren.

Ein Taxi bringt mich zum Krankenhaus und während der Fahrt formuliere ich noch E-Mails für die Arbeit und lese *Wölfe* von Hilary Mantel. Drei Tage später verlasse ich das Krankenhaus wieder, zugedröhnt mit Schmerzmitteln, übel zugerichtet und mit einem Katheter am Bein. Ich bin unfähig, einen zusammenhängenden Satz zu sagen und erst recht das andere Buch zu lesen, das ich eingepackt habe: *Fifty Shades of Grey.*

Zu meiner Verteidigung muss ich anführen, dass ich das Buch unlesbar finde. Außerdem war ich, als ich ins Krankenhaus ging, schon halb verrückt geworden aufgrund all der Jahre, die ich mit zäh dahinfließender Physiotherapie, wundgeriebener Oberschenkel und dem „Nies-und-Pinkel"-Effekt verbracht habe, der jedes Mal eintrat, wenn ich so wagemutig war, Parfum aufzulegen (ein halbes Jahrzehnt, in dem ich bei jeder Veranstaltung zwei Ersatzoutfits mit dabeihatte).

Hinzu kam eine nicht enden wollende Abfolge von Harnwegsinfektionen, was Antibiotika bedeutete (und den Auftritt der fiesen Nebenwirkungsschwester Pilzinfektion). Das Problem bei endlosen, relativ preisgünstigen und „nicht so ernsten" Gesundheitsproblemen ist, dass die alltäglichen Herausforderungen irgendwann das Hirn weichkochen.

Tatsächlich war ich mental nicht so ganz auf der Höhe. Es war nicht die Aussicht auf eine relativ invasive, altmodische Operation, die mir mein Chirurg ganz klar empfohlen hatte, die mich schließlich mürbe machte, sondern dass ich Menschen davon in einer nüchternen und vernünftigen Weise erzählen musste, die mir auch noch häufig direkt gegenübersaßen. Den Namen der Operation zu nennen, bedeutete eben auch, dass viele nun endgültig erfuhren, welches Problem ich hatte und wie lange schon – eine echte Herausforderung. Es erfordert eine Menge Mut, Funktionsprobleme im Intimbereich öffentlich auszubreiten, vor allem dann, wenn einen immer noch das Gefühl plagt, dass man sie vielleicht zum Teil selbst verschuldet hat. Es wäre einfacher gewesen, wenn ich eine weniger demütigende Operation hätte erfinden können, also beispielsweise das Absaugen meiner Schweißdrüsen, das Entfernen einer Glühbirne aus meinem Anus oder eine langwierige Behandlung hartnäckiger Genitalwarzen.

Ich setze mich selbst unter Druck, die ganze Wahrheit zu offenbaren, obwohl ich zu dem Zeitpunkt noch nicht wirklich bereit dazu bin. Folglich zwinge ich mich, der Personalabteilung die wahre Natur meiner Arzttermine zu offenbaren, und gehe dabei über Umschreibungen wie „Frauenprobleme" hinaus, indem ich die korrekten medizinischen Begriffe verwende. Ich höre sogar damit auf, die Kliniknamen auf den Briefen zu überkritzeln. Es ist schwer zuzugeben, auf welche Weise ich lädiert bin. Wahrscheinlich könnte ich lügen, aber es fühlt sich falsch an, das Stigma vermeiden zu wollen, wenn ich jeden Abend vor dem Rechner darüber wüte, wie wichtig es ist, dass das Thema nicht mehr totgeschwiegen wird.

Offen mit *„normalen"*, kontinenten Menschen darüber zu sprechen, ist hart. Es ist schwierig zu wissen, wie man das Ausmaß der eigenen Probleme vermitteln kann, bevor man mit Nettigkeiten abgespeist wird oder mit besten Absichten Yoga empfohlen oder erzählt bekommt, dass die Großmutter das gleiche Problem hat. Trotzdem bin ich froh, dass ich so konsequent bin, denn es ebnet mir den Weg zu der gesunden und selbstschützenden Ehrlichkeit, die ich später entwickeln werde.

Ich bin vorher schon zwei Mal operiert worden – einmal, als ich mir den Arm gebrochen habe, und einmal, weil eine Zyste im Auge entfernt werden musste. Also bin ich ganz eindeutig eine *erfahrene* Patientin, die mit diesem ganzen laparoskopischen Krimskrams umgehen kann. Ich gehe das Ganze selbstbewusst und fast schon ein wenig blasiert an.

Das Blasierte spielt sich allerdings nur an der Oberfläche ab, denn einen Teil meines Unterbewusstseins plagen ziemliche Befürchtungen. Ich schreibe Briefe an meine Kinder – nur für den Fall – und räume die Küchenregale so auf, dass sie in *Schöner Wohnen* auftauchen könnten. Am Abend vor der Fahrt ins Krankenhaus streiche ich sogar eine der Streben des Treppengeländers rot. Ein roter Streifen des Terrors in einer ansonsten grauen Welt. Ich weiß. VERRÜCKT.

Trotzdem. Ich bin sicher, dass wir an alles gedacht haben. Ich habe eine meiner kleinen Schwestern gebeten, ein paar Tage bei uns zu bleiben, und begebe mich ins Krankenhaus, bewaffnet mit Hochglanzmagazinen, neuen Schlafanzügen, Gummibärchen und Trockenfrüchten (um meine Verdauung am Laufen zu halten).

11. Februar 2013, große Uniklinik, 6 Uhr morgens

Wir kommen superpünktlich an, und ich mache auf dem Weg in die Innenstadt ein Foto der Skyline für Instagram – hohe Gebäude, die an diesem klirrend kalten Februarmorgen wie stolze Zauberstäbe in den Himmel ragen, Glückszeichen für meine Wunderkur.

So ganz können sie mich allerdings nicht von einer neuen Sorge ablenken: Ich habe gerade meine Tage bekommen und weiß nicht genau, ob das bei gynäkologischen Operationen wohl ein Problem ist.

Der Muschi-Magier zeigt sich von ein wenig Menstruationsblut unbeeindruckt. Er bewegt sich in seinem natürlichen Lebensraum, dem gespenstig hell erleuchteten Operationssaal, und scheint es kaum erwarten zu können, sich endlich über meine Blase herzumachen. Er hat sogar einen Freund mitgebracht – noch einen Pipi-Doktor. Als wir den Papierkram durchgehen, wiederholt er sein freundliches Angebot, mir während der Operation eine Hormonspirale einzusetzen, wenn er ja sowieso da unten zugange ist, weil er sich an meine heftigen Blutungen erinnert und mein Gefühl, dass ich rund um meine Periode eher zu Depressionen neige. Er meint, dass eine Spirale für leichtere Blutungen sorgen und mich glücklicher machen kann. *Wenn schon, denn schon*, denke ich.

Er will mir mithilfe von Diagrammen erklären, was genau sie machen werden und wie das Ganze abläuft. Das ist ziemlich verwirrend, wenn man, wie angeordnet, seit Stunden nichts gegessen hat und sich plötzlich daran erinnert, warum Menschen Angst vor Operationen haben.

Der Muschi-Magier erstellt eine kleine Zeichnung meines Blasenhalses und der Eingangspunkte an beiden Seiten meines Bauchs und bittet mich dann, ein weiteres Formular zu unterzeichnen, auf dem steht, dass ich die Risiken kenne. In Wahrheit sind mir die Risiken entfallen. Letzte Woche kannte ich sie noch. Im Grunde kämpfe ich noch damit, „laparoskopische Kolposuspension" zu sagen, ohne mir wie ein Idiot vorzukommen. Ich höre also nur mit halbem Ohr zu, als er sie geduldig noch einmal aufzählt und hinzufügt, dass sie die Schnitte in der Nähe meines Bauchnabels setzen werden.

„Oh Gott", denke ich. „Sie werden auf meinen Bauch starren. Wie peinlich."

Ich schaue noch einmal in meine Tasche. Weiche Pyjamahosen mit weiten Hosenbeinen, weiche BHs und Unterhemden, in denen ich schlafen kann, eine hübsche wärmende Strickjacke, die über meinen Po reicht und zwei Nachthemden für den Fall, dass der temporäre Urinbeutel nicht unter die Pyjamahose passt. Nichts davon passt farblich zu den hohen grünen Kompressionsstrümpfen, in denen ich mir vorkomme wie eine Saloon-Dame in einem Western aus den 1950er-Jahren.

„Hallelujah" denke ich und spiele mit dem Gedanken, diesen Look für den Rest meines Lebens beizubehalten. Vielleicht gar keine so schlechte Idee.

Und dann sind auf einmal alle weg, um die anderen Beteiligten einzuweisen und alles vorzubereiten. Ich lese weiter in meinem Buch und versuche mir nicht vorzustellen, wie mein von Dehnungsstreifen gezeichneter Schwabbelbauch mit einer Kamera darin aussieht, während jemand meinen Blutdruck misst und immer wieder die gleichen Fragen stellt.

Laparoskopische Chirurgie

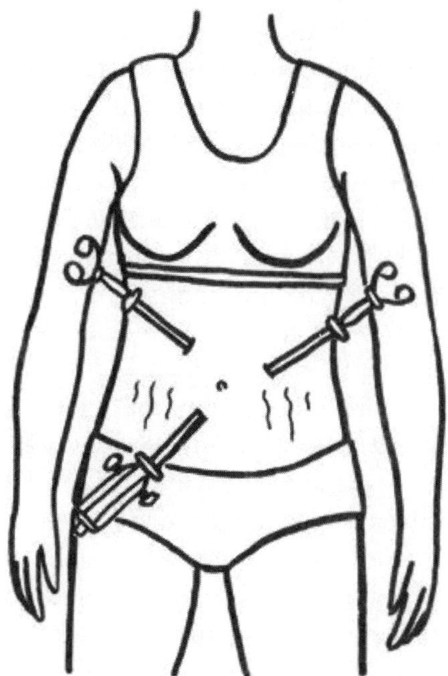

Mein Mann ist bei mir. Meine Schwester ist zu Hause geblieben, um den Kindern das Frühstück zu machen, und sie wird da sein, wenn ich aufwache. An der Organisationsfront sind wir prima aufgestellt. Dennoch liegen meine Nerven blank, und ich antworte immer noch „Katzen", wenn mich jemand fragt, ob ich auf irgendetwas allergisch reagiere.

Erst als ich den letzten Arzt vor dem Eingriff sehe, den Anästhesisten, der noch einige Checks durchführt, sehe ich, dass jemand recht unleserlich KATZEN auf mein Patientenarmband geschrieben hat.

„Was ist KRTZEN?", fragt er und durchblättert nach einem Blick auf mein Armband hektisch seine Notizen. „Ist das irgendein Medikament, auf das Sie allergisch reagieren?"

Als ich das Rätsel auflöse, müssen wir beide lachen, und zwar so sehr, dass ich mich vollpinkele. Ich spüre Pipi und Menstruationsblut zwischen meinen Schenkeln, weil ich den Tampon herausnehmen musste. Ich wünschte, ich hätte im Vorfeld der Operation ein wenig mehr abgenommen, aber für solche Überlegungen bleibt jetzt nicht viel Zeit. Die Tür öffnet sich und – Überraschung! – es ist die wunderbare Carol. Sie ist hier! Ich bin unendlich erleichtert, sie zu sehen. Sie hat vielen Frauen geholfen, diese Schritte zu gehen, über einen Flur, der ein wenig so aussieht wie eine Raumstation. Sie hat dafür gesorgt, dass sie sich wohl dabei fühlen. Ich widerstehe dem Impuls, mich an ihrer Hand festzuklammern. Wir gehen um die Ecke und kommen in einen neuen Raum. Es ist beinahe so aufregend wie eine Premiere, und mir fällt ein, dass OP-Säle (im Englischen; Anm. d. Übers.) früher auch „Operationstheater" hießen. Nun denn! Mein Publikum erwartet mich.

Da ich gehfähig und nicht krank bin, marschiere ich selbst in den Raum, in dem man mich narkotisieren wird, und sehe das militärisch wirkende Krankenhausbett, auf das ich klettern soll. Ich bette mich hin wie einen Weihnachtstruthahn. Ich bin das Fleisch auf der Platte. Sie erwähnen kurz, dass sie mich eventuell umlagern müssen, aber ich habe keine Ahnung, wohin ich soll. In dem Moment, in dem all diese Menschen beginnen, meinen Körper für mich zu bewegen, verliere ich den Überblick, wo ich bin. So schnell kann es gehen: Eben noch eine lebendige, aufrecht gehende, Witze reißende, freipinkelnde Person, die lediglich leicht gestresst ist, im nächsten Moment schon ein Ding, ein Fleischklops, der versucht, seinen Gedanken zu folgen, die wie Motten vom Deckenlicht angezogen werden – hässlich, ein Eindringling und fehl am Platz an diesem sterilen Ort.

Ich habe mir in den Kopf gesetzt, dass ich mich keinen Millimeter bewegen darf, weil sie sonst vielleicht nicht die richtigen Teile in mir finden, an denen es herumzuschnipseln gilt. Ich mag nicht daran denken, dass sie mich wahrscheinlich umlagern werden, sobald ich einmal weggedämmert bin. Aber es ist in Ordnung, es ähnelt einem Klassentreffen. Oder ein Flashback zu einer Seifenoper aus den 1980er-Jahren. Plötzlich finden sich alle aus der Urodynamik hier ein, um eine Party in meiner Blase abzuhalten – und ich blicke in ihre Gesichter, ihre einheitlichen OP-Kittel, sauber und knitterfrei und kurz davor, mit Blut bespritzt zu werden. Und ich glaube, ich kann hinter den Türen den OP-Saal erkennen. Ich beginne mir vorzustellen, wie sie auf ihrem kleinen

Fernseher meine Innereien betrachten. Gehen sie durch den Bauchnabel, weil es einen magischen Bauchnabeltunnel gibt, von dessen Existenz ich bislang nichts wusste, oder um weniger sichtbare Narben zu hinterlassen? Ich weiß es nicht.

Ich vergesse auch zu fragen, denn, schau an, da ist wieder der nette Anästhesist, der sich über mich beugt und in mein Gesicht schaut, um zu signalisieren, dass es losgehen kann. Er sieht so eifrig aus, dass es mir ungehörig erscheint, eine Frage stellen zu wollen. Alle sind begierig darauf, endlich loszulegen.

Carol zwinkert mir zu und drückt meine Hand, weil sie wirklich sehr, sehr nett ist. Ich bin mir nicht ganz sicher, ob es wirklich sie ist, weil mittlerweile alle Masken tragen. Aber bestimmt können alle das leise Zittern in meiner Stimme hören. Der Anästhesist, der wahrscheinlich genau wie ich versucht, trotz der Art der OP und des Katzenvermerks auf meinem Armband nicht an schlechte Muschi-Witze zu denken, nimmt jetzt die Sache in die Hand. Er geht seine Liste durch und redet mit mir. Er ist der Herr über machtvolle Drogen und prüft, ob ich noch am Leben bin.

Ich atme tief durch. Es geht los, und ich werde gebeten, rückwärts von zehn zu zählen. Zweimal. Bei der zweiten „acht“ bin ich weg.

11. Februar 2013, später am Morgen

Das Nächste, was ich höre, ist eine Stimme, die mich eindringlich auffordert, nicht in Panik zu geraten.

Prompt gerate ich in Panik. Das klingt nicht gut.

Ich krampfe mich zusammen, um mich zu übergeben, und blicke mich dann um. Ich befinde mich definitiv im OP-Saal. Mist. Immer noch. Das ist ein beschissenes Déjà-vu-Erlebnis. Mein Kopf hämmert.

Ich frage mich, ob ich gerade eine Panikattacke hatte und sie deshalb die Operation unterbrechen mussten. Oder ob es plötzlich einen echten Notfall gab und sie meine selbstsüchtige Reparatur verschieben mussten. Vielleicht hat das Narkosemittel nicht gewirkt? Oder eine Katze ist hereinstolziert?

„Luce, Luce, es ist vorbei. Die Operation ist abgeschlossen“, sagt eine vertraute Stimme, und es klingt, als sage sie es nicht zum ersten Mal.

Ich habe Angst. Meine Lippen fühlen sich ein wenig taub an, aber ich meine, dass ich irgendwo noch Arme habe. Eine Hand schmerzt und ich glaube, es steckt noch eine Kanüle darin. Ich kann meine Beine nicht spüren oder die Stelle, wo meine Oberschenkel sich treffen. Heilige Scheiße. Ist das Carol, die da spricht? Und war ich nicht eben schon hier? Irgendetwas ist anders. Da sind Röhrchen in meiner Nase. Und elektronische Geräusche. Ich schaue mich um und versuche Carol zu sagen: „Ich bin immer noch im OP-Saal“, aber ich kann nicht sprechen, weil etwas in meinem Mund ist …

Mist, denke ich, vielleicht bin ich einfach irgendwo zwischen „acht“ und „sieben“ falsch abgebogen und habe den Verstand verloren. Oder, doppelter bis dreifacher Mist, ich bin mitten in der Operation aufgewacht. Oh GOTT.

Vielleicht bin ich ja auch tot und die Person, die ich für Carol hielt, war die ganze Zeit schon Petrus …

Aber da ist sie, Carol, die wundervolle Carol, die mir ein liebevolles „Psst“ zuraunt. Zumindest ist es eine Frau, die Carol ähnelt und sich mit einer Papierkappe auf dem Kopf über mich beugt. Sie versichert mir, dass ich nicht tot bin, und klärt mich auf. Im Aufwachraum gibt es eine Art Rückstau, also haben sie mich hier im OP-Saal aufwachen lassen. Sehr schlau, denke ich noch.

Dann nicke ich wieder weg.

Als ich das nächste Mal aufwache, wird mir klar, warum ich nicht sprechen kann. Ich trage eine Sauerstoffmaske! Ich bin Maverick in *Top Gun*. Ich bin ein wenig schräg drauf, aber der Sauerstoff ist prima. Und ich muss mich nicht besonders anstrengen, um zu atmen, was gut ist, denn das Denken ist schon anstrengend genug.

Ich werde immer wieder aufgefordert, richtig zu atmen, während ich abwechselnd aufwache und einschlafe. Ich höre den Anweisungen zu und gebe mir wirklich alle Mühe, rutsche aber ständig zurück in ein kaum wahrnehmbares Atmen. Es bereitet mir zwar keine Mühe, nicht zu atmen aber eben auch. Im Grunde amüsiere ich mich prächtig, was wohl dem Morphium geschuldet ist. Ich verzichte gerne darauf, etwas Einfaches zu tun, und gebe auf. Normalerweise bin ich gar nicht so eine Schnarchnase. Ich will nicht immer wieder wegdriften. Am Ende blockiere ich den Aufwachraum dann am allerlängsten, weil man nicht darauf vertrauen kann, dass ich ein- und ausatme, ohne dass eine Schwester mich immer wieder daran erinnert.

Ich habe keine Angst mehr, sobald ich merke, dass ich am Leben bin. Allerdings verschwindet das Hochgefühl rasch, als ich auf die normale Station komme und feststelle, dass mir mit nachlassender Wirkung der Medikamente wirklich alles weh tut. Jedes Mal, wenn ich mich bewege, habe ich das Gefühl, in zwei Stücke gerissen zu werden. Aber ich möchte niemanden verärgern oder unnütz Zeit in Anspruch nehmen. Die Folge davon ist, dass ich am Ende alle verärgere und sie mehrere Tage statt wenige Stunden in Anspruch nehmen muss, weil ich meine Schmerzgrenze nicht wirklich artikuliere und dadurch ziemliche Qualen erleide. Gut gemacht, Luce.

Die Ärzte sind etwas weniger aufgekratzt, als sie zur Nachbesprechung kommen. Aber sie möchten unbedingt berichten, wie es gelaufen ist – sehr gut anscheinend! Die Spirale ist auch drin – Treffer, versenkt. Der Blasenhals ist jetzt sicher befestigt, und damit sinkt die Wahrscheinlichkeit, dass er auf Abwege gerät. Sie sind guter Hoffnung. Und sie scheinen etwas über meine Vagina zu sagen und darüber, dass sie sie oder etwas anderes angehoben haben. Sie verwenden ihre Hände, um es zu illustrieren und meine Operation wie eine Scharade nachzuspielen. Sie scheinen *sehr* versessen darauf zu sein, mir das mitzuteilen.

Ich schaue sie böse an. Glauben sie wirklich, dass ich nicht am eigenen Unterleib spüren kann, dass sie da drin aufgeräumt haben? Das Gefühl, dass meine geschundene Vagina durch einen Fleischwolf gedreht wurde, durchflutet mein Gehirn. Sie scheinen anzunehmen, dass ich nicht ganz verstehe, was sie gerade sagen, also versuchen sie noch einmal, es pantomimisch darzustellen. Ich vergesse kurzzeitig, dass ich eigentlich nett sein will und stöhne laut auf. Ich fühle mich zurückgeworfen in meine ersten Wehen.

„Ich glaube, sie möchte jetzt nichts mehr davon hören“, erklärt meine Schwester. „Ich glaube wirklich, es reicht ihr.“

Ein weiterer Grund für mein Unglücklichsein sind die Drainagen. Schauerliche kleine Schläuche, aus denen rostfarbene Flüssigkeiten mit schwebenden roten Teilchen in Beutel an der Seite meines Bettes fließen, damit ich nicht zu sehr anschwelle. Diese Körperbrühe wird normalerweise von der Haut verdeckt. „Kluge, nette, gute alte Haut“, denke ich und betrachte meine, die neben den Schnitten vom Jod gelb verfärbt und schrumpelig ist. Ich verspreche ihr, sie für den Rest meines Lebens immer gut mit Feuchtigkeit zu versorgen. Die gute alte Haut, sie schützt uns vor dem Anblick diverser Körperflüssigkeiten. Ich werde mich nie wieder über blaue Flecken, Falten oder Cellulite beschweren.

Die Nachwirkungen der Operation sind furchtbar. Meine Schwester harrt tapfer bei mir aus, während ich sie vollheule, vor Schmerzen stöhne und den Ärzten sage, es ginge mir gut. Sie bleibt sehr lange im Krankenhaus und schaut dann nach den Kindern, damit mein Mann mich auch besuchen kommen kann. Ich bin so dankbar, dass sie alle so viel für mich tun, und ich vermisse sie, sobald sie zur Tür hinaus sind. Während ich mich wegen der Schmerzen versteife, in meinem Arrangement von Schläuchen und Kissen, weine ich mich leise in den Schlaf.

Am schlimmsten ist, dass SIE mitten in der Nacht auftaucht. Nein, nicht meine Schwester, sondern die *Verrückte Luce*, hinter deren Funken sprühenden Augen sich pure und wilde Angst verbirgt.

Meine Genesung verläuft nicht ganz so schnell, wie es in den Broschüren steht. Ich bleibe noch einen weiteren Tag auf der Station. Besucher kommen und gehen und müssen mit den Urinbeuteln leben und meiner Unfähigkeit, eine sinnvolle Unterhaltung zu führen. Ehrlich gesagt muss ich erst lernen, um Hilfe zu bitten. Ich kichere nicht mehr und meine Nervosität ist auch verflogen. Ich habe einfach nur Schmerzen. Und zwar ziemlich heftige.

Ich bin nicht gut darin, Schmerzen einzuschätzen. Als ich sage, dass ich nicht genau weiß, was 10 von 10 bedeuten soll, gibt mir die Schwester eine mathematische Erklärung und ich bringe es nicht übers Herz, mein wahres Problem zu äußern: Welche Vergleichswerte gelten hier? Viele Jahre später verstaucht mein ältester Sohn sich das Handgelenk. Als er angeben soll, wie weh es tut, sagt er im Brustton der Überzeugung „ZEHN“, obwohl ihn das Ganze gar nicht besonders zu stören scheint.

„Ich glaube, das ist bisher das Schmerzhafteste, was er erlebt hat“, erkläre ich der verwirrt dreinblickenden Assistenzärztin. „Für ihn fühlt sich diese Vier wie eine Zehn ein.“

Erst als der zweite Tag schon fast vorbei ist, erfahre ich von der Stationsschwester, wie das System funktioniert. Als sie mitbekommt, dass ich nach drei Schritten stehen bleibe, mir die Tränen in die Augen schießen und ich würgen muss, mein Gesicht von Panik verzerrt, weil nun *sowohl das Bett als auch die Toilette zu weit entfernt sind*, als dass ich rechtzeitig an einem dieser beiden Orte ankommen könnte, klärt sie mich auf: ein unwillkürlicher Aufschrei selbst bei kleinen Bewegungen = 10.

Siehe auch: Wimmern, Würgen, Weinen, in Ohnmacht fallen und die Luft anhalten, während man sich zurück ins Kissen lehnt und versucht, so lange wie möglich durchzuhalten, oder vor Schmerz eingefroren sein, unfähig auch nur einen Mucks von sich zu geben. Zum Glück trage ich meine neue Strickjacke, also sehe ich wenigstens RATTENSCHARF aus.

Ein endloser Strom von Freunden kommt mich besuchen, bewaffnet mit dem Obst, das ich angefordert habe. Ich habe keine Ahnung, wie es mir jemals besser gehen soll. Niemand gibt mir das Gefühl, mich schämen zu müssen oder scheint mich abstoßend zu finden, und zwar trotz der gut sichtbaren Urinbeutel. Wenn es hart auf hart kommt und wir mit der Inkontinenz einer geliebten Person konfrontiert werden, dann wird uns wohl bewusst, dass wir alle Körper haben – Körper, die manchmal streiken.

Ally, die Ärmste, muss sogar einmal meinen Drainagebeutel halten, als ich versuche, aus dem Bett zu kommen.

„Ist das Pipi?“, fragt sie mich vorsichtig, als ich ihr den Beutel in die Hand drücke.

Ich zucke entschuldigend mit den Schultern, aber sie reicht mir einfach ihren anderen Arm, um mir vom Bett zu helfen.

Ich wünschte, ich wäre weniger exponiert. Manchmal fühlt es sich an wie eine Abfolge demütigender Rituale. Aber ich lerne eben auch genau das: Demut.

Die nächste Freundin erscheint. Sie sind so lieb, sie haben einen Schichtdienst festgelegt! Sie muss mir zur Toilette helfen und sitzt bei mir, als wäre ich ein Kind. Zum Glück leide ich unter so starken Schmerzen, dass mir alles scheißegal ist, auch wenn diese Form der Entleerung mir derzeit noch verwehrt ist.

Sie drückt meinen Arm. Ich versuche daran zu denken, dass ich ihr unbedingt sagen muss, was für eine gute Mama sie sicher ist. Dann schnappt sie sich meine Unterlagen und marschiert zu den Schwestern, um die Situation zu regeln. Sie ist mein pharmazeutischer Engel.

„Sie haben ihr nicht genügend Schmerzmittel gegeben", sagt sie. „Und sie sitzt auf dem Klo und heult." Offensichtlich hat sie ihnen auch von meiner Verstopfung erzählt, denn nun bekomme ich Abführmittel.

Immerhin habe ich einen hübschen Schal um. Bingo! Ein Schal ist ein unverzichtbares Accessoire für alle Situationen, in denen es einem zu schlecht geht, um zu Hause zu sein, man aber trotzdem nicht aussehen will wie ein blutleeres Stück Fleisch mit einem Gesicht, das in jedes Wachsfigurenkabinett passen würde. Der Schal lenkt von all dem ab (zumindest bin ich mir relativ sicher, dass er das tut und ihn zu kaufen, fühlte sich wie etwas an, das jemand tun würde, der für ein Lifestyle-Magazin schreibt).

13. Februar 2013, für einige ein Unglückstag, ein Londoner Reihenhaus, auf dem Sofa

Nach einigen Tagen darf ich nach Hause. Mein Buchclub schickt Geschenke: altmodische Sex-and-Crime-Romane von Harold Robbins, eine kleine Glocke mit einem Hirsch darauf, mit der ich nach Unterstützung klingeln kann, wenn ich auf dem Sofa liege, und eine Auswahl ökologischer neuer Schlüpfer, als Ausgleich für die Müllhalde der Inkontinenzeinlagen, die ich bereits verbraucht habe. Die Schlüpfer sind zu klein für Einlagen – sie sind für den Moment gedacht, an dem die OP greift und ich wieder clean bin. Wenn jemand aus Ihrem Umfeld mal so eine Operation braucht, dann sind das übrigens die idealen Geschenke, zusammen mit vorgekochtem Essen und jeder Menge Liebe.

Ich richte mir im Wohnzimmer eine Art Boudoir ein und hoffe, dass ich mich zurücklehnen kann, meine Narben lässig unter Umhängen und Decken verborgen, Kräutertee trinkend und mich erholend, während ich Besuch empfange. In Wirklichkeit kämpfe ich damit, es in den oberen Stock zur Toilette zu schaffen, während ein wenig ansehnlicher Urinbeutel an meinem Knie klebt. Voller Panik, dass die Schläuche sich in den Decken verfangen könnten, knülle ich sie zu einem Haufen zusammen, sodass sie zu einer Leiter werden, über die meine Söhne zu mir krabbeln. Nachts weine ich heimlich, weil ich es so sehr vermisse, sie auf den Arm zu nehmen und es ihnen ebenfalls fehlt. Ich mache ihnen Angst, weil ich sie immer ein bisschen zu fest und zu lang an mich drücke – wenn ich den Älteren überhaupt erwische, der sich versteckt, weil es ihm vor den Schläuchen und Röhrchen graut. Ich kann leider auch nichts von den hübschen Toilettenartikeln benutzen, die wohlmeinende Freunde mir geschenkt haben, weil sie zum einen brennen und es zum anderen erfordern würden, dass ich in eine Badewanne klettere, wobei ich mit Sicherheit in zwei Teile zerbrechen würde.

14. Februar 2013, immer noch auf dem Sofa

„Alles Beschissene zum Valentinstag", denke ich, als ich mich bei Facebook einlogge. Der Urinbeutel juckt und schmerzt. Ich fühle mich scheußlich. Und ich sehe scheußlich aus. Mein Mann ist ein echter Glückspilz, was hat er doch für einen Fang gemacht.

Ich spiele mit dem Gedanken an ein romantisches Essen auf dem Wohnzimmerfußboden, aber gerate stattdessen in Panik, weil ich die Schmerzen immer noch nicht im Griff habe und es zu einer außerkörperlichen Erfahrung wird. Romantik pur.

„Vor ein paar Tagen ging es mir noch gut", denke ich trübsinnig und ertrinke in Urin und Selbstmitleid. „GUT. Ich habe mich ein wenig angepinkelt, aber was soll's? Und jetzt habe ich den schlimmsten Fehler überhaupt begangen, indem ich dafür gesorgt habe, dass ich verrückt *und* krank bin, wo ich doch einfach nur hätte lernen müssen, mit der Inkontinenz zurechtzukommen und sie als den Preis anzusehen, den ich zahlen musste, um Babys zu haben. Und meine Kinder sind schließlich großartig. Sie sind es wert."

Größtenteils bin ich aber auf den Schlauch fixiert – den Schlauch, der in einem Pipibeutel endet. Ich beobachte, wie die bernsteinfarbene Flüssigkeit sich ihren Weg durch den durchsichtigen Schlauch bahnt. Ich kann nicht glauben, dass er an mir befestigt ist. In mir. Es fühlt sich so beklemmend, wund und gefährlich an. Ich habe keine Ahnung, ob sich etwas entzündet hat oder ob das Gefühl normal ist, aber ich bin auch nicht wirklich zurechnungsfähig. Am Ende fahren wir mitten in der Nacht zum Arzt, weil es mir so schlecht geht und ich so aufgewühlt bin, dass es schwer ist zu sagen, ob meine Desorientierung von den Medikamenten und einer Infektion herrührt oder ich einfach nur durchgeknallt bin.

Ich frage, ob ich „das verdammte Ding nicht einfach herausziehen“ kann, aber die Ärztin lässt mich nicht. Trotz all ihrer medizinischen Abschlüsse würde sie Probleme bekommen. Sie erhöht meine Schmerzmitteldosis und verschreibt mir Antibiotika, die aussehen wie kleine Bomben.

Am nächsten Tag geht es mir immer noch nicht besser. Ich bin zugedröhnt mit Schmerzmitteln und so besessen von meinem Katheter, dass ich ihn mit großen Augen und morbider Faszination anstarre, als würde ich nur darauf warten, dass er zum Leben erwacht. Dass ich mit Katheter nach Hause müsste, wurde mir im Vorfeld als unwahrscheinliche Option präsentiert. Wir beginnen uns zu fragen, ob die Schmerzmittel mein Gehirn sich auflösen lassen. Ich gehe erneut zur Ärztin und gebe sie ihr zurück, mit dem Kommentar, dass sie mich wahnsinnig machen. Ihr Gesicht, als ich ihr die gesamte Ausbeute übergebe, Päckchen und einzelne Tabletten, alles ein wenig verklebt vom Schweiß an meinen Händen, ist sehenswert. Ich sage ihr, dass ich glaube, dass sie bei ihr besser aufgehoben sind.

„EINEN FRÖHLICHEN DONNERSTAG, du nette Frauenärztin“, denke ich noch.

Sie verlängert meine Krankschreibung.

Februar 2013, ein paar Tage später, zurück im Krankenhaus, fix und fertig

Meine Mutter begleitet mich zur Nachuntersuchung. Mein Bauch schmerzt nur noch ein wenig, aber mein bestes Stück fühlt sich immer noch so geschwollen und eng an, dass ich mich ernsthaft frage, ob sie mich möglicherweise komplett zugenäht haben und ich, anstatt andauernd auszulaufen, nun nie wieder in der Lage sein werde, zu pinkeln.

Carol begrüßt uns, zusammen mit einer Lernschwester und einem Krug. Sie schauen sich die Narben an („großartig“) und den Katheter („nicht so großartig“, mein Kommentar). Carol erklärt der Lernschwester die Operation und sie reden über mein Alter. Sie sind lieb und nett, aber der Lack ist irgendwie ab. Ich versuche, höflich zu bleiben, aber es ist schwer, etwas anderes als „Ich fühle mich schrecklich“ zu sagen. Oder zuzugeben, dass ich seit der Operation und all der Medikamente kaum Stuhlgang hatte. So viel zu den Aprikosen. Alles ist immer noch wund, obwohl die Eintrittswunden bereits kleiner sind als Gummibärchen und die blauen Flecke langsam verschwinden. Ich fühle mich betrogen. Ich wollte heldenhafte Narben. Es ist mir extrem unangenehm, dass ich es nicht einmal geschafft habe, mir die Füße zu waschen.

Carol stört das zum Glück nicht, und sie bestätigt meine Befürchtung, dass für die OP einige meiner Schamhaare dran glauben mussten. Sie betont, dass das eine Standardprozedur sei und ich vorher darüber informiert wurde. In einem Flashback sehe ich einen BIC-Rasierer.

„Sie haben das gemacht", sage ich und erschaudere bei der Erinnerung. Sie lächelt mich sanft an.

Ebenso sanft entfernt sie den Katheter. Sie ist eine echte Expertin, aber ich bin dennoch zittrig und fühle mich nicht besonders gut.

Als nächstes erfahre ich, dass der Krug kein hübsches Accessoire ist. Ich muss den Rest des Tages im Krankenhaus herumlaufen und mein Pipi auffangen, bis ich eine bestimmte Menge gesammelt habe, dann darf ich wieder in die Abteilung zurückkommen. Ich frage mich, ob es wohl Minuten, Stunden oder Tage dauern wird. Aber immerhin darf ich mich frei bewegen, meine Mutter und den Krug im Schlepptau.

Während wir so herumlaufen, mache ich mir Sorgen, dass ich dauergeschädigt bin und meine Nervenenden hinüber. Ich kann nicht sehr weit laufen, also campieren wir am Ende des Flurs neben den Behindertentoiletten. Ich brauche immer noch einen Griff oder einen helfenden Ehemann, um von der Toilette hochzukommen. Ich bin mir ziemlich sicher, dass alle wissen, welchen Zweck mein Krug hat, aber er ist leider zu groß für meine Handtasche. Am Ende schaffe ich es tatsächlich, alleine zur Toilette zu gehen. Es plätschert erst langsam, brennt und schmerzt aber nur ein wenig. Innerhalb kürzester Zeit habe ich eine ausreichende Menge zusammen. Ich bringe den Krug zu Carol zurück, vorsichtig und stolz, wie eine Katze, die eine Maus gefangen hat. Als ich bei ihr ankomme, erfahre ich, dass ich den Krug nur zum Messen verwenden sollte. Carol wollte meinen Urin nicht wirklich sehen, sondern hat mir vertraut, dass ich ihr die Menge nenne. Oh je.

Aber Carol ist nett und freundlich. Sie weiß, wie erschöpft ich bin. Erst eine Woche später wird mir die peinliche Wahrheit bewusst. Ich bin ewig mit einem Krug voller warmem Pipi durch die Krankenhausflure gelaufen. Vielleicht hätte ich ihn als Trophäe aufbewahren sollen – wie Samuel Pepys seinen Blasenstein.

Carol macht einen Ultraschall meiner Blase, um zu sehen, ob noch Urin darin verblieben ist, und teilt mir mit, wann ich wieder mit meinen Beckenbodenübungen anfangen kann und wann wir zum nächsten Termin kommen sollen. Zum Glück notiert meine Mutter alles, weil ich es im nächsten Moment schon vergessen habe. Dann fragt mich Carol, ob es mir etwas ausmachen würde, wenn die Lernschwester, die heute Morgen mit dabei war, noch einmal hereinkommt, um mich zu begutachten.

Ich bin über den Punkt hinaus, an dem es mich noch interessiert, wie viele Menschen mich unter der Gürtellinie betrachten oder an mir herumfummeln, aber ich bin auch verunsichert. Eigentlich bin ich gerade relativ entspannt und hatte mich auf ein Schwätzchen gefreut. Prompt frage ich mich, welchen Test ich jetzt schon wieder nicht bestanden habe, dass die Schwester einen Blick auf mich werfen soll. Meine Mutter drückt meine Hand.

„Schauen Sie", sagt Carol, als sie mit der Schwester wieder hereinkommt.

„Ja", sagt die Lernschwester.

„Eine neue Frau", sagt Carol sanft.

„Ich hätte sie nicht wiedererkannt", stimmt die Schwester ihr zu.

Und sie haben Recht. Befreit von Katheter und Urinbeutel, wund und ruhebedürftig, ausgezehrt nach einer irren Woche, und dennoch lächele ich wieder. Die Schwellungen gehen zurück. Die Schmerzen lassen nach. Ich bin eine andere.

Was sich nun zeigt, ist weder die neugeborene Venus, die den Wellen entsteigt, noch ein Phönix, der sich aus der Asche erhebt. Dieses Mal ist es nicht einmal so etwas wie ein komplett repariertes Ich, das bereit wäre für ein weiteres Baby, aber es fühlt sich gut und neu an. Und das ist alles, was zählt.

Die Sache ist die: Eine Operation ist gar nicht so ohne. Die meisten Patienteninformationen aber verschweigen einen Teil der Realität, weil sonst Menschen vielleicht abgeschreckt werden und sich gegen eine Operation entscheiden, die doch eine große Hilfe darstellen könnte. Haben Sie keine Angst. Wenn eine Operation für Sie die richtige Lösung ist und Sie den Nutzen *und* die Risiken kennen und einverstanden damit sind, dann ziehen Sie sie in jedem Fall in Betracht. Erwarten Sie nur nicht, dass sie gleich am nächsten Morgen wieder fröhlich aus dem Bett springen können.

Wenn eine Operation nicht das Richtige für Sie ist, dann wird es andere Möglichkeiten geben. Denken Sie einfach daran, dass alle Maßnahmen, die Sie ergreifen – Termine wahrnehmen, Ihre Übungen machen, mit Experten sprechen, sich über Ihre Erkrankung informieren, zweite Meinungen einholen – wichtige und wertvolle Schritte sind. Nicht zuletzt, weil Sie sich so selbst beweisen können, dass Sie die ganze Mühe wirklich wert sind.

TEIL 4

DAS LETZTE TABU

Kapitel 17

Töpfchentraining

Die Jahre 2013 und 2014 bezeichne ich oft als „verlorene Jahre“. Meine Tagebücher und Arztbriefe enthüllen die ganze schreckliche Wahrheit, während ich versuche, normal und fröhlich an der Oberfläche zu erscheinen. Alles beginnt mit einem langen Zeitraum, in dem wir „warten und beobachten“, um herauszufinden, ob meine Operation erfolgreich war. Das ist öde, und leider lautet die Antwort am Ende eher „teilweise“ als „JA, ABSOLUT“. Mir war leider kein perfektes Happy End beschieden, bei dem ich mit trockenem Schlüpfer zusammen mit meinen Jungs, meinem Mann und Carol in den Sonnenuntergang tanze. Anstatt einer „neuen Normalität“, einem kompletten Neubeginn, erleide ich einen Inkontinenzrückfall, der mit einem „feuchten Furz“ beginnt.

Noch bevor ich anfangen kann, mich mit dem schleichenden Verlust der einen Kontinenz zu beschäftigen, der zeitgleich mit einer Verbesserung der anderen eintritt, habe ich ein weiteres Problem: Wie kann ich einem Kind beibringen, aufs Töpfchen zu gehen, wenn ich nicht mit gutem Beispiel vorangehen kann? Wie ermuntere ich meinen jüngsten Sohn dazu, ohne dass es für ihn oder mich peinlich wird? Keine leichte Frage.

Bei Sohn Nummer 1 hatten wir uns vorher schlau gemacht. Wir richteten sogar einen speziellen „Töpfchen-Teppich“ ein, damit unser Sohn wusste, wohin er gehen sollte. Der Erfolg war eher mäßig. Unser Training hätte wohl eher bei einer Katze gefruchtet, denn wenn das Töpfchen gerade gesäubert wurde oder woanders stand, erledigte er sein Geschäft einfach in der gewohnten Ecke des Raums und war bass erstaunt, als wir ihm erklärten, dass das so nicht gedacht war.

Jetzt wissen wir es besser, und aus diesem Grund und wegen all meiner medizinischen Komplikationen warten wir, bis Sohn Nummer 2 sprechen kann. Auch wenn ich mittlerweile eine Fürsprecherin für Gespräche über Kontinenz bin, war das in diesem Fall vielleicht nicht die beste Idee.

August/September 2013, mit Spielzeugen und Wutanfällen durchsetzte Landschaft, die einmal ein hoffnungsfrohes Liebesnest war

Er war schon immer schlau und hat sich auf jedes Anzeichen intellektueller Schwäche gestürzt, aber beim Töpfchentraining zieht mein zweiter Sohn wirklich alle Register. Es ist von Anfang bis Ende ein einziger Kampf. Selbst die spannenden neuen Windelhöschen für große Jungs, die ich ihm kaufe, sind eine Herausforderung – ich soll entscheiden, auf welchen seiner liebsten TV-Helden er kackt. (Sorry, Feuerwehrmann Sam!)

Er ist ein aggressiver winziger Philosoph, der Beschönigungen und Ungenauigkeiten in Bezug auf alles, was mit dem Toilettengang zu tun hat, gnadenlos in der Luft zerreißt. Eines Tages, nach dem Frühstück, schaut er mich mit diesem unergründlichen Blick an.

„Wir pinkeln nicht auf den Küchenstuhl", sage ich mutig und nur leicht genervt, als ich die wässrige Ladung aufwische und feststelle, dass die Keksreste von letzter Woche nun endgültig mit dem Sitz verschmolzen zu sein scheinen.

„Ich schon", korrigiert er mich gelassen.

„Du kannst nicht einfach auf den Boden kacken!", versuche ich es später und bemühe mich, positiv zu bleiben, während ich um ihn herumwusele und beim Beladen der Waschmaschine gleichzeitig braune Spuren aufwische.

„Doch, kann ich", sagt er, während sein kleiner Haufen langsam in die Holzdielen einzieht. „SCHAU DOCH!"

„Wird das ein Haufen oder ein Pups?", rufe ich verzweifelt zur Bettgehzeit und stürme herbei, als er sich unheilverkündend vor seinem Bett hinhockt.

„JA", ruft er zurück, als wäre ich nun wirklich die letzte Idiotin. „JA, DAS WIRD EIN PUPS ODER EIN KACKA."

Zu dem Zeitpunkt habe ich keine Ahnung, wie alles ausgehen wird. Ich hoffe immer noch darauf, dass er trocken wird, bevor die Vorschule beginnt. Dieser Gedanke bringt mich einmal mehr darauf, für wie selbstverständlich wir das Glück der Kontinenz nehmen – also jene unter uns, die von Kindesbeinen an damit gesegnet sind. Mir geht es einfach nur darum, nicht mit noch mehr Exkrementen hantieren zu müssen, und ich habe das dumpfe Gefühl, dass alles viel schneller gehen würde, wenn ich ihm sagen könnte, dass er eklig und nicht liebenswert ist, wenn er auf den Teppich macht.

Töpfchentraining bedeutet, dass man pausbäckigen Kleinkindern klarmacht, dass die Sonne nicht aus ihren perfekten kleinen Hintern scheint. Für viele ist das eine plötzliche Kehrtwende. Sie müssen lernen, dass bestimmte Flüssigkeiten und Verhaltensweisen in der Öffentlichkeit nicht akzeptabel sind, selbst wenn Mama und Papa wissen, dass sie ganz normal und natürlich sind. Dieselbe Mama und derselbe Papa, die das gesamte bisherige Leben des Kindes damit verbracht haben, ihre Nasen in Restaurants öffentlich an seine Windeln zu halten und einen kräftigen Atemzug zu nehmen.

Ich kann mich nicht daran erinnern, wann ich lernte, meine Ausscheidungen zu kontrollieren, aber laut meiner Mutter war ich mit zweieinhalb Jahren sauber, also muss es gegen Ende 1979 gewesen sein.

„Es waren die Schneemannunterhosen, die den Erfolg brachten, also muss es im Winter gewesen sein", fügt sie hinzu.

Im frühen 20. Jahrhundert wurden die Mütter angehalten, ihren Kindern gute und ordentliche Gewohnheiten anzuerziehen, sodass schon die Kleinsten über einen Nachttopf gehalten wurden, um das Pinkeln am richtigen Ort zu fördern. Dieser eher unsauberen Methode, wenn man bedenkt, wie sehr Babys und Kleinkinder strampeln, lag der Gedanke zugrunde, dass Frauen sich zu Tode schuften würden, wenn sie rund um die Uhr Wäsche auskochten. Wahrscheinlich war es ohnehin die Wascherei, die es zu so einem wichtigen Ziel machte, dass Kinder trocken wurden.

Der US-amerikanische Guru der Kindererziehung, Dr. Benjamin Spock, der viele Vorstellungen zur Kindererziehung revolutionierte, befürwortete solche Methoden nicht. Er machte deutlich, dass Eltern nicht darauf herumreiten sollten, wie eklig und schrecklich Missgeschicke in diesem Bereich waren, da Kinder dies als Kritik an ihrer Person auffassen könnten. Meine Mutter war eher Anhängerin des Kinderarztes Hugh Jolly, dessen Bücher empfahlen, dass Kinder selbst lernen sollten, sauber zu werden. Er empfahl Eltern eine gesunde Skepsis gegenüber didaktischem Töpfchentraining. Ich selbst habe das ganze theoretische Wissen als absolut nutzlos empfunden. Endloses Vorlesen von „Die kleine Prinzessin geht aufs Töpfchen“ waren in etwa so sinnvoll wie Traumfänger für Menschen, die unter Schlafmangel oder Schnarchen leiden, oder die teuren Geräte, die weißes Rauschen produzieren und am Ende ein Dasein als Türstopper fristen.

Meine Mutter erinnert sich nicht an irgendwelche besonders traumatischen Pinkelmomente in meiner Kindheit, auch wenn sie sagt, dass ich fast immer ins Bett gemacht habe, wenn wir woanders übernachtet haben, und an diese frühe Inkontinenz erinnere ich mich gut. Die Wärme und die Erlösung zu spüren, und dann die kalte Wahrheit, wenn man im Schlaf pinkelt, ist kein seltenes Phänomen. Jungs sind etwas stärker betroffen als Mädchen, und in seltenen Fällen bleibt das Problem bis ins Erwachsenenalter erhalten. Es kann alte und junge Menschen unter bestimmten Umständen treffen, wenn es ihnen nicht gutgeht oder sie betrunken sind. Den meisten von uns ist es wahrscheinlich schon einmal passiert. Es gehört nahezu in jede Autobiografie von Rockstars. Für mich als Kind fühlte es sich nicht gut an. Ich kann immer noch spüren, wie alles juckte und ich mein klammes und kaltes Polyester-Nachthemd wie ein Preisetikett von der Haut pulen musste. Und dieses schreckliche „Nicht schon wieder“-Gefühl, das mich überkam, ebenso wie die Gänsehaut.

Ich erinnere mich auch daran, dass ich den Moment meines Geständnisses stets sehr sorgfältig auswählte. Denn im Licht des neu angebrochenen Tages fühlte es sich immer wie ein Geständnis an. Es war nicht fair, es meinen Eltern sofort zu sagen, wenn sie gerade erst aufgewacht waren. Ich wartete also immer, bis wir alle in ihrem Bett ein wenig gekuschelt und ich mich unter ihrer Decke wieder aufgewärmt hatte.

Über Bettnässen zu schreiben, erinnert mich an etwas noch Schlimmeres – den Albtraum ins Bett zu machen, um dann bei den Eltern ins Bett zu krabbeln und erneut einzuschlafen. Manchmal habe ich mich nämlich erst wieder an mein Missgeschick erinnert, als schon wieder Bettgehzeit war und ich den nassen Fleck sah.

Regelmäßiges Bettnässen ist eine relativ häufig auftretende Form von Inkontinenz. Laut Studien britischer Gesundheitsorganisationen macht rund jedes fünfte Kind mit viereinhalb Jahren noch ins Bett.[1] Mit neuneinhalb Jahren ist es noch jedes zwölfte.

Das Problem bei mir ist, dass ich mich an die wasserundurchlässige Unterlage erinnere, aber nicht daran, wann ich sie nicht mehr gebraucht habe. Ich wünschte, jemand von uns hätte es aufgeschrieben, denn dann hätte ich berechnen könne, wie viele „trockene“ Jahre ich hatte, bevor sich meine Beckenbodenprobleme entwickelten.

Sauber zu sein, ist solch ein fundamentaler Teil des Erwachsenwerdens, dass es unfassbar scheint, wenn einem diese Fähigkeit wieder genommen wird – wenn man weiß, dass man wirklich die schlimmste Art von nassem Fleck im Bett hinterlässt und einerseits zu alt ist, um die total besoffene Studentin mit dem nassen Fleck im Schritt zu sein, und andererseits zu jung fürs Pflegeheim. Wenn man eine Operation hat, die all das beheben soll, wie geht man dann damit um, dass sie nicht das erhoffte Ergebnis bringt? Wenn ich die Tabelle mit den Stickern behalten hätte, die ich als Kind hatte, könnte ich mich wenigstens damit trösten, dass ich es schon einmal geschafft habe.

Vielleicht hätte ich versuchen sollen, mir den Druck zu nehmen, anstatt mir mein Selbstwertgefühl rauben zu lassen, oder es hätte mich motiviert, noch mehr zu tun. Stattdessen lässt meine Inkontinenz mich zum Trauerkloß werden. Aber während das Jahr nach und nach an mir vorüberzog, bewegte ich mich unaufhaltsam weiter in die Tabuzone hinein. Ich war buchstäblich im Arsch.

Kapitel 18

So eine Scheiße

Über Scheiße lässt sich eine Menge sagen, sowohl aus Erziehungssicht als auch aus einem kritischen Blickwinkel auf das Thema Inkontinenz und Tabus. Stuhlinkontinenz ist entsetzlich. Wenn es um körperliche Missgeschicke geht, wird die Angst davor, sich einzunässen, wahrscheinlich nur von der Furcht übertroffen, in der Öffentlichkeit einen feuchten Furz abzulassen. Selbst all jene von uns, die keine Witze über das Verdauen von Maiskörnern machen, zwingt das Elterndasein dazu, sich näher mit Fäkalien auseinanderzusetzen. Frischgebackene Eltern kennen das Gefühl, wenn man in den Spiegel schaut und sich fragt, was für ein Scheiß einem im Gesicht klebt, nur um dann festzustellen, dass es sich tatsächlich um Scheiße handelt – im GESICHT!

Zu den wenigen Dinge, die mich in meinen ersten inkontinenten Jahren daran gehindert haben, in ein tiefes Loch zu fallen, zählte die Tatsache, dass ich die schlimmste aller Fragen, die nach Problemen mit meinem Stuhlgang, mit einem klaren NEIN beantworten konnte. Kein Wunder. Scheiße ist von frühester Kindheit an mit dem Empfinden und Erleben von Ekel verbunden, sie gehört sogar zu den „Hauptauslösern von Ekel". Kinderpsychologen haben die genaue Entwicklungsphase dokumentiert, ab der Kinder vor Schokolade zurückschrecken, die wie ein Kackhaufen geformt ist, anstatt sie fröhlich zu verzehren. Ekel ist mehr als reine Abneigung – er hat eine moralische Dimension und ist eine Reaktion auf etwas zutiefst Schlechtes.

Ich bin definitiv angeekelt und missmutig, als ich das erste Mal mein großes Geschäft in die Hose mache. Ein braunes Missgeschick, und mein letzter Rest von Würde verflüchtigt sich ins Nichts.

„All das habe ich auf mich genommen, ALL DAS, und die Operation hat nicht einmal richtig funktioniert", denke ich und finde das extrem ungerecht. Ich bezweifle, dass ich es mit mehr Gelassenheit hätte betrachten können, wenn es mir zu einem anderen Zeitpunkt im Leben passiert wäre. Aber trotz all meiner Bemühungen fiel es mir schwer, mich nicht komplett hängen zu lassen. Ich versuchte es mit verschiedenen Taktiken. So belohnte ich mich zum Beispiel regelmäßig auf dem Weg vom Krankenhaus nach Hause oder verbrachte die gesamte U-Bahn-Fahrt damit, mir die Geschichte immer wieder in Gedanken zu erzählen, bis sie verschwand oder die Form einer witzigen Anekdote annahm.

Ich sprach eigentlich nicht darüber. Und ich schrieb auch nicht darüber, weil meine ganzen Erfahrungen wie ein abstruser, widerwärtiger Traum geklungen hätten. Was verrückt ist, weil das Ganze an einem ganz normalen, langweiligen Samstag begann, als ich nicht einmal das Gefühl hatte, auf die Toilette zu müssen.

Sommer 2013, Versuch eines ganz normalen Lebens in einer unaufgeräumten Küche

Ich trinke Tee mit meinem Mann, während die Kinder Mittagsschlaf halten. Wir sind noch mitten im Töpfchentraining, also liegen überall Toilettenartikel herum, aber wir ignorieren die ganze Unordnung und lösen ein Rätsel in der Zeitung. Wir sitzen an dem großen Eichentisch, den wir gemeinsam gekauft haben, als wir frisch verliebt waren. Es ist das einzige Möbelstück, das aus dieser Zeit stammt, familientauglich ist und uns immer noch gefällt. Es gibt dazu passende Eichenstühle mit gepolsterten Stoffsitzen. An diesem Tisch sind wir echte Erwachsene.

Ich greife nach einem Keks, und da passiert es. Ich kacke tatsächlich in die Hose. Es beginnt einfach so und ich kann nichts dagegen tun. Es sickert durch meine Kleidung und auf den Stuhl. Ich denke zuerst, es wäre ein Schwall Urin oder ein Pups, den ich unterdrücken kann, aber so ist es leider nicht. Mich ergreift totales Entsetzen. Ich fühle mich wie mein Sohn, wenn er trotzig neben seiner vollen Hose steht und wir alle auf seine Hinterlassenschaft starren. Ich frage mich, ob ich es nach oben schaffe, ohne dass mein Mann etwas merkt, aber ich bin wie angewurzelt. Ich höre ein knarzendes Geräusch, aber es ist nicht der Stuhl, es ist eine Schraube in meinem Kopf, die sich lockert. Ich habe Bilder von

Auslaufen und einer Bescherung in meinem Kopf, aber das ist egal, weil ich in eine vollkommene Starre gefallen bin.

„Schatz“, sagt mein Mann. „Warum weinst du?“

Ich versuche es zu erklären, aber ich kann es nicht zugeben. Gleichzeitig frage ich mich: *Wem versuche ich hier eigentlich, etwas vorzumachen?*

Ich denke zurück. In der Hölle der Genesung nach der Operation war ich nicht tapfer genug, der Wahrheit in meinen Schlüpfern ins Auge zu blicken. Und seither hat es sich immer mehr eingeschlichen, das Leugnen. Ich habe das meiste einfach so entsorgt, ohne nachzuschauen, was genau sich darin befand: Einlagen, Einmalhöschen, manchmal auch normale Schlüpfer. Je mehr ich wegwerfe, umso weniger schaue ich nach, stelle ich fest. Ich habe aufgehört zu analysieren, was wo ausgetreten ist. Und das, obwohl die Bremsspuren mich hätten nachdenklich machen sollen.

Ich weiß, warum ich mich dem Thema nicht gestellt habe – *weil ich mich schuldig fühle.* Ich trage ein schreckliches Geheimnis mit mir herum, denn ich habe meine Übungen nicht ordentlich gemacht. Ich habe sie gemacht, das schon, aber nicht regelmäßig, nicht jeden Tag. Ich weiß im Grunde, dass Beckenbodenübungen für Menschen wie mich lebenslang angesagt sind. Lizzie hat mir das wirklich oft genug eingebläut. Aber als ich mich nach der Operation wieder einnässe, habe ich nach und nach einen Widerwillen gegen die Vorstellung entwickelt, dass ich sie „für den Rest meines Lebens“ machen soll.

„Ich bin so eine dumme Kuh und habe meinen Hintern vernachlässigt“, möchte ich aufheulen, und mir wird bewusst, dass ich dem Muschi-Magier und seiner Truppe irgendwie böse bin, weil sie die ganze harte und langweilige Arbeit *mir* überlassen haben. So funktioniert die Selbstmitleidsfalle.

Ich weiß nicht mehr genau, wie wir die Situation bereinigt haben. Ich glaube, ich habe darauf bestanden, alles selbst zu machen. Ich kann mich daran erinnern, wie ich gedacht habe: „Oh Gott, jetzt ist die alte Brett völlig im Eimer“, als ich am Waschbecken stehe und Seife mit solcher Wucht unter meine Fingernägel reibe, dass sie wie gebogene Halbmonde aussehen. Ich gebe mir unheimliche Mühe, den ganzen Dreck mit heißem Wasser wegzuschrubben. Dann wandere ich wie betäubt ins Wohnzimmer und bestelle online einige geschmackvolle Stühle aus Kunststoff. Sie wissen schon, *nur für den Fall.*

Ich könnte wieder mit den Übungen beginnen (und tat es auch), aber zuversichtlich in die Zukunft zu blicken, das war schwieriger. Ich habe nicht wirklich *geglaubt*, dass die Operation alles ins Lot bringen würde, aber ein Teil von mir hatte gehofft, ich hätte es verdient, dass das Schicksal mir eine Art Wunder zuteilwerden ließe. Vielleicht war es auch das, was ich insgeheim erwartete, als ich meinen Inkontinenz-Blog startete, der mittlerweile auch brachliegt. Ein Happy End ohne Windeln? Wie selbstgefällig ich doch gewesen war. Und wie naiv! Heute kann ich das zugeben.

Ich hatte das Glück, dass Institutionen das Heft in die Hand nahmen. Aufgrund meiner Krankengeschichte hatte ich eine Krankenhausnummer und bekam schnell Termine bei Menschen, die mir zuhörten und mir glaubten und mich auf eine große Tournee durch die bildgebenden Abteilungen schickten, in denen jeder Aspekt meines Allerwertesten einer genauen Untersuchung unterzogen wurde.

GLÜCK EBEN.

Spätsommer 2013, Ballontest in der Mittagspause

Ich betrete die Praxis einer Darmspezialistin. Sie wird mir einen Ballon in den Hintern schieben, um einen Test durchzuführen. Ich komme mir dabei vor wie eine Zirkusnummer, eine umgekehrte Wundermaschine. Ich soll ihr sagen, ab wann ich Druck verspüre.

Während der Ballon sich aufbläst, möchte ich ihr die richtige Antwort geben, aber ich weiß nicht, worauf die Sache hinausläuft und was ich spüren soll. Ein Kitzeln, eine Berührung, irgendein bestimmtes Gefühl? Es fühlt sich ein bisschen so an, als würde jemand Druck ausüben.

„Jetzt!", sage ich.

„Tatsächlich?", fragt sie und klingt dabei, als wäre ich nicht ganz dicht. Ich korrigiere mich und gebe mir noch mehr Mühe. Ich rufe erneut „JETZT", nachdem sie den Ballon noch ein bisschen mehr aufgeblasen hat. Sie sieht mich fragend an, macht sich aber Notizen. Ich möchte gar nicht wissen, wie ich abschneide. Ich werde den Wert sowieso nicht verstehen und vermute, dass ich mich in jedem Fall schlecht fühlen werde. Das Ergebnis wird entweder heißen, dass alles normal ist – und ich werde mir blöd vorkommen –, oder nichts mehr normal ist und ich akzeptieren muss, dass ich irgendwie beschädigt bin. Ich fange an zu weinen.

„Sie sind nicht hilflos", sagt sie, während ich mir den Rotz am Ärmel abwische. „Und es wird sich nicht immer so schlimm anfühlen. Wir werden der Sache auf den Grund gehen."

In dieser Woche schneide ich mir meine langen braunen Haare ab. Ich sage zu meiner Kollegin Cat: „Nach dem Arschballon musste ich *irgendwie* die Initiative ergreifen und etwas Radikales tun, das nichts mit Inkontinenz zu tun hatte."

Es ist ein Anfang.

Herbst 2013, Rückkehr zur Urogynäkologie

Sowohl die ersten Ergebnisse des Ballontests als auch mein neuer Bob sehen super aus, sagt man mir, und es gibt keinerlei Anhaltspunkte dafür, dass die Operation das Problem verursacht hat. Ich bin wieder bei Carol & Co., und auch wenn wir alle wissen, dass die Ursache wahrscheinlich mein nun katastrophal demotivierter und erschöpfter Beckenboden ist, schwören sie, dass sie jegliche fiesen Machenschaften, die hier vielleicht vor sich gehen, finden (und eliminieren) werden. Sie sind für mich da.

Carol hat sogar Produkte, die zwischenzeitlich helfen können, das Problem zu beheben, einschließlich (Trommelwirbel!) Stöpsel für den Hintern (auch Analtampons genannt).

Die Analtampons bestehen aus weichem Schaumstoffgewebe mit einem Gazeschlauch zum Herausziehen und der Hersteller vermarktet sie als „einfache, sichere und diskrete Hilfe bei Stuhlinkontinenz[2] … [die] den unkontrollierten Abgang von festem Stuhl verhindert …, problemlos in jeder Tasche oder Handtasche mitgeführt werden kann … [und] von anderen nicht bemerkt wird, da sie im Körperinneren getragen wird." Nicht nur hindert der Tampon den Stuhl daran auszutreten, so geht die Beschreibung weiter, sondern „unangenehme Gerüche werden ebenfalls vermieden". Klingt zumindest nach einer sauberen Lösung.

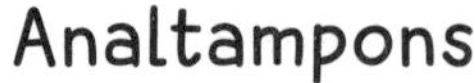

Analtampons

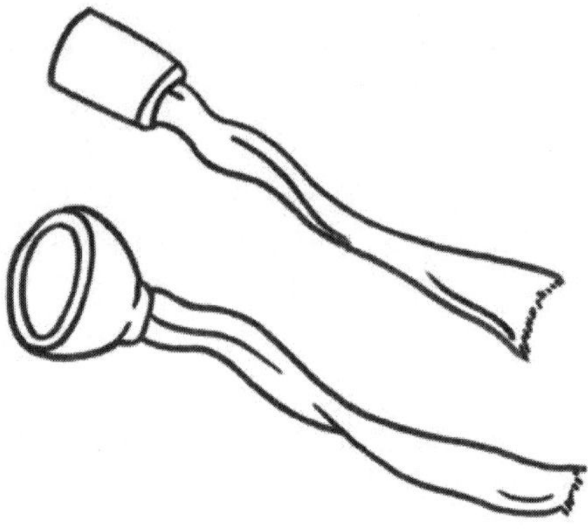

Die Analtampons funktionieren wie ein Zäpfchen, was einfach ist, da sie auf die Größe einer Haselnuss komprimiert und mit einem wasserlöslichen Film überzogen sind. Man fettet sie und führt sie ein. Durch die Körperwärme schmilzt der wasserlösliche Film und der Tampon entfaltet sich, sodass er dann passgenau im Rektum sitzt. Es gibt viele verschiedene Hersteller und Formen.

„Das sieht aus wie ein Korken", sage ich erstaunt und schockiert zugleich. „Ein Korken für meinen Po!"

Carol lächelt und gibt mir eine Handvoll Gratismuster mit, dazu einige Päckchen Gleitmittel. Sie warnt mich bezüglich der Internetseiten vor, bei denen ich sie bestellen kann, weil ihr wohl bewusst ist, dass es gerade zu viel für mich wäre, an all den Beuteln, Kathetern und Silikonunterlagen vorbeizuscrollen, die dort ebenfalls angeboten werden.

Ich möchte eigentlich fragen, ob es passieren kann, dass sie herausfallen – DAS möchte ich nun wirklich nicht in meiner Hose finden, wenn ich mal zu doll lache – aber das fühlt sich irgendwie kleinlich an, also stopfe ich die Muster in meine Handtasche und bedanke mich artig. Ich werde sie erst dann benutzen, wenn es hart auf hart kommt.

Bei meinem Termin beim Muschi-Magier drückt er mir fürsorglich ein Taschentuch in die Hand, was meine Tränenschleusen prompt noch weiter öffnet, weil es sich so anfühlt, als wäre ich auf der Härteskala noch eine Stufe höher geklettert. Er wartet, bis ich mich ein wenig beruhigt habe, und sagt mir dann, dass er mich zu einer weiteren Schwester schickt, die in einer anderen Abteilung arbeitet.

Janice ist meine Kacka-Fee. Sie ist aus demselben Holz geschnitzt wie Carol, wobei an ihrer Wand noch mehr Stuhldiagramme hängen. Sie lässt keinen Raum für Leugnen, Verzweiflung oder Peinlichkeiten – ihre Mission besteht darin, Stuhlganggewohnheiten zu verbessern und dabei nimmt sie kein Blatt vor den Mund.

Sie stellt mir die Bristol-Stuhlformen-Skala vor, die ich seinerzeit bei Jenny kennengelernt habe (siehe Seite 107), damit ich wieder auf meine rissigen Würstchen und weichen Klumpen zeigen kann. Ganz so, als würden wir Einkaufstipps austauschen, redet sie über Pressen beim Stuhlgang (gar nicht gut für den Beckenboden), das Tempo der Entleerung (ich weiß …), Ernährung, Pupse und die Stärke des Schließmuskels. Ich finde es ausgesprochen nett von ihr, dass sie sich so viel Zeit nimmt, vor allem wenn man bedenkt, dass ich jetzt einen anderen Status habe – zwar schiebe ich Panik und habe ein Problem, aber ich liege in diesem Bereich keinesfalls „jenseits der Skala". Ich bin einer ihrer leichteren Fälle.

Ich bin bei diesem Thema so unbedarft, dass sie mir sogar beibringen muss, wie man richtig kackt. Sie zeigt mir, wie man eine hockende Position erzielt, indem man einen Hocker oder ein zusammengerolltes Handtuch so unter den Füßen platziert, dass zwischen Oberkörper und Oberschenkeln kein 90-Grad-Winkel mehr entsteht und ich nicht einfach nur so auf der Schüssel herumsitze. Das hilft, den Knick zwischen Dickdarm und Rektum zu begradigen, sodass die Bewegung leichter vonstattengehen kann. Sie schlägt zudem vor, sich leicht nach vorne zu beugen, Ellbogen auf den Knien. Dadurch sitze ich quasi in Hockstellung auf der Toilette. Ich möchte nicht wissen, wie ich aussehe, obwohl ich mir vorkomme wie eine ziemlich lächerliche Hommage an den legendären Skispringer „Eddie the Eagle" – ebenfalls ein liebenswerter Loser –, kurz vor dem Abheben. Eine halbnackte Skispringerin, die es entweder aufs Treppchen schaffen oder aber in der Versenkung verschwinden wird. Eine andere Physiotherapeutin schlägt vor, dass ich das Pressen vermeiden kann, indem ich beim Kacken Geräusche mache, aber ich bin mir nicht sicher, ob ich es wirklich schaffe, dabei auch noch ein Liedchen zu trällern.

Hockstellung

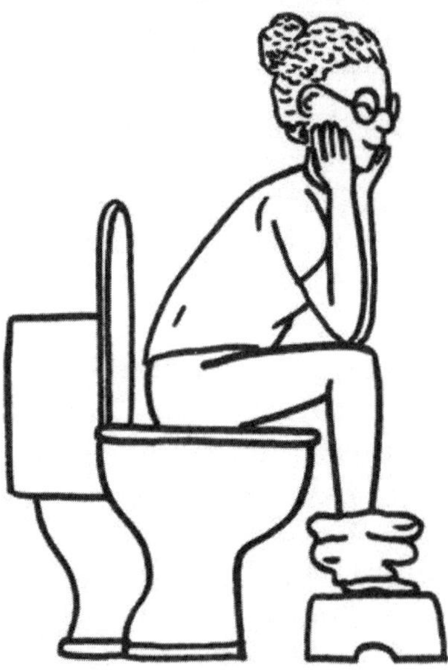

Ich muss meine Ernährung umstellen, ballaststoffreiche Kost vermeiden, ebenso Nüsse, Alkohol und Süßstoffe wie Sorbitol. Es ist öde und klingt nach Schonkost für Kleinkinder, nur weißes Brot und wenig Gewürze, aber die Dinge beruhigen sich tatsächlich etwas.

Bei den Terminen mit Janice passiert nur eine unangenehme Sache – und zwar nicht in ihrem Behandlungsraum. Bei meinem dritten Besuch betrete ich den Wartebereich und sehe jemanden, den ich kenne. Es ist die Schwester einer Freundin.

Ich erstarre. Soll ich Hallo sagen? Wie sieht die Etikette aus für den Grad an Intimität, der aus einem Treffen in der gleichen Klinik besteht? Wo im Benimm-Knigge steht etwas dazu? Habe ich etwas verpasst?

Ich entscheide mich für ein leichtes Nicken und vertiefe mich dann in eine Zeitschrift. Ich verstecke mich hinter den Seiten und spiele in Gedanken immer wieder alle Optionen durch, um zu sehen, welche wohl am besten ist.

Von all meinen Erlebnissen bei Janice verstört mich dieses am meisten – es ist sogar schlimmer als der Moment, in dem sie mich nachstellen lässt, wie ich kacke und mir sagt, dass ich es mein ganzes Leben lang falsch gemacht habe. Ich werde unheimlich traurig, wenn ich an diesen Tag zurückdenke. Ich wünschte, ich wäre mutig genug gewesen, ihr zuzuwinken, ein Gespräch zu beginnen und Solidarität zu zeigen. Ich wünschte, ich hätte es gekonnt. Und ich hoffe so sehr, dass diese Patientin nicht dachte, ich wäre abweisend oder würde sie als abstoßend empfinden und so das Stigma aufrechterhalten. Meine Hoffnung ist, dass sie erkannt hat, dass ich einfach nicht wusste, was ich sagen sollte, und ich einfach nicht die richtigen Worte fand, weil es für mich an diesem Punkt keine richtigen Worte gab.

Janice erwischt mich an diesem Tag ebenfalls auf dem falschen Fuß, indem sie über Verstopfung redet – etwas, das meine Blase beeinflusst und meinen Prolaps nach unten drückt, was ich aber bislang nicht mit meiner Stuhlinkontinenz in Verbindung gebracht hatte. Tatsächlich kann Verstopfung zu ungewollten Abgängen führen, wenn flüssiger Stuhl rund um eine Blockade aus festem Stuhl „explodiert“. Janice sagt, dass meine Skispringer-Position hier helfen wird.

Ich schließe die Augen, als sie das sagt, als würden dadurch meine Wangen weniger rot, und ich frage mich, wie ich ihre Fragen über diese Dinge beim nächsten Termin möglichst geschickt beantworten kann – bei einem Telefongespräch, das ich im Großraumbüro werde führen müssen.

Winter 2013, Arztpraxis, das schlimmste Rezept meines Lebens

„Das ist ja der Wahnsinn“, sagt meine Ärztin mit ungläubigem Blick auf den Preis der Analtampons – knapp 4 Euro pro Stück – während sie mein Rezept ausstellt.

Ich versuche es mit einem Witz.

„Sie sind eben so peinlich, dass man jeden Preis verlangen kann, weil sich sowieso niemand beschweren wird“, sage ich lachend, und habe gleichzeitig das Gefühl, meinen Leidensgenossen in den Rücken zu fallen, was sie mir wahrscheinlich am Gesicht ablesen kann.

„Ich habe kein Problem damit, sie Menschen wie Ihnen zu verschreiben, die sie wirklich brauchen“, sagt sie (um mich zu beruhigen?). Ich versuche wegen des „Menschen wie Ihnen" eingeschnappt zu sein, bin aber von ihrer Haltung abgelenkt. Meine Ärztin findet das hier keineswegs peinlich, im Gegenteil, sie ist begeistert von den Analtampons. Vielleicht weil sie im Grunde ihres Herzens den Körper betrachtet wie eine Mechanikerin eine Maschine. Jedenfalls ist sie fasziniert davon, wie sie aussehen und funktionieren.

Ich bin nicht so häufig in der Position, Ärzten helfen zu können, also biete ich ihr mein letztes Gratismuster an, das immer noch in der grünen Plastikverpackung in meiner Handtasche steckt.

Sie freut sich wie ein Kind an Weihnachten.

Sie zupft ein wenig an dem Ding herum und wendet sich dann wieder ihrem PC zu. Sie hält inne.

„Oh je", sagt sie. „Ich muss hier die Größe eintragen."

„SMALL", rufe ich, bevor ich mich zurückhalten kann. *Lieber Gott, bitte mach, dass mir die kleinste Größe passt.*

Die Vorstellung von riesigen Korken ist einfach zu viel für mich. Viel zu viel. Ich fange an zu heulen. Mein Gesicht ist eine Katastrophe. Ich bin keine heiße Lady – ich bin ein hässlicher Troll. Ich gebe eine Art wieherndes Geräusch von mir, als der altersschwache Drucker mein Rezept ausspuckt.

„Ich glaube, das alles macht mich wieder depressiv", sage ich, um die Stimmung ein wenig aufzuheitern und von meinem Heulanfall abzulenken. „Ich weiß nicht, wie es weitergehen soll. Ich glaube, jetzt bin ich endgültig erledigt."

„Das wundert mich nicht", sagt sie und bietet mir an, mich krankzuschreiben – zumindest bis ich herausgefunden habe, wie ich mit meinen neuen Hilfsmitteln zurechtkomme. Ich weiß nicht, ob ich mich wirklich traue, bei der Arbeit zu fehlen, sehe aber ein, dass sie vielleicht Recht hat. Die Wahrheit ist, dass ich krank bin und Hilfe brauche. Was für eine Kacke.

Ich komme mir vor wie ein Loser. Ich habe Panikattacken, weil ich Angst habe, in die Hose zu kacken. Ich weine mich in den Schlaf und wage es nicht, in meinen Schlüpfer zu schauen, wenn ich spüre, dass etwas abgeht. Und ich hyperventiliere, wenn ich einen Krankenhausbrief bekomme, in dem eine weitere Untersuchung meines Innenlebens angekündigt wird.

„Nimmt das alle so mit?“, frage ich. Vielleicht denke ich irgendwie verkehrt. Vielleicht kann man da irgendetwas reparieren?

„Ganz ehrlich?“, sagt sie. „Die meisten Menschen reden kaum darüber. Sie schaffen es nicht. In den 20 Jahren, seit ich als Hausärztin arbeite, gehören Sie zu den wenigen, die über die emotionale Seite des Ganzen sprechen, Luce.“

Die Ärzte, die ich treffe, scheinen einen Nervenzusammenbruch bei Stuhlinkontinenz für völlig akzeptabel zu halten. Die meisten anderen Menschen vermutlich auch, wenn sie einmal darüber nachdenken.

Meine Kollegin Ally sieht, wie ich in Tränen ausbreche, als ich versuche, online einen Termin zu buchen, der „Darm“ im Titel hat. Sie nimmt mich in den Arm und sagt: „Das ist einfach furchtbar.“

Das ist zwar nicht Shakespeare, aber es ist erleichternd, wenn jemand anders es ausspricht. Und es tut so gut, dass sie mich berührt hat, ohne angewidert zu sein. Selbst mein Chef, der gesehen hat, wie ich abbaue, ohne die Gründe dafür zu kennen, reagiert gnädig, als ich nach einem Missgeschick auf dem Weg nach Hause meine Ärztin beim Wort nehme und mich erst einmal krankschreiben lasse.

Ich führe ein tränenreiches Gespräch mit der Personalabteilung und schreibe dann meinem direkten Vorgesetzten, dass ich im Moment einfach nicht mehr kann, schreckliche Inkontinenzprobleme habe und noch nicht weiß, wie es weitergehen soll. Ich sage ihm, dass es meinen gesamten Alltag beeinflusst – meine Kleidung, längere Fahrten und meine Fähigkeit, lange Meetings durchzustehen – und ich entschuldige mich dafür, wie eklig das Thema ist. Am nächsten Morgen bekomme ich eine E-Mail. Sie ist nett, hilfreich und direkt. Er schreibt, er freue sich, dass ich ihm all das anvertraut habe und betont, dass das sicher nicht leicht für mich war. Er konzentriert sich auf konstruktive Vorschläge – wir könnten uns zusammensetzen und gemeinsam herausfinden, wie sich mein Arbeitsleben einfacher gestalten lässt. Ich bewahre seine Antwort lange Zeit auf. Nicht wegen seiner Freundlichkeit (obwohl er zweifelsohne freundlich ist) oder aus Erleichterung über seine Reaktion, sondern weil sie sinnbildlich dafür steht, endlich alles offenzulegen und mich mit einer Person, die nicht dem medizinischen Umfeld angehört, über meinen Zustand zu unterhalten. Die E-Mail zeigt mir, dass selbst dann, wenn die Katze aus dem Sack ist, es noch genügend Menschen gibt, die bereit sind, mir zu helfen, auch wenn mein Problem nicht das angenehmste ist und das Gespräch darüber schwierig. Ich bin mir allerdings nicht sicher, was dieser Meilenstein wirklich für mich symbolisiert. Mut vielleicht? Der Ausgangspunkt dafür, meine Wahrheit zu erzählen?

Aber das ist alles Pipifax (sozusagen), denn die wahren Herausforderungen liegen noch vor mir. Schon bald stehen neue Untersuchungen an, um herauszufinden, ob meine Probleme irgendwelche üblen Ursachen haben. Ich reiße sie hier nur ganz kurz an, damit wir sie auch schnell wieder vergessen können, Sie aber Bescheid wissen, was so alles passieren kann und wie man das Schlimmste vermeidet, falls es zu solch einer Situation kommt. Ich jedenfalls hätte damals sehr gerne gewusst, was mir bevorstand.

Winter 2013, Darmspiegelung, Gastroenterologie voll mit Ärzten in OP-Kitteln

Darmspiegelungen sind weit verbreitet. Und sie sind in Ordnung. Meine Untersuchung war nicht schmerzhaft, und die Vorbereitung war schlimmer als die Spiegelung selbst. Es war auch die Untersuchung, über die ich am leichtesten reden konnte, weil viele Menschen schon einmal eine Darmspiegelung hatten. Mein Freund Scott gab mir einige gute Tipps, zusammen mit Beschreibungen seiner eigenen Erfahrungen, wie den Moment beispielsweise, als er gebeten wurde, vor allen Anwesenden zu pupsen.

„Du würdest alles für deine Kinder tun, also musst du auch alles tun, um gut für dich zu sorgen, damit du für sie da sein kannst. Sogar das, Luce“, sagt er, bevor er mir detailliert schildert, wie die zweitägige Vorbereitung aussieht – die ungewöhnliche Ernährung, die steigende Anspannung, wenn man literweise Abführmittel trinkt, und die erstaunliche Erfahrung, so lange auf der Toilette zu sitzen, bis wirklich alles draußen ist, was man jemals gegessen hat (oder sich überlegt hat zu essen), bis man am Ende nur noch mit dem Po pinkeln kann.

Das Warten auf die Exkrementlawine scheint bereits ein Erlebnis für sich zu sein, das höre ich auch von einer Online-Freundin. Aber: je mehr, desto besser. Wer auf Wettbewerb und Vergleiche steht, kann am Ende stolz sein, wenn auf dem Monitor der eingeführten Kamera nur saubere, rosa glänzende Höhlen zu sehen sind, während man selbst benebelt von den Beruhigungsmitteln auf der Liege dämmert. Und außerdem darf man jemanden mitbringen – nicht um noch mehr Menschen intime Einblicke zu ermöglichen, sondern weil man aufgrund der Sedierung nicht alleine nach Hause fahren darf.

Im Anschluss daran steht ein Scan des Schließmuskels auf dem Programm. Das Personal ist nett und der Scan, der einem Ultraschall in der frühen Schwangerschaft ähnelt und bei dem eine schmale, mit Gleitmittel versehene Sonde zum Einsatz kommt, dauert nur wenige Minuten. Ich kann nur sagen: Wer eine solche Untersuchung braucht, braucht sich keinen Kopf zu machen.

Trotzdem sollten Sie möglichst nicht alleine hingehen. Manchmal lassen sich würdelose Prozeduren, die man über sich ergehen lassen muss, nicht von einem Moment auf den anderen wieder abschütteln.

Winter 2013, nach der Schließmuskel-Untersuchung, geheimnisvoller Bildgebungsraum, große vertraute Klinik

Ich weiß nicht mehr genau, wann ich durch einen Riss in der Zeit gefallen bin. In einem Moment wische ich noch Gleitmittel aus meine Poritze und bedanke mich (*SAG IMMER DANKE, LUCE, NIEMAND IST VERSESSEN DARAUF, DEINEN PO ZU BEGUTACHTEN*), und im nächsten Moment knie ich vollkommen neben mir in einer der Patiententoiletten.

Ich habe hier ein Kind bekommen, hatte Physiotherapie und meine OP. Alles ist so vertraut, und dennoch bin ich verloren. Vollkommen. Die Toilette sieht aus wie all die anderen, nur liege ich dieses Mal zu einem Ball zusammengerollt am Boden. Wimmernd. So lange, dass ich beim Verlassen der Toilette schon befürchte, eingeschlossen worden zu sein.

Ich wandere eine Viertelstunde lang ziellos umher und bin plötzlich in einer anderen Röntgenabteilung, in einem anderen Krankenhausflügel, mit anderen Aufzügen und Treppenaufgängen. Inzwischen scheint es Nacht geworden zu sein. Und dunkle Krankenhausgänge können sehr unheimlich wirken und einem vollends die Orientierung rauben, weil sie alle gleich aussehen. Vor allem, wenn man an nichts anderes denken kann, als dass man eben noch eine mit einem Kondom überzogene Sonde im Hintern stecken hatte und man sich dafür auch noch dafür bedankt hat. Ich bekomme kaum noch Luft, als ich über eine gläserne Verbindungsbrücke laufe und zum Glück den Ausgang erspähe.

Das Nächste, was ich bewusst wahrnehme, und von dem ich weiß, dass es wahr sein muss, ist der helle Sonnenschein. Ich sitze auf einer Bank auf einem Platz mitten in London und heule. Schon wieder. In der Öffentlichkeit. Schon wieder. Und es ist nicht mitten in der Nacht, sondern immer noch Nachmittag. Wie kann es sein, dass ich so durcheinander bin. Ich habe kurzzeitig völlig die Orientierung in Zeit und Raum verloren.

„Glaubst du, deine posttraumatische Belastungsstörung könnte zurückgekommen sein?", fragt ein Freund, der Arzt ist.

Sicherlich gibt es Ähnlichkeiten zu früheren Erfahrungen und Diagnosen. Ich werde in der Zeit zurückgeworfen und bin wieder die vierjährige Kleine, die in der Leseecke in die Hose gemacht hat. Und ich wusste schon damals tief in meinem Inneren, dass der Mob sich so lange an meinen Namen und meine Schande erinnern würde, wie ich selbst es tat.

Ganz objektiv gesehen ist mir klar, dass ich eine Erwachsene mit einem peinlichen Leiden bin, aber ich verbringe Stunden damit, mich ängstlich zu fragen, ob die Flecken auf meiner Haut Kotspuren oder Altersflecken sind und die Ärzte vielleicht denken, dass ich einfach nur zu blöd bin, mir richtig den Hintern abzuwischen.

Vor Arztterminen schrubbe ich meinen Hintern manchmal mit Spüli. Fällt es schon unter Selbstverletzung, wenn man sich mit ökologischen Haushaltsreinigern wäscht, damit man sich sauber vorkommt? Aber ich bin getrieben von der Angst, dass ich ein schreckliches Bild abgeben könnte.

Das Schlimmste ist, dass ich mich nicht nur *für mich* schäme. Es tut mir so wahnsinnig leid *für sie.*

„Diese armen Leute", denke ich. „Wie schaffen die es nur, jeden Morgen aufzustehen?"

Wie schrecklich für sie, wenn sie darauf warten, dass ich mich auf die Seite rolle, damit sie irgendetwas – einen Finger, einen Ballon, einen Hamster (und wie kam DER Witz jetzt hierhin?) – in mich hineinstecken können.

Ich kenne eine Psychoanalytikerin, die vorher als Krankenschwester tätig war. Sie ist schockiert, als ich ihr von meinen Sorgen berichte.

Sie erzählt mir, dass Krankenpfleger, Ärztinnen, Radiologen und Physiotherapeutinnen häufig genau diese Berufe auswählen, weil sie Interesse am Körperlichen haben. Sie mögen das Tasten und Riechen und Nachspüren. Körper sind für sie nicht abstoßend. Pupse, Geräusche, sich bewegende Genitalien sind einfach nur Hinweise und Informationen. Mein Horror vor meinen Körperfunktionen ist nichts, was diese „armen Leute" teilen.

Abschließend sagt sie: „Wir mögen es, kaputte Körper zu berühren und anzusehen, weil wir uns unheimlich schlau vorkommen, wenn wir sie reparieren können."

Daraufhin schaffe ich es für eine Weile, meine Angst und Abscheu in den Griff zu bekommen. Zumindest so lange, bis der Brief kommt.

Frühjahr 2014, das MRT-Superbild

Das Krankenhaus hat mich angeschrieben und zu einem Defäkogramm eingeladen. Ich lese den Begriff „Defäkogramm" und bin mir sicher, dass ich ihn gerade erfunden haben muss, und ich lese erneut nach. Tatsächlich. So etwas scheint es zu geben.

Ich weiß, dass MRT-Scans ein bisschen unangenehm sind, denn ich habe die Untersuchung schon einmal erlebt. Man kann es überleben, aber es ist ein bisschen wie die Verkörperung einer Migräne auf engem Raum. Und ich weiß nicht nur, was ein Proktologe ist – nicht zuletzt wegen all der Scherze in amerikanischen Filmen über Ärzte, die einem den Finger in den Hintern stecken – sondern auch, was sich hinter dem unscheinbaren Begriff „defäkieren" verbirgt.

Ich stehe stocksteif in der Diele. Als spielte ich die Hauptrolle in meinem eigenen Film, starre ich auf das Blatt Papier in meiner Hand. Es fühlt sich an, als habe ein Gremium sich den schlimmsten, peinlichsten und schrecklichsten Test für meine ohnehin schon labile Psyche ausgedacht.

Ich zwinge mich ruhig zu bleiben und alles noch einmal genau durchzulesen. Vielleicht springen mir ja irgendwelche Details ins Auge, die meine Befürchtung schwinden lassen, dass ich im Inneren einer magnetischen Maschine aufs Klo gehen soll.

Aber meine spärlichen Lateinkenntnisse haben mich leider nicht getäuscht. Genau das will man von mir. Ich schaue mir das Informationsblatt für Patienten an, in der Hoffnung, in diesen Zeilen etwas Beruhigendes zu finden. Stattdessen finde ich dort das genaue Gegenteil, nämlich eine vollkommen idiotische Anmerkung. Da steht, einige Menschen (*einige!*) empfänden den Test als peinlich und unangenehm, aber so schlimm sei es gar nicht.

Ich möchte laut schreien.

Sie werden mich beim Kacken filmen. Schon beim Lesen der Beschreibung ist mir klar, dass es peinlich *und* unangenehm sein wird, für mich zumindest, und wahrscheinlich auch eine ziemliche Schweinerei. Ich denke (hoffe?) sie meinen damit, dass man sich deswegen nicht schämen muss und die Patienten nicht denken sollen, das Krankenhauspersonal fände es eklig. Ich für meinen Teil fände es großartig, wenn sie einem auch noch versichern würden, dass es selbst dann zu keinem Kurzschluss in der Maschine kommt, wenn man sich dabei die Augen ausheult. Das würde meine Panik vertreiben, dass ich mich möglicherweise selbst in die Luft sprenge, noch bevor ich mein Geschäft erledigt habe.

Die Untersuchung findet auch nicht in „meinem" Krankenhaus statt, also werde ich das Personal nicht kennen. Ich bin mir nicht sicher, ob das ein Fluch oder ein Segen ist.

Ich poste etwas in einem Online-Forum und lasse meinen Mann den Brief lesen. Ich will über meine Ängste reden, aber das Ganze klingt so surreal, dass es sich fast nach Zauberei anhört. Ich erwäge sogar mit meinen Kindern darüber zu sprechen, die Toilettenwitze lieben. Wahrscheinlich fänden sie etwas so *Krasses* ziemlich großartig. Aber am Ende lasse ich es bleiben, weil ich mich SCHÄME. Und weil mich die Angst plagt, dass sie meine Chance, in aller Öffentlichkeit auf einen

Tisch zu kacken, als endgültigen Beweis dafür ansehen, dass Erwachsene wahnsinnige Heuchler sind, die den ganzen coolen Kram für sich beanspruchen.

Der Tag beginnt gut – mit einem voluminösen Einlauf. Die Schwester ist ebenso unpersönlich wie die gesamte Umgebung. Es gibt keine abgetrennten Kabinen, also muss ich, nachdem sie mir den Po mit einer speziellen Klistierflüssigkeit vollgepumpt hat (über eine Düse, die an einem Schlauch befestigt ist, der wie eine Wärmflasche aussieht), wieder im öffentlichen Wartebereich Platz nehmen, bis das Ganze „greift". Als es so weit ist und ich den stechenden Schmerz verspüre, der bedeutet, dass ich aufs Klo muss, bleibt mir nichts anderes übrig, als auf die öffentliche Toilette zu rennen. Die Flüssigkeit dient speziell dazu, die Dinge zu lockern, damit mein Darm komplett geleert wird. Zu wissen, dass mir dies bevorsteht und dabei in einem Warteraum zu sitzen, ist nicht gerade beruhigend. Ich erleide fast einen hysterischen Zusammenbruch, als nach einer besonders knappen Nummer endlich alles draußen ist und die Schwester mich nach einer kurzen Untersuchung für „sauber" erklärt.

Ich werde in den MRT-Raum geschickt, wo ich ein Krankenhaushemd anziehe. Dann bitten mich eine Schwester und ein Mann, dessen Titel ich nicht kenne, mich hinzulegen, damit sie einen Einlauf mit einem Spezialgelee machen können, das sie auf ihren Monitoren sehen können. Ich solle mir keine Sorgen machen, sagen sie, sie hätten die Tür abgeschlossen.

Der Mann ist ein heißer Feger, und ich muss mich zwingen, ihn nicht dauernd anzustarren, wenn er spricht. Dann beginnt er damit, die nachtleuchtende Pampe in mich hineinzupumpen. Jetzt habe ich sowieso kein Interesse mehr an Small Talk. Das Einführen der Pampe ist verstörend und sie ist kalt.

Ich höre einen Seufzer. Die Profis hören auf zu reden und ja, sie sind sich einig, dass eine Packung nicht reicht. In mein Hinterteil passt offensichtlich mehr hinein als in andere.

„OH GOTT", denke ich, während sich in mir alles zusammenzieht. „Was für eine riesengroße Scheiße." Zumindest mein Humor funktioniert noch.

Sie erklären mir, was als Nächstes passieren wird. Ich werde im MRT liegen, aber damit die Bewegungen genau sichtbar sind, muss ich auf einer Art Sitz festgeschnallt werden, der in der Mitte ein Loch hat. Ich werde angeschnallt, damit ich mich nicht aus Versehen bewege. Wie ein Astronaut ohne Unterhosen.

Ich starre sie an.

Ich darf auch nicht einfach loslegen, sondern muss auf ihr Signal warten. Aber ich soll mir keine Sorgen machen, sie geben mir Bescheid, wenn das Gerät so weit ist und ich richtig platziert bin.

Sie geben mir einen Knopf in die Hand, den ich drücken kann, wenn ich den Test stoppen will. Ich drücke den Knopf. Der Techniker lacht, wir alle lachen.

„Der ist gedacht für die Untersuchung *im* MRT", sagt er.

„Ich weiß", denke ich, aber ich möchte diese Pampe in meinem Hintern wieder loswerden. Vorzugsweise sofort. Also setze ich mich und höre Jazz über die Lautsprecher. Der attraktive Techniker leitet mich die ganze Zeit an. Das ist angenehm – bis zu dem Moment, an dem alles aus mir herauskommt und ich ihn bitten muss, mich nicht weiter anzufeuern. Ich ertrage keinen laufenden Kommentar, während die Pampe sich unter mir zu einem Pseudohaufen auftürmt. Es ist einfach zu grauenvoll.

Und dann ist es vorbei. Sie sagen mir, die Aufnahme sei großartig geworden. Alles sei deutlich zu erkennen. Ich versuche so zu tun, als würde mich das restlos begeistern, aber um ehrlich zu sein, fühlt es sich nicht besonders toll an. Ich hege bereits die Befürchtung, dass ich zu Ausbildungszwecken als Beispiel-Scan dienen werde.

Die Schwester kommt mit einer Pappschale und einigen Papierhandtüchern, mit denen ich mich säubern kann. Danach flitze ich zum Behindertenklo, um mich umzuziehen. Der Techniker ist sehr freundlich, aber ich finde, dass die Entstigmatisierung hier ein Stück zu weit getrieben wird, sodass es nahezu an Gleichgültigkeit grenzt; als hätten sie vergessen, wie sich das für Betroffene anfühlt.

Schließlich wird wohl jeder und jedem klar sein, dass ein ungewolltes Entleeren des Darms mit Ängsten behaftet ist.

Als ich Anfang Zwanzig war, nutzte der Manager des Fußballclubs Manchester United, Alex Ferguson, Durchfall als Argument, um einer Strafe wegen überhöhter Geschwindigkeit zu entgehen. Sein Anwalt wurde damals vielfach zitiert mit der Argumentation, dass sein Klient die Geschwindigkeitsbegrenzung auf der Autobahn übertreten musste, weil die Alternative „undenkbar" gewesen wäre. Der Richter gab ihm Recht. Öffentliches Kacken *ist undenkbar.*[3]

Wir haben ohnehin ein merkwürdiges Verhältnis zu Krankheiten und Körpern, aber speziell zu allem, was die Intimregion und Körperausscheidungen betrifft. Das geht so weit, dass Menschen sterben, weil sie nicht darüber reden können – oder sich schämen, wenn sie krank sind oder im Sterben liegen, wenngleich sie es doch verdienen, in Liebe und Mitgefühl gehüllt zu werden.

Als sie im Sterben lag, sagte die Schauspielerin Lynda Bellingham, dass ihr Darmkrebs nicht zu den „sexy" Krebserkrankungen zähle, sondern eher zu jenen, über die man nicht rede.[4] Das habe sie motiviert, in den letzten Wochen und Monaten ihres Lebens offen darüber zu sprechen, damit Menschen auf ihren Darm achten und sich nicht durch Stigmatisierung oder falsche Scham davon abhalten lassen, Untersuchungstermine einzuhalten und Ärzte zu konsultieren. Das brachte mich zum Weinen – nicht nur, weil ich das Gefühl hatte, sie aus der Werbung und den Fernsehserien der 1980er- und 1990er-Jahre so gut zu kennen, sondern weil es so wahr ist.

Wir behandeln unseren Allerwertesten und alles, was damit zusammenhängt, mit so viel Angst und Verachtung – trotz der brutalen Statistiken, die besagen, *dass jede und jeder Zehnte von uns irgendwann im Leben einmal unter ungewollter Stuhlinkontinenz leidet!*

In einer Studie aus dem Jahr 2016 wies Dr. Emily Rubin in Pennsylvania nach, dass mehr als zwei Drittel (68,9 Prozent) aller ernsthaft erkrankten Patienten Urin- oder Stuhlinkontinenz als genauso schlimm ansahen wie den Sensenmann selbst (manche sogar als schlimmer).[5] Ich würde sagen, wir haben hier ein echtes Problem.

Obwohl diese Forschungsergebnisse erst nach meiner schlimmsten Phase veröffentlicht werden, faszinieren Sie mich, weil sie so schockierend sind. Zum einen zeigen sie auf eklatante und zugleich traurige Weise, dass die geheimen Ängste, die viele inkontinente Betroffene haben – dass andere Menschen ihnen mit Mitleid und Ekel begegnen und die Vorstellung grauenhaft finden, es könne ihnen selbst ebenso ergehen – keine Einbildung sind. Viele Menschen würden eher sterben, als unser Schicksal teilen zu wollen. Na toll.

Außerdem rechtfertigen sie zum anderen höhere Investitionen und mehr Engagement, damit wir unsere instinktive Heimlichtuerei in diesem Bereich hinterfragen. Viele Länder haben eine alternde Bevölkerung, Menschen sterben später und zwar mit älteren Beckenböden und Schließmuskeln als frühere Zivilisationen es sich haben vorstellen können. Wir überleben Geburtsverletzungen und können so gut mit Zahlen und Statistik umgehen, dass wir wissen, dass eine von zehn Personen irgendwann einmal unter einer Stuhlinkontinenz leidet. Also sollten wir zusammenstehen und einen Weg finden, uns von dieser unbegründeten und lähmenden Angst zu befreien.

Und es gibt noch einen weiteren Aspekt. Da die Studie eher auf einer hypothetischen Vorstellung beruht als der Realität, kann die Geschichte noch nicht fertig erzählt sein.

Als alle Stuhltests abgeschlossen sind, findet sich in den Ergebnissen nichts Besorgniserregendes und alle sind sich einig, dass die beste Vorgehensweise für den Moment ist, meinen Beckenboden weiter zu stärken, Hilfsmittel zu nutzen, falls benötigt, und weiter durchzuhalten.

Es muss noch andere Geschichten geben – einige gut, andere schlecht, manche schrecklich. Geschichten darüber, wie Menschen damit zurechtgekommen sind und nicht vor Scham starben, nachdem sie inkontinent wurden. Die Studie beleuchtet nur die unglaublich negativen Eindrücke hinsichtlich der Lebensqualität und geistigen Gesundheit der Patienten. Aber es wurden keine Menschen gefragt, die tatsächlich von doppelter Inkontinenz betroffen sind, ob sie lieber sterben würden. Der Fokus lag nicht auf den Betroffenen, die wussten, wovon sie sprechen. Jeder Mensch kann auf der Grundlage von Angst und Tabus eine Vorstellung davon entwickeln, was doppelte Inkontinenz bedeuten könnte, aber das sagt noch lange nichts darüber aus, wie es sich in Wirklichkeit damit lebt. Für einige Patienten – deren Inkontinenz schon immer ein Teil ihres Lebens war oder die aufgrund eines katastrophalen Ereignisses oder einer Krankheit Schäden an Rückenmark und Gehirn erlitten haben und somit keine Chance mehr bekommen, wieder die Kontrolle zu erlangen – sieht die Geschichte vielleicht ganz anders aus.

Unter solchen Umständen muss Inkontinenz möglicherweise einfach als das angesehen werden, was sie letzten Endes ist: ein mechanisches

Problem, wenngleich eines, das Leid verursachen kann. Leid, das aufgrund der Stigmatisierung schwer zu lindern ist.

Dieser Gedanke inspiriert mich dazu, die Geschichten mit den guten Neuigkeiten zu suchen – jene, in denen es um die Zerstörung des Stigmas und um Innovationen geht. Von neuen Produkten wie dichter Kleidung, die nicht raschelt, bis hin zu Künstlern und Fotografen, die Stomabeutel schön aussehen lassen. Von Bewusstseinswochen, Wohlfahrtsorganisationen und Internetforen bis hin zu ganz gewöhnlichen, inspirierenden inkontinenten Menschen, die ihr Selbstbewusstsein vom Boden aufheben, es abstauben und weitermachen – mit Einlagen und Gummihosen oder Beuteln und spezieller Unterwäsche.

Sicherlich kann auch ich irgendeine Art von Akzeptanz für meinen neuen Zustand finden.

Sommer 2014, Kinderzimmer eines kleinen Jungen, am Abend

Der Abend ist perfekt. Wir haben *Der kleine Käfer Immerfrech* gelesen und so getan, als wären wir Könige. Sein Spiderman-Schlafanzug sitzt wie eine zweite Haut, und ich liebe ihn so sehr. Ich weiß, dass eigentlich Schlafenszeit ist, aber ich genieße diese Abendgespräche, wenn ich von der Arbeit komme, und ich fühle mich berufen, ihn zum Lachen, anstatt zum Schlafen zu bringen. Mein Sohn.

Ich bin süchtig nach seinem Lachen und spiele unser Lieblingsspiel. Ich sitze auf dem Bett, die Finger bereit zu einer Kitzelattacke, und rufe: „Wer ist der Boss?“

„Ich“, ruft er begeistert.

„So eine Frechheit!“, sage ich. „Wer ist der Boss?“

„Ich!“

„Du Schurke“, sage ich und kitzle ihn. „Wer ist der Boss?“

„ICH!“

Er quiekt und windet sich. Sein Lachen klingt wie eine Zugpfeife, laut und quietschend. Er schluckt seine Lachanfälle so sehr hinunter, dass er sich den Magen verderben wird. „Hör auf, Mama. AUFHÖREN!“

Ich lasse uns zu Atem kommen, aber frage trotzdem: „Weißt du jetzt wieder, wer der Boss ist?“

„Ja."

„UND WER?"

„Oma."

Er kreischt ob meiner Empörung. Wir rollen vom Bett und auf den Teppich. Ein Scheinkampf, bei dem Arme, Beine und Locken unter Gekicher herumfliegen.

„Manchmal glaube ich, du bist ein richtiges Biest", sage ich. „Du weißt, dass deine Mama die allwissende und allliebende Göttin des Universums ist."

„Wie sehr liebst du mich?", fragt er, mein kleiner Philosoph, mein weiser Dreikäsehoch. „Bis zum Mond und zurück?"

„Viel weiter", sage ich. „Viel mehr als das. Bis zum Grund des Meeres, den Captain Barnacles erforscht, und hinauf in den Himmel, bis nur noch Sterne da sind. Bis zum Mond und zurück? Zu *dem* Mond und zurück? Pah! Ich liebe dich bis zum Beginn aller Zeiten."

„Liebst du alles an mir?"

„Alles."

„Meine Stinkefüße?", ruft er und hält sie mir unter die Nase.

„Ja!", rufe ich und beiße in seinen Zeh.

„Meine Achselhöhlen?"

„Ja!"

Er hat so richtig Spaß.

„Meine Knie?"

„Natürlich auch deine Knie!", quieke ich.

Und dann, ohne eine Miene zu verziehen: „Selbst das Kacka in meinem Po, Mama?"

Er hat mich erwischt. Schon wieder. Ich bin die Angeschmierte. Seine Augen sind weit aufgerissen. Schwarz wie Kohle, dunkle Kristalle.

„Selbst das Kacka in deinem Po", gebe ich zu.

Denn das ist die Wahrheit. Vielleicht ist es genau das, was Liebe bedeutet.

Kapitel 19

Stigma

Obwohl wir den Stuhlgang einigermaßen in den Griff bekommen, dehnen sich die verlorenen Jahre aus und tragen zu dem wachsenden Gefühl bei, dass ich meiner Dreißiger beraubt wurde. Für meinen Gemütszustand ist das nicht unbedingt ideal. Und dann erlebe ich eine Art Durchbruch, als ich an meinem Geburtstag im Juni 2014 über eine Bordsteinkante stolpere und mir den rechten Oberschenkel breche. Aus irgendeinem Grund ist das der Anstoß, den ich brauche, zusammen mit der Angst, dass ich für immer inkontinent bleibe, um mir die Stigmatisierung genauer anzusehen. Nicht zuletzt, weil ich so die Hypothese testen kann, dass – wie man mir immer wieder versicherte – peinliche Gesundheitsprobleme auch nichts anderes sind als ein gebrochenes Bein.

Der Fuß des gebrochenen Beins schmerzt, und der Stiefel, den ich tragen muss, ist rutschig. Die Gefahr von Missgeschicken steigt dadurch, denn es besteht ein erhöhter Druck auf meinen festgenähten Blasenhals, sodass ich ständig Einlagen tragen muss. Für eine kurze Zeit erlebe ich eine funktionelle Inkontinenz, wie viele ältere Menschen. Ich merke zwar, dass ich muss, schaffe es aber einfach nicht schnell genug auf die Toilette mit meinem Bein, das komplett in Plastik und Klettverschlüssen steckt.

Aber größtenteils bestätigt sich, was ich immer schon angenommen habe: Ein gebrochenes Bein ist etwas ganz anderes als eine kaputte Blase oder eine gebrochene Psyche. Bei meinem Bein ist das Mitgefühl einfach und direkt. Menschen bieten mir ihren Sitzplatz und praktische Hilfe an. Sie sind nicht so sehr in ihren eigenen Gefühlen verstrickt, dass es fast unmöglich wird zu helfen. Niemand wird rot. Niemand erzählt mir intime Einzelheiten über das eigene Leben oder das der Mutter oder denkt darüber nach, ob ich eine gute Mutter bin. Niemand macht Bemerkungen über meine Lebensführung oder die Umstände oder erzählt mir im Brustton der Überzeugung, dass er nicht an Röntgenstrahlen und Bandagen glaubt, während ich das in Bezug auf Therapie und Antidepressiva schon öfter gehört habe. Und niemand denkt, ich sei eine überdrehte Zicke, die schlechte Laune hat oder dass ich einfach mehr Pilates machen und verbergen sollte, wie deprimiert ich bin. Es ist auch wesentlich leichter, mit meinen männlichen Kollegen darüber zu reden.

Leider liegt das Problem bei dieser Art von Betrachtung darin, dass man sehr leicht ärgerlich auf die Menschen im Umfeld werden kann, sogar verbittert, weil die Probleme sie so sprachlos machen, man selbst aber mit all dem umgehen muss. Man vergisst zu leicht, dass sie auch von dem Stigma betroffen sind, das die Themen Inkontinenz und mentale Gesundheit umgibt.

Ich möchte meine Leute finden – andere, die verstehen, was es bedeutet, mit dem Stigma zu leben und was es einem alles raubt. Ich möchte andere Stimmen hören, die mir Geschichten erzählen, die wie meine eigene klingen.

Als erstes stoße ich auf Jeanette Winterson. Beim Lesen ihrer Autobiografie *Warum glücklich statt einfach nur normal?* (Was für eine Frage!) spüre ich es zum ersten Mal. Das Bauchgefühl, etwas wiederzuerkennen, in einem Taschenbuch, vertieft in eine Geschichte.

Winterson gerät in eine Krise auf der Suche nach ihrer leiblichen Mutter, sinkt auf dem Boden ihrer Küche zusammen und macht (als Frau mittleren Alters) in die Hose. Sie hat schon zuvor über Körper geschrieben. In *Orangen sind nicht die einzige Frucht* und all ihren frühen Werken mit all den Schlüpfern, dem Sex und der Ehrlichkeit, und dem Buch *Auf den Körper geschrieben*, das sich direkt an die scheue Patientin in mir zu richten scheint.[1]

Wenn es nur so einfach wäre.

Und es fällt ihr nicht leicht, über ihr Missgeschick zu reden. Die wässrige Hinterlassenschaft, in der all die Themen von Kindheit, Übergängen, Unabhängigkeit und Zuhause zu stecken scheinen, die zu ihrer Geschichte gehören. Sie klingt, als würde sie sich schämen. Ich möchte ihre Fingerspitzen berühren und eine Verbindung aufnehmen.

Ihre Geschichte ist so rau, dass sie mich an eine andere Autobiografie erinnert, die ich vor Jahren gelesen habe, jene des britischen Komikers

Frank Skinner, die schlicht seinen Namen trägt und in der er seine Alkoholkrankheit beschreibt. Skinner spricht vom Bettnässen in betrunkenem Zustand als entscheidendem Bestandteil seines Tiefpunkts, wie er den trockenen Mund und das nasse Bett wider besseres Wissen nachdrücklich leugnete.

Es scheint, als würden sie die Wahrheit kennen, die auch ich gerade entdecke – eine wie in der Zeit erstarrte Scham, die darauf wartet, dass ich sie finde. Sie wissen, dass man die Pfütze auf dem Boden immer mit einem Schuss Desinfektionsmittel aufwischen kann, doch der bleibende Fleck ist das Stigma. Ich kann weder Jeanette noch Frank anrufen, um mich mit ihnen auszutauschen, aber ich kann versuchen, mich außerhalb meiner selbst zu bewegen. Ich kann andere Wahrheiten über Inkontinenz erzählen, damit Betroffene leichter Zugang finden.

Mir fällt auf, wie häufig ich bei meinen Forschungsausflügen ins Internet den Satz höre „Inkontinenz ist verbreitet, aber sie ist nicht normal". Schwangerschaft, Spontangeburten, Menopause, Hormone, sie alle können das Risiko erhöhen, aber Inkontinenz ist kein vorbestimmtes Schicksal für Frauen. Sie kann in einem Moment der Isolation oder Verzweiflung auftreten wie bei Winterson oder ein Symptom einer anderen Erkrankung sein wie bei Skinner, aber es ist nicht der natürliche Zustand der Dinge.

Lässt sich das auch über das Stigma sagen, frage ich mich? *Müssen* wir mit diesem tiefsitzenden Tabu leben, das alles betrifft, was mit Urin und Ausscheidungen zu tun hat? Sicherlich gibt es Lebensbereiche, in denen das nicht der Fall ist. Ich befasse mich also mit den Grundlagen.

In der Soziologie wird ein Stigma als ein Prozess oder eine Erfahrung gesehen, bei der ein Individuum als anders empfunden und aufgrund dieser Andersartigkeit von der Gesellschaft, in der es lebt, in irgendeiner Form abgelehnt oder ausgeschlossen wird. In der Medizin hat der Begriff ebenfalls eine bestimmte Bedeutung: das sichtbare Anzeichen einer Erkrankung.

Man muss allerdings gar nicht so tief graben, um auf die schmuddeligen Bedeutungen zu stoßen – jene, die ein körperliches Problem mit einem schamvollen gesellschaftlichen, persönlichen oder ethischen Teil eines Menschen in Verbindung bringen, sodass sie zur bösen und schmutzigen „Persona non grata" wird. Ein Stigma kann für einen moralischen oder körperlichen Makel stehen. In einem noch archaischeren Kontext auch für Male oder Narben, die Menschen in die Haut eingebrannt wurden, um sie als Sklaven oder Kriminelle zu kennzeichnen. Eine sichtbare Möglichkeit, Schlechtigkeit, Unmoral oder bestimmte Besitzverhältnisse hervorzuheben.

Meine Andersartigkeit ist nicht unmittelbar sichtbar, außer an den schlimmsten Tagen, an denen ich einen nassen Fleck hinterlasse, aber sie wird von der Gesellschaft, in der ich lebe, als abstoßend betrachtet. Wenn Gesundheit und Moral eine unheilige Allianz eingehen, färbt diese Form des Schreckens auf jeden ab. Dabei lässt sie sich im Grunde genommen leicht auflösen. Allerdings entspricht es unserem menschlichen Instinkt, andere abzulehnen, zu ignorieren oder zu beschämen, deren Unglück uns erahnen lässt, dass auch wir verwundbar sind. Behinderung hat diese Wirkung, aber auch Krankheiten wie Lepra, wenn Körper und Haut deformiert sind. Hier ist die Wirkung so extrem, dass Ärzte sogar eine Stigmata-Skala angelegt haben, um einzustufen, wie hoch die individuellen sozialen Einschränkungen sind. Lepra kann aufgrund des Infektionsrisikos und der offenen Wunden körperlichen Ekel hervorrufen. Inkontinenz ist keine Lepra. Depressionen und Geburtstraumata auch nicht. Und trotzdem können sich Patienten bei allen Krankheiten fühlen wie Unberührbare, Unerwünschte oder Aussätzige. Und das hat nichts mit einer Überempfindlichkeit zu tun, sondern leitet sich davon ab, wie die Gesellschaft mit Menschen umgeht, die davon betroffen sind.

Ich unterhalte mich mit Mitarbeiterinnen der Wohlfahrtsorganisation *Freedom From Fistula*. Sie verhelfen Frauen zu Operationen, die unter den schrecklichen Verletzungen leiden, die Dr. James Marion Sims im 19. Jahrhundert heilen wollte.

„Wir legen großen Wert auf Berührungen", erzählt mir die Leiterin und Kommunikationschefin Lois. „Einige der Frauen sind jahrelang nicht berührt worden. Es ist schrecklich."

Die Organisation *Ärzte ohne Grenzen* gibt an, dass weltweit immer noch zwei Millionen Frauen mit Fisteln leben müssen[2], die Verletzung, die Samuel Pepys, der Patient mit dem Blasenstein, vermeiden konnte. Am häufigsten treten Fisteln in Weltregionen auf, in denen es gar keine oder nur eine unzureichende gynäkologische Versorgung gibt und wenn Geburten an entlegenen Orten stattfinden. Ebenfalls gehäuft kommt es dazu bei Geburten von Babys, die aus sogenannten „Kinderehen“ hervorgehen (da die schmaler gebauten Mädchenkörper bei Geburten verletzungsanfälliger sind als die Körper erwachsener Frauen). Selbst heute noch werden die betroffenen Frauen von der Gesellschaft verstoßen und die psychischen Folgen können gravierend sein. Obwohl Geburtsfisteln operativ behoben werden können, haben viele Frauen keinen Zugang zu einer OP. Das liegt an komplexen Hilfsstrukturen, politischen und ökonomischen Unterschieden, aber auch der globalen Weigerung, sich mit einem als schmutzig angesehenen Zustand zu beschäftigen. Und das Stigma hat auch Besitz ergriffen von unseren Geldbörsen. Es setzt sich fort in einem Abwärtssog und wirkt sich auf die Fördermittel aus, sodass die Chancen auf Bildung, Heilung und Hilfe sinken. Eine Reihe britischer Wohlfahrtsorganisationen mit einem speziellen Fokus auf Inkontinenz bei Patienten, die beispielweise an Krebs, Multiple Sklerose, Alzheimer und Demenz leiden, hat es im Jahr 2018 wie folgt ausgedrückt:

„Es gibt zu wenig Gelder für die Kontinenzforschung – damals wie heute –, insbesondere im Vergleich zur Förderung von Heilverfahren für andere weit verbreitete Krankheiten. Begrenzte Fördermittel in Kombination mit dem Tabu, das mit Inkontinenz verbunden ist, machen es schwer, Forscher für dieses Gebiet zu gewinnen.“

Sie erwähnen auch noch ein anderes Problem. Da Inkontinenz weit verbreitet ist und Menschen mit ganz unterschiedlichen Krankheitsbildern betrifft, die dementsprechend auch unter verschiedene medizinische Fachbereiche fallen, fehlt eine konzertierte Aktion, um mehr Gelder zu sichern oder eine Änderung der Politik zu erreichen.[3]

Die Mitarbeiter von *Freedom From Fistula* erzählten mir, wie schwer es falle, die Medien für Berichte zu gewinnen. Lädierte Intimbereiche sind wohl „schwer zu verkaufen“, was eine Schande ist, da die Arbeit des gemeinnützigen Vereins Anlass für viele erfreuliche Geschichten liefert – von Frauen, die nach der Operation ihre Gesundheit und ihren gesellschaftlichen Status wiedererlangen und darüber, wie man jene findet und unterstützt, die noch immer leiden. Betroffene, die die Operation überstanden haben, können andere aufklären und die Überzeugung in Frage stellen, dass Fisteln eine Strafe Gottes sind – und nicht ein schlicht anatomisches Problem.

Da Frauen häufiger von Inkontinenz betroffen sind als Männer, sind Gespräche eingefärbt durch den frauenverachtenden Glauben, dass der Intimbereich von Frauen schmutzig sei – als wären unsere Genitalien nicht „politisch korrekt". Manchmal würde ich am liebsten herausschreien: „Mit dem Intimbereich ist es wie mit der Wahlabsicht – privat, aber nicht geheim!" Es ist vollkommen in Ordnung darüber zu sprechen, wenn man das möchte. Niemand zwingt einen dazu, aber wenn wir uns nicht auf einen offenen Umgang mit dem Thema einigen können, dann wird sich niemals etwas ändern.

Frauen geraten in die Falle totaler Verzweiflung, weil sie sich abnormal und beschädigt fühlen. Niemand erwähnt den psychischen Schaden, den Pfützen und Häufchen und lädierte Genitalien anrichten, oder die Mädchen, die zu Ehen gezwungen werden und später unter Geburtsfisteln leiden, weil sie zu schmal gebaut sind, um Kinder zu gebären, und die dann nicht einmal wie ein Mensch behandelt werden. So viele Mädchen in so vielen verschiedenen Teilen der Welt sind der Diskriminierung ausgesetzt, weil sie während ihrer Periode nicht zur Schule gehen dürfen. ES REICHT!

Je mehr man sich umsieht, desto stärker erkennt man, wie die Stigmatisierung sich zu anderen Nachteilen hinzugesellt. Menschen, die geschlechtsangleichende Operationen hatten, sind eine weitere an den Rand gedrängte Gruppe, für die das Thema Kontinenz eine Rolle spielt, was aber durch die doppelte Belastung von Stigma und Tabu viel zu oft auch nicht ausreichend angegangen wird.

Forschungen haben gezeigt, dass intersexuelle oder transsexuelle Patientinnen und Patienten ein erhöhtes Risiko haben, nach geschlechtsangleichenden Operationen Miktionsstörungen zu entwickeln. (Unter den Begriff Miktionsstörung fallen verschiedene Probleme beim Urinieren.) Sie müssen vor der Operation darüber aufgeklärt werden, dass sie einer lebenslangen speziellen Nachsorge bedürfen, damit Probleme gegebenenfalls zeitnah festgestellt und behoben werden können.[4] Der Grund hierfür ist, dass solche Operationen in hohem Maße die urologische Anatomie des neuen Geschlechts betreffen; beispielsweise wird die von Natur aus kürzere weibliche Harnröhre bei Menschen mit weiblicher Anatomie, die sich als Männer empfinden, im Zuge der Phalloplastik verändert. Diese Transmänner leiden in der Folge eventuell unter Inkontinenz und Beckenbodenproblemen, die sie angehen müssen. Transfrauen, die in der Regel ihre Prostata behalten, müssen wiederum auf ihre neue Vagina achten und sich bewusst sein, dass auch sie im Alter Prostataprobleme entwickeln können. An Orten, an denen es kein umfassendes Gesundheitssystem gibt oder Leistungen nicht erhältlich sind oder aus eigener Tasche bezahlt werden müssen, kann es schwierig sein, die notwendige Unterstützung zu bekommen, und es kann ebenfalls schwerfallen, darum zu bitten, wenn man im Allgemeinen von der Gesellschaft, medizinischem Personal oder Behörden nicht immer fair behandelt wird, wie es vielen inter- und transsexuellen Menschen widerfährt.[5]

Ich bin mir des Glücks meiner privilegierten Position bewusst – ich muss meine Genitalien zwar häufig vorzeigen, aber sie stehen zumindest nicht öffentlich zur Debatte.

Aber selbst in einer Welt, in der viele Lebensbereiche mit einem Stigma behaftet sind, ist nicht alles schlecht. Man könnte sagen, dass die Dinge auf dem Wege der Besserung sind. Menstruationshygiene, Periodenarmut und Diskriminierung werden zumindest diskutiert. Meghan Markles Liste unterstützter Wohlfahrtorganisationen, die anlässlich ihrer Hochzeit mit Prinz Harry im Jahr 2018 veröffentlich wurde, zeigt dies, und viele Frauen, die ich kenne, spenden gerne Tampons und kaufen Menstruationstassen, bei denen automatisch eine weitere Tasse an eine Frau irgendwo in der Welt geht, die sich selbst keine leisten kann, weil sie beispielsweise obdachlos ist oder im Zuge einer Katastrophe alles verloren hat. Alle Betroffenen wissen, dass das Einsetzen der Periode selbst an guten Tagen nicht gerade ein Highlight ist, und wenn man keine Hilfsmittel hat, um das Blut aufzufangen, ist das belastend und unhygienisch. Es ist ein Anfang – aber hat sich dadurch eigentlich auch etwas im Bereich der Inkontinenz entwickelt?

Ich spreche mit Amy Peake, Gründerin von *Loving Humanity*, einer gemeinnützigen Organisation, die in Flüchtlingslagern arbeitet und Frauen hilft, kleine Betriebe aufzubauen, die Hygieneprodukte herstellen. Sie erzählt mir, welche zu den ersten Fragen zählte, die ihr gestellt wurden, als sie in einem der Lager ankam: „Funktionieren die Binden auch als Windeln?“ Betreuer und Flüchtlinge brauchten dringend Inkontinenzprodukte für Frauen, Behinderte und ältere Menschen, und Amy arbeitet seither an Möglichkeiten, wie ihre Betriebe kostengünstige Einlagen für Erwachsene herstellen können (die dicker sein müssen als normale Menstruationsbinden).

„Versuch das einmal bei einer Wohltätigkeitsveranstaltung attraktiv zu verkaufen“, denke ich. Wenn allerdings die am häufigsten zitierten Statistiken stimmen und jede dritte Frau in ihrem Leben einmal unter Inkontinenz leidet, warum tun dann alle so überrascht?

Amy ist relativ still, als wir über die Zahlen sprechen. „Sie sind so hoch“, sagt sie, höher als erwartet, und sie hat die Folgen gesehen.

Stigmatisierung, Schweigen, Wegschauen bedeutet, dass wir inkontinente Menschen in unbeabsichtigter Weise schlecht behandeln, selbst in unseren besten Momenten. Hören Sie einmal bei den örtlichen Spendentafeln nach. Die von mir befragten Mitarbeiterinnen und Mitarbeiter sagten ganz eindeutig, dass neben Monatsbinden gerade auch Inkontinenzeinlagen benötigt werden, da sie zwar zum Grundbedarf gehören, aber teuer sind (und sich leider einige Menschen nicht trauen, danach zu fragen).

Stephanie Taylor, Geschäftsführerin eines britischen Unternehmens, das Hilfsmittel für das Beckenbodentraining herstellt, bekommt kaum öffentliche Empfehlungen, obwohl das Thema in der Frauengesundheit immer stärker beachtet wird.

„Wir haben so viele unserer Geräte an bekannte Persönlichkeiten verkauft“, klagt sie. „Wir wünschen uns so sehr, dass wenigstens eine dieser Personen uns unterstützen würde. Vielleicht irgendwann einmal.“

Schwester Carol, die mit mir über Stuhlinkontinenz gesprochen und ihre Unterstützung angeboten hat, schlägt mir vor, ich solle mich an die *Bowel and Bladder Foundation* (BBF) wenden.

Ich stoße direkt auf einen meiner ganz persönlichen wunden Punkte, als ich auf der Internetseite lese, ich könne einen speziellen Schlüssel für Behindertentoiletten anfordern. Das wäre für mich lebensverändernd. Meine Rückfälle in die Inkontinenz, die bereits wieder zunehmen, wären leichter und stressfreier zu bewältigen, wenn ich eine Toilette mit einem Waschbecken benutzen könnte und ausreichend Platz hätte, um mich bequem umzuziehen.

Mein Finger schwebt schon über der Tastatur. Aber dann traue ich mich doch nicht. Ich habe es bisher einigermaßen geschafft, meinen Zustand vor der Öffentlichkeit zu verbergen. Ich kenne alle Tricks. Auch wenn meine Inkontinenz mich bei der Arbeit und im Alltag manchmal definitiv behindert, fühlt es sich nicht richtig an, mir das Etikett „behindert" aufzukleben. Ich hätte das Gefühl, zu schummeln oder zu übertreiben. Außerdem habe ich Angst, dass in unserer überwachten Welt meine Nutzung einer Behindertentoilette infrage gestellt werden könnte, selbst wenn ich einen Schlüssel besitze. Ich müsste alles erklären und mein Problem offenbaren – und das würde ich nicht ertragen.

Die Mitarbeiterinnen und Mitarbeiter des BBF sind großartig. Sie interessieren sich für meinen Blog und meinen Wunsch, mich auf gesellschaftliche und historische Aspekte zu konzentrieren, obwohl sie es natürlich auch gut fänden, wenn ich (oder überhaupt irgendwer) auch einmal über die Darmprobleme von heute schreiben würde. Hier sind die Erfahrungen häufig so schrecklich, dass Betroffene selbst in dem geschützten Bereich, den die BBF bietet, nicht alles offenlegen. Ich würde am liebsten sagen, dass ich es auch nur deshalb schaffe, darüber zu schreiben, weil ich schnell tippen kann und so tue, als ginge es um eine andere Person, aber ich möchte sie nicht auch noch enttäuschen.

Sie stellen Kontakte für mich her zu Instituten und Fachleuten, mit denen ich über die gesamtgesellschaftliche Bedeutung von Inkontinenz und Behandlungsmethoden reden kann. Dazu zählt eine Psychologin, die mit Inkontinenz-Patienten arbeitet. Sie hat ein Konzept für Gruppensitzungen auf der Basis von kognitiver Verhaltenstherapie entwickelt, das sie zuvor bei chronischen Schmerzpatienten eingesetzt hat und jetzt auch für Inkontinenzbetroffene anbietet.

Ich interessiere mich für ihren Ansatz, den Verstand mit einzubeziehen, denn mein eigener beeinflusst mein Erleben massiv. Es ist eines meiner ersten Interviews per Telefon. Ich sitze in meinem Wohnzimmer und befrage sie zu ihrer Arbeit. Dabei fällt mir auf, wie viel ich selbst zu sagen habe, und ich breche prompt alle Regeln, die ich während meiner Zeit als Journalistin (meine erste Karriere) gelernt habe.

Als wir unser Gespräch beginnen, platze ich ganz unprofessionell mit meinen eigenen Gedanken heraus: Schämen sich alle Betroffenen so sehr wie ich? Gibt es Menschen, die darüber reden können? Fühlen sich alle so einsam? Warum gibt es so wenig Hilfe, wenn die psychischen Probleme, die mit Inkontinenz einhergehen, so gut bekannt und erforscht sind?

Meine Gesprächspartnerin kann mit einigen interessanten Ergebnisse aufwarten, und zwar darüber, wie Gruppen sich verhalten, wenn sie übers Pinkeln reden.

Mai 2016, ein Wohnzimmer voller Schulbücher und vergessener Turnbeutel

Die Stimme der Psychologin ist freundlich und bestimmt, und ich erhalte von ihr mehr Hintergrundwissen als gedacht. Sie ist redefreudig und spricht so offen über ihre Forschung an einer großen Uniklinik, dass mich der Verdacht beschleicht, dass alle, die in diesem Bereich tätig sind, womöglich selbst indirekt von einem Stigma betroffen sind. Vielleicht hört sich niemand deine Ergebnisse an oder fragt dich, wie dein Tag war, wenn du dich vorwiegend mit inkontinenten Frauen beschäftigst. Ich frage mich, ob vielleicht *wichtige medizinische Forschungen dadurch behindert werden, dass es einfach zu peinlich ist, über das Thema nachzudenken.*

Meine Gesprächspartnerin hat keinen fachlichen Hintergrund im Bereich Inkontinenz und das Projekt hat sich schlicht dadurch ergeben, dass ein Chirurg sich fragte, ob eine Psychologin seinen Patientinnen und Patienten mit Blasenproblemen dabei helfen könnte, mit den Nachwehen und den Auswirkungen auf die Lebensqualität zurechtzukommen. Lebensqualität ist ein medizinischer Begriff, mit dem so inflationär umgegangen wird, dass er oft nahezu untergeht. Aber an diesem Begriff hängt ein kompletter Index, mit dem sich bewerten lässt, welche Elemente des Lebens einer Person am stärksten von einer Krankheit betroffen sind und in welchem Maße.

Dem Chirurgen war klar, dass ein Verbessern des „Ergebnisses" für die Patienten bedeutete, auch jene Aspekte ihres Soziallebens und ihres Lebens im Allgemeinen zu verbessern, die mit Stigmata und alltäglichen Problemen zu tun hatten. Ich muss an den Muschi-Magier und seine Papiertaschentücher denken. Und wie der super-selbstsichere männliche Hausarzt kurz innehielt, als ich die Ersatzhose in meiner

Handtasche erwähnte. Die Ruhe, die sie angesichts meiner sichtlichen Verstörung behielten. Auch sie wussten um die Wichtigkeit all dieser Aspekte.

Ich gebe am Telefon viel Persönliches preis, etwa die doppelte Betroffenheit, als das fehlende Zurechtkommen mit einem stigmatisierten Leiden zu einem weiteren führte. Und wie sehr das Ganze mein Selbstvertrauen angegriffen hat.

„Es ist doppelt schrecklich. Du versagst, weil du schmutzig, peinlich und sozial geächtet bist, was an sich schon schlimm genug ist, und dann enttäuschst du auch noch die anderen, weil du nicht so locker damit umgehen kannst", schluchze ich nahezu.

Die Psychologin versteht mich. In ihrer Pilotstudie nutzt sie die kognitive Verhaltenstherapie, damit Betroffene ihre eigenen Reaktionen und Antworten untersuchen können, um negative oder nicht hilfreiche Denk- und Verhaltensmuster zu identifizieren, die sie dann vermeiden, verändern oder infrage stellen können. Die Gedanken, die dazu führen, dass Blasenprobleme am Ende das Leben dominieren. Anfänglich hatte sie befürchtet, dass Menschen in einer Gruppe vielleicht gar nicht darüber sprechen würden.

Sie erzählt, dass es eine Weile dauerte, bis die Teilnehmenden warm miteinander waren. Dann aber hätten alle offen geredet und es als „große Erleichterung" empfunden. Ich finde es lustig, dass sie diese Formulierung wählt, weil das Wort „erleichtern" ja irgendwie auch mit der Blasenfunktion verbunden ist. Aber da sie gerade etwas anderes anspricht, was mich beschäftigt, erwähne ich es nicht. Sie berichtet nämlich, dass es für die Frauen wichtig war zu wissen, dass sie nicht allein waren, und festzustellen, dass geteilte Erfahrungen ihnen halfen. Sobald sie einmal angefangen hatten, miteinander darüber zu reden, waren sie kaum zu stoppen.

Ich erzähle ihr, dass das Gleiche geschah, als ich in meinem Blog zum ersten Mal von meiner Inkontinenzbehandlung berichtete. Menschen sprachen von ihren aktuellen Problemen oder berichteten von Vorfällen, die manchmal schon Jahre zurücklagen – Dinge, die sie teils noch niemandem erzählt hatten, weder dem Ehepartner, noch Eltern oder Kindern. Ich frage meine Gesprächspartnerin, ob sie zum innersten Kern des Tabus und der Scham vorgedrungen seien.

Um darauf zu antworten, muss sie weiter ausholen. Als sie noch Gruppensitzungen in kognitiver Verhaltenstherapie für Patienten mit anderen Krankheiten abhielt, beispielsweise Menschen mit chronischen Schmerzen, waren diese stets begeistert davon, Freunde und Familie mit einzubeziehen. Menschen mit langjährigen chronischen Erkrankungen sind sehr aufgeschlossen, wenn es darum geht, ihr näheres Umfeld besser über Krankheit, Symptome und emotionale Auswirkungen zu informieren. Diese gemeinsamen Sitzungen waren für Angehörige und Betreuende hilfreich und wurden zu einem der erfolgreichsten Elemente der Behandlung.

Die Inkontinenz-Patientinnen hingegen lehnten diesen Vorschlag vehement ab und zeigten nicht die Spur einer Begeisterung. Als sie gefragt wurden, ob sie gerne in einem geschützten Raum mit ihren Familien über ihre Beschwerden sprechen wollten, kam unter anderem heraus, dass einige Frauen ihren Partnern oder Familien gar nicht erzählt hatten, dass sie zu den Treffen gingen. Manche hatten nicht einmal ihren Zustand offenbart.

Ich finde das niederschmetternd und vorhersehbar zugleich. Die Auswirkungen sind enorm, und zwar nicht nur für die inkontinente Person. Ich weiß das von meinen kleinen Söhnen, die mich zu einigen meiner Termine begleiten und mit meiner Aufregung, meiner gedanklichen Abwesenheit und meinen Gesundheitsproblemen umgehen mussten. Ganz zu schweigen von den Auswirkungen, die mein Zustand auf meine eigene Körperwahrnehmung hatte und, ich wage gar nicht daran zu denken, womöglich auch auf ihre.

„Und was meinen Mann betrifft“, lege ich los. „Die Auswirkungen auf das Leben all jener, mit denen man zusammenlebt und die man liebt, können wirklich extrem sein. Es ist nicht immer leicht, für den anderen das Bett frisch zu beziehen oder Windeln zu entsorgen. Zu sehen, wie der andere Mensch sich quält. Nur weil man selbst nicht unmittelbar betroffen ist, bedeutet das nicht, dass es sich nicht beschissen anfühlt.“

Ich erzähle, was mir andere – beispielsweise Menschen, die in der Welt der Inkontinenz arbeiten – berichtet haben. Stephanie, die Geschäftsführerin der Firma, die Hilfsmittel zur Unterstützung der Beckenbodenfunktion vertreibt, bietet auch eine Inkontinenz-Hotline an. Sie berichtet mir von den vielen gescheiterten Ehen, von denen sie gehört hat, von den vielen Menschen, die „absolut überfordert“ sind und das Gefühl haben, „ihr Leben sei zu Ende“. Sie erzählt, dass Menschen oft endlos darüber sprechen, wie sehr sie sich zurückgezogen haben, körperlich und emotional, und dass sie sich schmutzig und nutzlos fühlen, weil sie eine grundlegende Körperfunktion nicht mehr kontrollieren können.

Hinzu kommen die emotionalen Probleme, die einen nicht gerade zum Sonnenschein der Umgebung machen, wie Reizbarkeit, Wut, Verzweiflung, Depressionen, Trostlosigkeit, Selbsthass, Angriffslust und Leugnen.

Laut Stephanie dauert ein Anruf bei der Hotline durchschnittlich 15 bis 20 Minuten und ist meist „das erste Mal, dass eine Frau ehrlich darüber spricht, dass sie in die Hose macht oder beim Sex pinkeln musste oder gar kein Gefühl mehr hat für die Funktion“. Sie glaubt, dass Bodyshaming ein Teil des Problems ist, wenn sich Menschen über den Körper anderer lustig machen. Und dann gibt es natürlich noch die unrealistischen Ideale einer Mediengesellschaft, in der Perfektion das höchste Gut ist, weshalb fast alle sich schämen, ehrlich über ihre Körper zu sprechen.

Die Psychologin hat Ähnliches festgestellt.

Ich frage sie, ob es abgesehen davon, dass die Gruppenmitglieder keine Außenstehenden dabeihaben wollten, noch andere Bereiche gibt, über die die Patientinnen und Patienten ebenfalls ungern sprechen.

Eigentlich kenne ich die Antwort bereits: Sex.

„Oh je“, denke ich und wünschte, ich hätte die Klappe gehalten.

Sie fragt mich, ob ich darüber nachdenke, etwas zu diesem Thema in meinem geplanten Buch oder meinem Blog zu schreiben. Sex und Inkontinenz. Der Top-Tabu-Trumpf, der selbst Depressionen und Einnässen schlägt.

„Ich werde darüber nachdenken“ sage ich, als wir das Telefongespräch beenden. Aber ich weiß nicht, ob ich mich traue. Schließlich weiß ich etwas, was sie nicht weiß. Ich habe schon einmal versucht, über die Auswirkungen der Inkontinenz auf mein Sexualleben zu sprechen … und es ist nicht gerade gut gelaufen.

Kapitel 20

Sex

Manche Dinge kann man nicht in chronologischer Reihenfolge erzählen, weil man sie erst einmal tief in sich vergräbt, bis man ihnen in der Rückschau ins Auge blicken kann. Bei beiden Ereignissen, die ich in diesem Kapitel schildere, ist dies der Fall. Ich konnte lange nicht darüber sprechen, obwohl – oder vielleicht auch gerade deshalb – sie mir so lebhaft im Gedächtnis geblieben sind, dass sie mir immer noch die Schamesröte ins Gesicht treiben können.

Ende September 2012, Gespräch mit einem Therapeuten, während ich mit meinem Sohn spiele

In Therapieräumen lassen mich die Taschentücher und die allgemeine Erwartungshaltung oft verstummen. Ich kann den Anfang meiner Geschichte nicht finden – wann genau begann mein Zusammenbruch? Im Kreißsaal? Mit der Mutterschaft? Mit der Inkontinenz? Meinen kindischen Träumen? Nicht vorwärtszukommen ist nahezu ebenso quälend wie die Inkontinenz selbst.

Es sind bereits fünf Jahre vergangen, aber jede Erwähnung meiner ersten Geburt wirft mich *immer noch* so sehr aus der Bahn, dass ich kotzen könnte vor Wut (weshalb ich mich meist in das kühle tiefe Ende meines Gedankenpools versenke). Zugleich aber bin ich unheimlich interessiert an der Frau, die ich war, bevor ich durchdrehte. Hat sie etwas mit meiner aktuellen Verfassung zu tun? Steckte der ganze Wahnsinn vielleicht schon immer in mir?

Meine Gedanken kreisen. Die Physiotherapie läuft so schlecht, dass ich fürchte, Lizzie wird bald das Handtuch werfen. Und nun wird dieser Psychologe womöglich befinden, dass das Wiederherstellen meiner mentalen Gesundheit ebenfalls vergebliche Liebesmühe ist. Es macht mir Angst. Ich möchte einfach nur geheilt, sauber und normal sein. Ich will zu Hause bei meiner Familie sein und nicht mehr kaputt.

Ich versuche mit dem Therapeuten darüber zu sprechen, einem ernsten Mann in meinem Alter, der Leinenhosen und offene Sandalen trägt. Er versucht mich aufzubauen, und ich habe das Gefühl, er spürt, wie hart ich daran arbeite, ein möglichst hohes Maß an Leichtigkeit und Freude aus der Liebe zu meinen Kindern und meinem Mann zu ziehen. Er sieht, wie ich mich daran klammere, während ich voller Panik durch die Stromschnellen katapultiert werde und versuche, mich mit meinem Blog selbst zu therapieren.

Denn ich schreibe immer noch und bemühe mich, andere Menschen zu erreichen, die im selben Boot sitzen. Ich bin auf der Suche nach etwas. Anerkennung? Vielleicht. Ich bin zu müde, um zu lügen oder zu kokettieren. Manchmal werde ich gefragt, ob ich mir selbst eine Zensur auferlege, wenn ich bei persönlichen Gesprächen oder online über meine Inkontinenz spreche (was ich prompt als Vorwurf ansehe, dass ich zu viel preisgebe). Natürlich überlege ich, was ich sage. Aus persönlicher Eitelkeit heraus und aus Rücksicht auf die Menschen, deren Leben von meinen Problemen und dem ganzen damit einhergehenden Wahnsinn beeinflusst werden.

Aber ich finde die Frage interessant. Was ist besser für mich und all jene, für die ich schreibe (oder für all jene, die dafür bezahlt werden, mir zuzuhören, wie dieser Berater)? Möchten sie die ganze Wahrheit hören oder eine geschönte Version? Schwierig zu sagen. Ich habe jedenfalls das Gefühl, dass sie etwas erwarten.

Der Therapeut sieht mein Zögern und fasst nach. „Inwieweit glauben Sie ist Ihre Ehe betroffen?“

Und dann ist da diese Stille. Und ich stelle fest, dass die ganze Selbstreflektion auch zum Teil Verdrängung war.

Die Welt hört auf, sich zu drehen, als ich die Stille mit einem vernichtenden, bellenden Lachen durchbreche. Ich hätte mir gar keine Gedanken darüber machen müssen, wie ich wirke und was ich erzähle – dieser Mistkerl hat gleich ins Schwarze getroffen.

„Die Inkontinenz hat sie nahezu ruiniert“, gebe ich zu. Und ich habe gleichzeitig Angst, dass das wahr ist.

„Wir können nicht einmal Sex haben, um das Ganze zu vergessen", sage ich mutig, ohne jedoch die bittere Wahrheit hinzuzufügen: „*Naja, wir können schon Sex haben und tun es auch, aber in mir höre ich dabei die ganze Zeit die leise anzügliche Stimme der Verrückten Luce, die jede Bewegung kommentiert und mich nicht vergessen lässt, dass ich jederzeit pupsen oder pinkeln oder etwas noch Schlimmeres tun könnte. Und irgendwie ist das ein echter Stimmungskiller.*"

„Aber Ihr Mann liebt sie immer noch und möchte mit Ihnen schlafen", sagt der Therapeut und zeigt dabei auf unseren zweiten Sohn, der gerade auf einem Gummikrokodil herumkaut. Und dann, ganz plötzlich und aus heiterem Himmel, platzt alles aus mir heraus.

„Das ist das Schlimmste", explodiere ich, wohl wissend, dass man dies so interpretieren könnte, als hätte ich mein zweites Kind nicht gewollt, aber wäre unfähig gewesen, mich zurückzuhalten. Es hat nichts mit ihm zu tun, den ich liebe und gewollt habe, sondern mit meiner Lädiertheit. Ich zittere am ganzen Körper. Die plötzliche Wut ist wie ein Dämon, wild und giftig und angestachelt von all den Fragen dazu, was mein Mann denkt und empfindet. Ein Dämon, der sich schlapp lacht, als er hört, wie mir jemand diesen unglaublich gut gemeinten Schwachsinn serviert, dass ja alles in Ordnung sei, weil mein Mann mich *trotz allem* noch liebt.

„Wenn er mich immer noch liebt und es ihm nichts ausmacht, mit mir zu schlafen, obwohl ich schmutzig und kaputt bin, wenn es ihm egal ist, dass ich nun ekelerregend bin, BEDEUTET DAS NICHT EINFACH NUR, DASS ICH FÜR IHN NICHTS ANDERES BIN ALS EIN LOCH?", kontere ich.

Das Wort „Loch" ist zu viel. Ich bin zu weit gegangen. Ich habe herumgeschrien. Und ich habe mich selbst auf eine Körperöffnung reduziert. Ich bin schockiert, weil ich wirklich so empfinde. Was ist nur aus mir geworden? Ich glühe vor Zorn. Ich bin verzweifelt. Nichts als ein Sexspielzeug. Aber da ist noch mehr. Noch mehr, das sich angestaut hat.

„Und warum fragen eigentlich alle, was mein Mann denkt? Geht es bei unserem Sexleben nur um ihn und darum, wo er ihn hinstecken kann? Warum fragt eigentlich niemand, wie es mir damit geht? Ob es mir Spaß macht und Lust bereitet? Ob ich noch etwas spüren kann oder ob die Narben beim Sex stören oder auf welche Weise ein Prolaps alles da drinnen durcheinanderbringt?", setze ich nach. Ich habe Tränen in den Augen und meine Stimme bricht. Ich bin ein offener Mensch, aber normalerweise lasse ich mich nicht so sehr gehen. Und ich kann die Worte nicht zurücknehmen, denn sie warten schon seit Monaten darauf, herausgeschrien zu werden. Aber ich kann auch nicht weitermachen. Mein Gefühlsausbruch hängt im Raum.

Es gibt nur einen Ausweg.

Ich bedanke mich und gehe.

Und fühle mich einsamer als je zuvor.

In unserer letzten Sitzung, nahezu ein Jahr später, entschuldige ich mich bei meinem Therapeuten für meine Offenheit und erzähle ihm, dass ein anderer Fachmann mir glaubte sagen zu müssen, dass Körperflüssigkeiten für manche Menschen beim Sex ein Pluspunkt sind. Er empfahl uns, Gummiunterlagen zu besorgen und dann einfach loszulegen. Kein besonders hilfreicher Rat, denn:

1. war ich da natürlich schon selbst draufgekommen, und
2. wenn Körperflüssigkeiten mein Ding wären – und das meine ich nicht bewertend, wenn Sie das mögen, cool – hätte ich mich ja über das Pinkeln beim Sex gar nicht erst aufregen müssen.

Der Therapeut sagt, es müsse mir nicht leidtun, aber ich habe das Gefühl, er ist erleichtert zu hören, dass andere Therapeuten ebenfalls Probleme beim Durchqueren dieses Minenfelds haben.

Ich bleibe bei meinem feministischen Standpunkt, dass es bei Gesprächen über die Sexualität von Frauen nahezu durchgehend um penetrativen Sex geht. Ob die Vagina noch immer eng genug und nutzbar ist für all jene, die etwas hineinstecken wollen. Daher die vielen schlechten Witze, die für mich ein klarer Beleg für eine vollkommen unoriginelle und fantasielose Sicht auf Sex und Lust sind. Ich war erstaunt, wie viele Fachleute stutzten, als ich dies ansprach – die Vorstellung, dass Sex nur etwas mit unseren lädierten oder heilen Geschlechtsorganen zu tun hat und nicht mit einer Menge mehr.

Der aggressive „Loch"-Gedanke verfolgt mich noch Jahre später. Auch wenn das gar nichts damit zu tun hat, wie mein Mann sich ausdrückt oder wie wir miteinander verbunden sind. Wenn ich depressiv bin, kann mein Mann nicht gewinnen. Niemand kann das.

„Was ist so schwer daran, zu verstehen, dass ich keine verdorbene Ware sein will?“ frage ich mich bei den wenigen anderen Gelegenheiten, bei denen ich darüber spreche. Nette, normale Menschen sind angesichts meines Zustands ausgesprochen freundlich zu mir und versichern mir, dass das niemanden davon abhalten wird, mich zu lieben, dass ich schließlich immer noch ich bin. Ich weiß, dass sie einfach nur versuchen, in einer beschissenen Situation nett zu sein. Aber ich deute ihre Aussagen so, dass alle die Tatsache ignorieren oder abtun, dass ich mich trotzdem gut fühlen und gut aussehen möchte. Ein Beweis, dass ich zu verdorben bin, um das zu verdienen.

Aber es gab auch gute Ratschläge. Meine Hausärztin, die uns beide gut kennt, meint, sie habe nicht das Gefühl, dass mein Mann mich nicht mehr für liebenswert halte. Und sie hat recht, er scheint mich immer noch zu wollen. Sie fragt mich, ob es nicht einen Weg gibt, wie ich mich selbst ebenfalls als attraktiv ansehen könnte. So wie er es tut. Sie fragt mich auch, was im Fall einer umgekehrten Situation wäre, wenn also mein Mann beispielsweise einen Autounfall gehabt hätte.

Es ist merkwürdig, aber ich weiß ganz genau, dass mir jedwede Schäden an seinem Körper ganz egal wären, solange er am Leben wäre und ich ihm sagen könnte, dass ich ihn liebe.

Es war dieser Gedanke, der dazu beitrug, dass ich, und wir, es schafften, uns langsam wieder an die Oberfläche zu kämpfen. Wir lernten, auch über die schwierigen Dinge zu sprechen und gemeinsam herauszufinden, wie wir mithilfe von bestimmten Positionen, Hilfsmitteln und Vorsichtsmaßnahmen das Beste daraus machen konnten.

Mein Mann hat sich so viel Mühe gegeben. Und ich war so dankbar für seine Stärke und dass er sofort verstand, warum ich so angesäuert war, wenn es in den vielen Gesprächen allein um sein Vergnügen zu gehen schien. Natürlich weiß ich, dass niemand wirklich glaubte, allein seine Befriedigung sei wichtig. Es war einfach so, dass die wenigen Menschen, bei denen ich das Thema anschnitt, nach einem Weg suchten, um irgendwie darüber sprechen zu können, ohne die Urangst, dabei ins Bett zu machen, zu wecken.

2014, als der Gedanke, jemals wieder nackt vor irgendjemandem zu stehen oder etwas zu tun, unvorstellbar geworden ist

Patientin mit Stuhlinkontinenz zu sein, fordert seinen Tribut. Ich habe Angst vor allem, in der Hauptsache aber vor meinem eigenen Bett. In die Hose zu machen, selbst der bloße Gedanke daran, macht mich sprachlos, und von anzüglichen Bemerkungen bin ich meilenweit entfernt. Das ist die ganze schreckliche Wahrheit. Ich bin sauer auf das Glück und das Leben: Ich habe gar nicht um ein episches Sexleben gebeten, nur um etwas „Normales". Um liebevollen Spaß, wie ich ihn vorher hatte. Ich habe versucht, mich selbst von der Angst zu befreien, aber weder Gedichte noch Humor oder Wagemut können einen davor bewahren, beim Sex ins Bett zu kacken. Oh Gott.

Carol versteht, dass ich Angst vor Sex habe. Sie fragt mich nicht, ob mein Mann mich mag oder wie er sich fühlt. Sie weiß, dass es nicht darum geht, ob er mich akzeptiert, wie ich bin. Das Problem ist meine Unfähigkeit, mich selbst oder meine Situation zu akzeptieren.

Im Rückblick betrachtet erscheint mir dies als die beste Grundlage für den Umgang mit inkontinenten Patienten kurz vor dem Zusammenbruch: Bestätigung, dass ihre Ängste in einem realen Tabu begründet liegen, und Hilfe beim Navigieren durch eine neue Wirklichkeit, sei sie nun temporär oder dauerhaft, ohne so zu tun, als sei das nicht schwierig oder niederschmetternd.

Ich möchte meinen Mann nicht länger anekeln oder in Verlegenheit bringen. Ich glaube nicht, dass er mich ablehnen wird, aber ich bin der Überzeugung, dass „es" uns ruinieren wird. Meine Befürchtung ist, dass wir den letzten Rest Privatsphäre und Leichtigkeit auch noch verlieren. Und ich bin mir nicht sicher, ob ich das ertrage.

Carol weiß das. Sie hört mir zu und hält das Problem fest. Sie weiß nicht auf der Stelle eine Antwort, aber sie sagt, sie werde sich schlau machen. Eine Woche später ruft sie mich an, um mir zu erzählen, dass sie mit einer Kollegin aus den USA gesprochen hat und beide sich einig sind, dass ein Analtampon beim Sex sicher benutzt werden kann, wenn ich vorsichtig sei. Ich überlege, ob Carol ein besonderes Interesse daran hat, auch Dinge herauszufinden, über die die wenigsten Patienten reden, aber ich bin zu schüchtern, um sie zu fragen. Ich habe alle meine Gutscheine für Intimitätsfragen aufgebraucht.

„Es gibt Ihnen womöglich mehr Ruhe und Gelassenheit“, sagt sie. „In gewisser Hinsicht.“

Ich brauche noch weitere fünf Jahre, um den Mut zu finden, die meiner Depression geschuldete Sichtweise zu ignorieren und mich daran zu erinnern, dass Menschen und Sex und Körper viel komplexer, erstaunlicher und interessanter sind, als man in der Regel denkt. Gleichzeitig wird mir bewusst, dass das Akzeptieren einer Veränderung nicht bedeutet, dass einem das Ganze egal ist. Ich lerne, unbeholfene Verweise auf meinen Partner nicht als beleidigend für mich persönlich anzusehen und zu verstehen, dass sie mit der festgelegten und vorherrschenden Weise zu tun haben, wie über die Körper von Frauen gesprochen wird.

Es folgen fünf weitere Jahre, einige medizinische Eingriffe, weitere Ängste und die quälende Gewissheit, dass die Zeit vergeht und man bei allen Situationen an einen Punkt kommt, an dem man für sich herausfinden muss, wie man das Beste aus den nackten Tatsachen macht. Nicht weil es fair ist oder am Ende alles gut wird. Denn so ist es leider häufig nicht. Wichtig ist zu verstehen, dass das eigene Leben, so wie es gerade ist, *alles ist, was man hat.* Erst wenn man das gelernt hat, kann man sein Bestes geben. Jede Lektion zählt, egal wie klein.

TEIL 5

LEKTIONEN

Kapitel 21

Feminismus

Ich beginne meinen Weg zu finden, heraus aus dem Schlimmsten. Ich stelle mich der Wahrheit, dass irgendjemand die Inkontinenz-Langstrecke für mich gebucht hat. Wir haben eine Menge getan, aber ich bin immer noch eine ziemliche undichte Mittdreißigerin und meine immer wieder einmal aufblitzende Stuhlinkontinenz könnte auf Probleme im Alter hindeuten.

Außerdem habe ich damit begonnen, meine Gedanken über alles Mögliche (außer über Kacke) aufzuschreiben, um herauszufinden, was ich tun kann, um die Welt der nassen Schlüpfer zu einer besseren zu machen, sofern das möglich ist.

Mein Leben als Bloggerin begann damit, dass ich im Internet eine Schimpftirade über Einlagen für Blasenschwäche losließ, die unabhängig von der Marke immer als „die Lösung" schlechthin angepriesen werden, es aber nicht sind. Sie sind ein Hilfsmittel und sollten für die meisten Betroffenen lediglich eine Zwischenlösung darstellen. Damit das Realität wird, müssen wir aber aufhören, der Lüge zu glauben, dass Inkontinenz *unvermeidbar* ist, und wir dürfen nicht länger blöde Witze darüber reißen, die das negative Stereotyp nur noch mehr verfestigen.

Mein Blog trägt den Namen *When You Are That Woman* („Wenn du diese Frau bist") und ist im Laufe der Jahre auch frecher und expliziter geworden. Trotzdem befürchte ich ein wenig, meine Leser mit meinen mangelnden Fortschritten zu enttäuschen. Ich überlege, haufenweise E-Mails abzuschicken und eine Aufklärungskampagne zu starten, so ähnlich wie Jamie Oliver, der sich seinerzeit für besseres Schulessen einsetzte, aber eine Frau aus Schottland kommt mir zuvor. Sie schreibt mir eine E-Mail und fragt, „ob wir nicht gemeinsam für unsere Sache auf die Straße gehen wollen". Zuerst habe ich Angst. Ich kann über all diese

Dinge in E-Mails oder online sprechen, und manchmal auch mit Freunden, aber ich möchte nicht erleben, dass Menschen das Beben in meiner Stimme hören oder beobachten, wie sie verstohlen auf meinen Schritt schauen, wenn ich über Einlagen rede. Oder schnüffeln, um meine Geschichte auf der Sinnesebene zu überprüfen.

Elaine Miller ist da anders. Als Physiotherapeutin sind fremde Intimbereiche ihr täglich Brot und sie ist Expertin darin, Frauen wie mir die Befangenheit zu nehmen. Sie war selbst von Inkontinenz betroffen und konnte sie erfolgreich überwunden. Seither ist sie eine Frau mit einer Mission. Ihre E-Mail beginnt mit einem Kommentar zu einem Blog-Artikel über Urodynamik, den ich verfasst habe.

„Ich habe noch nie die Beschreibung einer Patientin gelesen", schreibt sie, und sie ist sich sicher, dass das Schweigen der Betroffenen sowohl für sie selbst als auch für die Behandelnden kein gutes Zeichen ist.

Ich hatte viel Zeit damit verbracht, um herauszufinden, wie genau ich zu „dieser Frau" geworden war und wie ich anderen Betroffenen über die Anonymität meiner Tastatur helfen konnte. Nie war mir der Gedanke gekommen, dass auch die Expertinnen und Therapeuten auf der anderen Seite an meinen Erfahrungen interessiert sein könnten. Dass es wichtig sein könnte, zu hören, dass das buchstäbliche Herunterlassen der Hosen mehr sein könnte als alberne Anstellerei oder mangelnde Reife.

Wir beschließen uns zu treffen, und ich weiß, dass dies alte Wunden aufreißen wird.

Ich finde Experten, schreibe große Unternehmen an und nehme Kontakt zu Hotlines und Wohlfahrtsorganisationen auf. Ich bequatsche alle, die eine Verbindung zu Inkontinenz-Themen haben: Psychologen und Ärztinnen, Produktdesigner und Marktforscherinnen. Ich finde heraus, dass viele Männer und Frauen – hauptsächlich Frauen – unglaubliche Dinge auf die Beine stellen, von Hashtag-Kampagnen wie *#physioworks* („Physiotherapie funktioniert") und *#pantsnotpads* („Hosen statt Einlagen") bis hin zur Welt-Kontinenz-Woche, die ironischerweise an meinem Geburtstag startet. Die Welt-Kontinenz-Woche wird vom Weltverband der Inkontinenz-Patienten (WFIPP) organisiert. Ihr patientenorientierter Ansatz und die aussagekräftigen Statistiken beeindrucken mich – dass Blasenschwäche beispielsweise stärker verbreitet ist als Heuschnupfen. Der Präsidentin Mary Lynne van Poelgeest liegt daran, das Thema in der Weltpolitik nach vorne zu bringen, denn ihr ist klar, dass „Inkontinenz in all ihren Formen immer noch stigmatisiert und tabuisiert wird".

Als ich sie frage, wie viele Menschen betroffen sind, schätzt sie die Anzahl auf 400 Millionen, wobei es aus verschiedenen Gründen schwer ist, die tatsächliche Zahl zu bestimmen. Viele Betroffene erzählen niemandem davon, aus Scham oder weil sie den Arzt nicht mit etwas belästigen wollen, das er als trivial ansehen könnte. Inkontinenz ist auch nicht auf einen medizinischen Fachbereich beschränkt (weil sie mit so vielen verschiedenen Symptomen und Krankheiten verbunden sein kann), sodass die Informationen nicht immer koordiniert werden. Ist jemand ernsthaft erkrankt, beeinflusst die Inkontinenz zwar die Lebensqualität, wird aber vielleicht trotzdem nicht gemeldet oder vermerkt, weil sie nicht ganz oben auf der Liste der Symptome steht. Sogar die Definitionen von Inkontinenz und Blasendysfunktion variieren, auch wenn manche Menschen denken, dass es in ihrem Fall aufgrund von Alter, Geschlecht und vorliegenden Gesundheitsproblemen normal sei, wenn die Blase schwächelt. Dennoch: die Zahl von etwa VIERHUNDERT MILLIONEN ist verstörend.[1]

Und all das, obwohl die britische Wohltätigkeitsorganisation *International Continence Society (ICS)* – von Unternehmen finanziert, aber global tätig – argumentiert, dass durch die Palette an verfügbaren Behandlungen, Verfahren und operativen Eingriffen „allen Patienten und Patientinnen" mit Stressinkontinenz eine „erfolgreiche Behandlung ermöglicht werden kann oder dass sich ihr Zustand zumindest erheblich verbessern lässt".[2]

Woche um Woche quillt mein Twitter-Feed über mit Infos von Produktentwicklern, die Geräte, Einlagen, Unterwäsche und Apps erfunden haben, die das Bewusstsein wecken und Frauen helfen sollen, sich selbst zu helfen.

Myra Robson, eine britische Physiotherapeutin, hat zusammen mit einer anderen Mutter eine App entwickelt, die beim Durchführen der Beckenbodenübungen hilft und vom britischen Gesundheitsdienst empfohlen wird.

Patientinnen, die durch Vaginalnetze geschädigt sind, haben Foren eingerichtet und sind zu Aktivistinnen geworden. Die preisgekrönte

Kampagne für Gerechtigkeit von Kath Sansom, der Gründerin von *Sling the Mesh*, gibt den Betroffenen eine Stimme und übt Druck aus, damit die Richtlinien für diesen Eingriff geändert werden.

Es gibt viele Beispiele dafür, wie Gespräche über Inkontinenz schlagartig stattfinden, sobald Versorgung, Unterstützung und Behandlung in den öffentlichen Medien Gehör finden. Auch fachübergreifende Teams finden sich regelmäßig zusammen, wie *Pelvic Roar* in Großbritannien, die auf soziale Medien setzen, um bewährte Methoden bekannt zu machen und die Beckengesundheit zu fördern.

Gleichzeitig wird immer wieder klar, wie wenige Frauen tatsächlich den Mut haben, sich Hilfe zu holen.

Stephanie, die Geschäftsführerin der Firma für Beckenbodentrainingsgeräte, nannte dies als klare Herausforderung in ihrer Antwort auf meine ersten E-Mails, in denen ich nach Verbündeten suchte. „Vielleicht wird es in zehn Jahren so weit sein, dass Frauen offener darüber sprechen und es ein weniger großes gesellschaftliches Tabu ist", schreibt sie. „Aber es liegt an uns, das Ganze voranzutreiben – sicherzustellen, dass die nächste Generation von Töchtern und Söhnen die Wichtigkeit von Blasen- und Beckenbodengesundheit versteht und dass sie eine aktive Rolle für ihre eigene Gesundheit übernehmen müssen. Niemand kann uns besser helfen als wir selbst, und unser Motto – *Zusammen sind wir stärker!* – soll Frauen und Männern zeigen, dass sie nicht alleine sind, dass wir verstehen und ihnen helfen wollen."

Es betrübt sie, die immer gleichen Geschichten zu hören: Frauen, die niemandem von ihren Problemen erzählen und einfach hoffen, dass sie sich von selbst lösen oder wenigstens besser werden, um dann schon mit Vierzig oder Fünfzig aufgrund zunehmender Probleme ans Haus gefesselt zu sein und unter Beckenschmerzen, Blasenschwäche oder gynäkologischen Problemen und sexueller Dysfunktion zu leiden. Und all das, weil viele Probleme sich eben nicht spontan von selbst erledigen, sondern eher schlimmer werden.

Ich spreche mit der Hausärztin Rachel Boyce darüber, was die Betroffenen bei einem Termin erwartet, bei dem es um das Thema Inkontinenz geht, um den Infoteil am Ende dieses Buchs erstellen zu können. Außerdem möchte ich verstehen, was Ärzte wirklich meinen, wenn sie sagen „Es muss Ihnen nicht peinlich sein", und was sie in dem

Gespräch herausfinden wollen. Ihrer Meinung nach ist das Tabu rund um die Inkontinenz vergleichbar mit dem Schweigen, das früher Krebserkrankungen umgab – das ursprüngliche „K-Wort" in der Medizin. Dieses Schweigen kostete Leben, und die Nachwehen sind noch immer spürbar: Manchmal können Patienten keine genaue Familienhistorie erstellen, gerade wenn es um Krebsarten geht, die „peinliche" Körperteile betreffen, weil mit den besten Absichten (es sollte schließlich niemand peinlich berührt werden) gelogen wurde.

Frauen mit einem unzureichenden Wissen über ihren Intimbereich, die keine Ahnung haben, was normal ist und was nicht, können Dinge wie Hautveränderungen nicht ansprechen, die auf Infektionen oder, in sehr seltenen Fällen, auch auf Krebs hinweisen könnten.

Eine Inkontinenz komplett zu ignorieren, kann ebenfalls gefährlich sein, da sie nur ein Symptom ist und keine Krankheit. Geburtsverletzungen und, wie in meinem Fall, ein fehlender Muskeltonus sind nur ein Teil der Wahrheit. Inkontinenz kann auch ein Anzeichen für neurologische Erkrankungen, Rückenmarkschädigungen, Prostataprobleme, Alkoholismus oder psychische Erkrankungen sein.

Elaine, die Physiotherapeutin, die mich über meinen Blog gefunden hat, ist eindeutig dafür, all diese Gedanken und Informationen zu bündeln. Sie legt einen Termin fest, an dem wir uns treffen werden. Der große Inkontinenz-Kampf hat begonnen!

Ich blicke oft auf diesen Tag zurück und stelle mir vor, was die anderen Cafébesucher wohl über diese beiden Frauen im mittleren Alter gedacht haben, die zahllose grotesk aussehende Plastikteile und Einlagen aus einer Tasche kramten und sich vor Lachen ausschütteten. All jene, die uns belauscht haben, waren sicherlich hocherfreut, sich meine ausgiebige Schimpftirade über das fummelige Entfernen von Analtampons anhören zu dürfen. Das hoffe ich zumindest.

Sommer 2016, ein voll besetztes Café, Edinburgh

Mit roten Wangen und voller Mitteilungsdrang stürmt Elaine das Café; im Arm hält sie eine riesige Einkaufstüte, die randvoll ist mit gynäkologischen Goodies und Werbegeschenken. Vibratoren, Gleitmittel,

Tamponaden und Pessare – sie ist eine Avon-Beraterin der anderen Art, meine persönliche Shopping-Queen für die lädierte Intimregion.

Auch Elaine versteht, wie schon Carol zuvor, warum ich depressiv geworden bin, und sie hat mir vorab Links zur *Bladder and Bowel Community* geschickt, einer Interessensgemeinschaft, die Menschen mit Blasen- und Darmproblemen unterstützen will. Hier gibt es auch einfühlsame Angebote, um die emotionalen Folgen der Inkontinenz aufzufangen und den Umgang damit Schritt für Schritt zu lernen. Aufgeführt werden Symptome wie Depressionen, Traurigkeit, Angst, Scham. Ich bestätige Elaine, dass die Informationen nützlich und aufmunternd sind, voller Solidarität, ich aber das Gefühl habe, dass noch etwas fehlt.

„Die Wut fehlt", sagt Elaine. Sie weiß, wovon sie spricht.

Warum haben wir so viel Angst vor wütenden Menschen, frage ich mich. Ein Urogynäkologe und Forscher, den ich seit Neuestem besuche, um meine nächsten Schritte zu planen, stimmte mir zu, als ich sagte, dass Inkontinenz ein „Feminismusproblem" sei.

„Verdammt richtig", ruft Elaine. „Das ist es!"

Ihr Kampf für Frauenrechte ist glühend und nicht aufgesetzt. Ich möchte ihr am liebsten meine haarigen Achselhöhlen zeigen und mit ihr über diese denkwürdigen Momente in den 1990er-Jahren reden, als junge Frauen, wie ich damals eine war, das Gefühl hatten, etwas erreicht zu haben. Bevor alles über den Jordan ging und wir herausfanden, dass wir mitten in einem feministischen Rückschritt steckten, den das Internet noch verschärfen würde. Eine Zeit, in der manche Teenager weniger über ihre Körper wussten als unsere Generation und die visuelle und verbale Sprache der Pornografie die Vorstellungen von Körpern, Sex, Beziehungen und Spaß bestimmen würde.

Ich will erklären, dass ich Hoffnung für die kommende Generation hege, die begonnen hat, das Internet auf positivere Weise zu nutzen, zum Beispiel als Mittel zum Selbstausdruck. Ich glaube daran, dass sie uns alle retten werden, obwohl beileibe nicht feststeht, dass wir das überhaupt verdient haben. Aber haben wir überhaupt Zeit, noch länger zu warten?

Elaine bezeichnet ihre Art des Feminismus als „lautstark" und sie ist bereit, die Führung zu übernehmen:

„Warum sollten wir akzeptieren, dass eine von drei Frauen unter etwas leidet, das geheilt werden kann? Würden Männer das akzeptieren? Warum gibt es nur elf Praxen in ganz Großbritannien, die auf die Behandlung von Wechseljahresbeschwerden spezialisiert sind? Warum haben nicht ALLE Frauen in Großbritannien das Recht auf sexuelle Selbstbestimmung? Es ist einfach eine medizinische Frauenfeindlichkeit. Die Klitoris wurde erst 1994 ordentlich als Organ untersucht. Vorher wussten wir vor allem viel über den Penis. 1994 … ich meine, ECHT JETZT?!"

Ich versuche mich daran zu erinnern, was ich 1994 gemacht habe. Wahrscheinlich auch meine Klitoris untersucht.

Ich möchte wissen, welches die wahren Auswirkungen dieses Tabus auf Frauen sind, vor allem, weil sie mit höherer Wahrscheinlichkeit an Inkontinenz leiden. Welchen Preis zahlen sie für die Wand des Schweigens, die nur ab und zu von nervösen Witzen über vollgepieselte Schlüpfer durchbrochen wird? Welche Folgen hat Inkontinenz für Frauen?

Elaine spult sie frustriert herunter – und ich weiß, dass die Frustration nicht mir gilt, sondern der Welt. So vieles davon ist offensichtlich, aber wir ignorieren es geflissentlich:

- Frauen, die beim Laufen Urin verlieren, treiben keinen Sport und bewegen sich seltener.
- Krankheiten, die durch Bewegungsmangel ausgelöst werden, sind laut der *British Heart Foundation* für einen von sechs Todesfällen in Großbritannien verantwortlich.[3] (Und Frauen sind ohnehin in der Regel weniger körperlich aktiv als Männer.)
- Ein Drittel aller Frauen, die von Inkontinenz betroffen sind, leiden deswegen unter Depressionen.
- Wenn man in den letzten sechs Wochen der Schwangerschaft unter Inkontinenz leidet, dann verdoppelt dies das Risiko einer Wochenbettdepression.
- Einen vaginalen Prolaps (Scheidenvorfall) kann man mit Physiotherapie in den Griff bekommen und benötigt so vielleicht erst 15 Jahre später eine Operation. Das ist in Hinblick auf den Netzskandal eine gute Nachricht – aber die meisten Frauen wissen gar nicht, was ein Prolaps ist.

Ich denke an mein eigenes Unwissen bezüglich meiner Anatomie, an den Geburtsvorgang und an die Folgen meiner Inkontinenz.

„Scheiße", sage ich.

Als Nächstes knüpft sich Elaine den Sexualkundeunterricht vor und beklagt, dass Menopause und gynäkologische Gesundheit keinerlei Rolle spielen. Es geht auch darum, wie unangenehm es ist, seine Genitalien zur Schau zu stellen (in der Arztpraxis, bei Geburten) und wie wenig das Recht von Frauen auf sexuelle Befriedigung thematisiert wird. So entsteht etwas, das sie als „einen perfekten Sturm der Befangenheit" tituliert. Sie vergleicht die Profitmargen der Pharmaindustrie mit den Kosten für Versorgung und Behandlungen und ist sich sicher: Eine bessere Aufklärung und die leichte Verfügbarkeit von Hilfsmitteln für Frauen sowie die Möglichkeit, darüber zu sprechen und sich Unterstützung zu holen, könnten auch die wirtschaftliche Belastung senken.

„Tampons werden schon seit Jahren mit detaillierten Abbildungen der weiblichen Anatomie verkauft", merkt sie an, und ich fühle mich sofort in meine Entdeckungen im Schulbus zurückversetzt. Sie findet, dass auf die Verpackung von Einlagen eindeutige Informationen darüber gehören, dass Beckenbodenübungen und Physiotherapie bei Inkontinenz helfen können.

Außerdem haben ihrer Meinung nach auch Frauen ein Recht auf ein freies Leben, denn einige finden sich mit ihrer Inkontinenz ab, weil ihr eigenes Wohlbefinden im Trubel des Versorgens kleiner Kinder ganz weit unten auf der Prioritätenliste landet. Häufig warten Frauen viele Jahre, bis sie sich Hilfe suchen – auch all jene Frauen, deren langandauernde Inkontinenz sie daran hindert, am gesellschaftlichen Leben teilzunehmen, ihrem Beruf nachzugehen oder ein erfüllendes Sexualleben zu haben.

Um die Stimmung etwas aufzulockern, beschließt sie, mich für ihre Artikel zu begeistern und zaubert eine Reihe wahrhaft erstaunlicher Geräte und Spielzeuge aus ihrer Riesentasche hervor. Wir tun so, als betrachteten wir sie rein aus Informationszwecken, aber ich spüre ihren Wunsch, dass ich zumindest einige davon in Betracht ziehe, um mir selbst zu helfen, sobald ich den Kopf dafür freihabe. Es gibt Bluetooth-Geräte mit zugehöriger App, sodass Therapeutinnen und Ärzte sehen können, welche Fortschritte man erzielt, was genau den einzelnen

Patientinnen und Patienten hilft und was nicht, wie lange man trainiert und so weiter.

„Himmel", sage ich. „Jetzt kann man nicht einmal mehr bei der Physiotherapeutin schummeln."

Elaine johlt.

Es gibt auch eine Art Schlauch, den man vor den Übungen in die Scheide einführt und dessen unterer Teil nach außen ragt. Der Winkel am unteren Ende zeigt an, ob man die Beckenbodenübungen korrekt durchführt. Je nachdem, ob das Schlauchende sich nach oben oder unten bewegt, bietet ebenfalls einen groben Anhaltspunkt. Reine Mechanik!

„Außerdem", sagt Elaine, „kann man so tun, als hätte man einen Penis."

Als Nächstes zeigt sie mir blockierende Hilfsmittel, die sich in die weibliche Harnröhre einsetzen lassen (sogenannte Urethralstöpsel). Ich verziehe unwillkürlich das Gesicht, muss aber auch an all die Abende denken, an denen ich zu viel getrunken und in die Hose gemacht habe.

„Funktionieren die?", frage ich mit der Verwunderung des Neulings, als ich es mir näher anschaue.

„Natürlich" sagt Elaine. „Aber das Einführen kann mintunter schwierig sein und manchmal Harnwegsinfekte verursachen." Ich schaue mir das Ding noch einmal genau an. So klein kommt es mir gar nicht vor. Ich traue mich nicht, Elaine zu erzählen, dass ich nicht sicher bin, ob ich meine Harnröhre schneller finde als meine Steuernummer oder meine Geburtsurkunde. Ich weiß, dass alle drei wichtig sind und sie mich allesamt schon ziemlich viele Nerven gekostet haben, aber ich bin mir nicht sicher, wie schnell ich sie im Notfall finde.

„So viele Frauen wissen nicht, was normal ist", erzählt Elaine. „Und es gibt eine Menge Gründe, warum das wichtig ist. Wie soll man wissen, ob man Vulvakrebs hat, wenn man gar nicht weiß, wie die eigene Vulva aussieht?"

Wir reden über Prolapse in mittelalterlichen, römischen und viktorianischen Zeiten. Geräte für Frauen. Strohhalme aus Silber, die man langsam in die Harnröhre einführte. Die provisorischen Pessare – von Steinen und Papier bis zu (hoffentlich zuvor gewaschenen) Kartoffeln –, die Frauen mit Prolaps benutzten. Elaine ist begeistert, als ich ihr erzähle, dass ich das in einer Folge von *Call the Midwife – Ruf des Lebens* gesehen habe. In der entsprechenden Szene berichtet die Frau, wie sie die Symptome des Vorfalls – etwa das Ziehen nach unten, die Rückenschmerzen sowie ihre Inkontinenz – mit zusammengerolltem Zeitungspapier lindert. Die Serie nimmt das Schweigen und die Peinlichkeit ins Visier, nicht die Tipps, die von Generation zu Generation weitergegeben wurden, als Frauen sich mit dem behalfen, was eben gerade zur Hand war.

Elaine präsentiert waschbare Schlüpfer, die ursprünglich für starke Monatsblutungen entwickelt wurden, aber auch für Kontinenz erhältlich sind, einschließlich einem von der TV-Moderatorin Carol Smillie entworfenen Modell. Ich bin mir nicht sicher, ob ich mich trauen würde, sie zu tragen, bis Elaine mich an die wundgescheuerte Haut erinnert, die sich nach zwei Wochen des kontinuierlichen Tragens von Einlagen unweigerlich einstellt (zwei bis drei Einlagen am Tag, eine weitere, dickere, in der Nacht).

Ich verziehe das Gesicht, als ich mich an den furchtbaren Windelausschlag erinnere.

„Vergiss die Ekzeme nicht", sagt Elaine, mit ihrem untrüglichen Gefühl für die widerlichsten Auswüchse.

Ich denke an die mit roten Striemen überzogene Haut, das Scheuern und Anschwellen und den Albtraum hastig aufgetragener Wundschutzcreme in der morgendlichen Hetze vor der Arbeit. Weiße Fettcreme überall an den Händen und auf der blickdichten Strumpfhose. Flecken, die sich nicht auf die Schnelle auswaschen lassen, der ganze Schambereich in weiß getaucht. Ich würde all das lieber vergessen. Aber wir sind uns einig, was die großen Fragen angeht. Die Zeit ist mehr als nur reif, um ernsthaft und auf erwachsene Weise über Inkontinenz zu sprechen. Es geht nicht nur um die körperlichen Details und die Politik, sondern auch um die Geschichte eines Tabus, die einem das Herz bricht.

Ich kann vielleicht keinen schicken Stöpsel entwerfen, aber ich kann versuchen, auch für andere zu sprechen, damit sie sich gehört fühlen – ob sie sich selbst nun öffentlich äußern mögen oder nicht. Ich will die Verzweiflung würdigen, die Wut und die Erschöpfung aufzeigen, und ein Forum zum Austausch bieten, um ein paar dieser verrückten Hemmungen, die Herablassung und das Stigma endlich abbauen zu können.

Ich beschließe, dass ich wieder anfangen werde zu schreiben. Ich will mich und meine Geschichte in einen größeren Rahmen einbetten.

Elaine ist aber nicht nur Aktivistin. Sie hat noch ein weiteres Ass im Ärmel. Natürlich möchte sie die Welt retten, eine lädierte Lady nach der anderen, und sie will es als Comedienne tun. Sie ist gerade dabei, ihrem Programm für das Edinburgh Fringe Festival – dem weltweit größten Kulturfestival – den letzten Schliff zu verpassen und hat zu Hause, wie sie mir erzählt, derzeit ein Esszimmer voller Vibratoren, die sie als kostenlose Geschenke verteilen will. Ihr Auftritt ist vollgepackt mit Witzen über Kontinenz und Frauengesundheit. Er soll das ganze Thema mit Lachern auflockern und Frauen zu mehr Akzeptanz ihrer eigenen Genitalien verhelfen, und zwar auch bezüglich eines Themas, über das häufig nur hinter vorgehaltener Hand getuschelt wird: die weibliche Lust.

Indem sie Frauen zum Lachen bringt – trotz der Gefahr, die das für all jene mit schwachem Beckenboden darstellt – kann sie helfen, Schluss mit den Mythen zu machen. Sie nutzt Witze, um Botschaften zu übermitteln und dem Publikum bewusst zu machen, welche Hilfsmittel verfügbar sind, indem sie den Anwesenden Pessare zeigt, die nicht beißen, und Geräte, die einem beim Anspannen der Beckenbodenmuskulatur helfen, ohne wie Folterwerkzeuge auszusehen. Sie macht sich über das Lächerliche lustig. Ihr Kostüm ist eine glitzernde Vulva – komplett mit Behaarung und Klitoris. Ebenfalls Teil des Auftritts ist ein Gummihuhn, das sie zusammendrückt, um zu zeigen, wie ein Prolaps entsteht. Und wer im Gesundheitswesen tätig ist, erhält ein Huhn als Gratisgeschenk. Fachleute kommen allerdings ohnehin in Scharen zu ihr, denn da die Show auf wissenschaftlichen Tatsachen beruht, gilt der Besuch – kein Witz! – als berufliche Weiterbildung.

Mit einem Zwinkern sagt sie mir, dass sie durchaus auch Anzügliches einbauen kann, denn wie bereits Dr. Arnold Kegel in den 1940er- und 1950er-Jahren aufzeigte, sorgt ein optimal funktionierender Beckenboden – sozusagen als Nebenwirkung – auch für bessere Orgasmen.

Wichtig ist ihr jedoch, dass sie sich nie über Situationen lustig macht, die mit Inkontinenz, Geburten oder sexuellen Problemen verbunden sind und die sie nicht selbst erlebt hat oder hätte erleben können. Sie weidet ihre Erfahrungen mit Patientinnen nicht aus.

„Ich bin die Zielscheibe des Spotts, nicht die betroffenen Menschen mit der Inkontinenz“, sagt sie ganz klar. Sie ist davon überzeugt, dass Humor ein direkterer und wirkungsvollerer Weg ist, speziell mit Frauen über das Thema zu reden, und dass er eine Rettungsleine ist, weil er letztendlich alle dazu bringt, miteinander zu sprechen und sich auszutauschen. Es kann gut sein, dass sie recht hat – schließlich haben wir bei der Männergesundheit gesehen, dass Kampagnen wie *Movember* (finanziert Projekte zur Männergesundheit) und *Campaign Against Living Miserably* (CALM, dient der Selbstmordprävention) schwierige Themen in die Öffentlichkeit bringen.

Ich verabschiede mich von Elaine und wandere die Princes Street hinunter. Ich denke an meine Söhne, die immer noch alles hinterfragen und von ihren eigenen Körpern ebenso fasziniert sind wie von denen anderer, weil sie noch nicht gelernt haben, sich für irgendetwas zu schämen.

Sie haben mich noch nie wegen meiner riesigen Einlagen oder der Inkontinenz befragt, obwohl letzte Woche im Supermarkt die Frage aufkam, was Mädchen denn da unten anstelle eines Penis hätten.

Ich beiße in den sauren Apfel und sage schnell „eine Muschi", weil ich mich konzentrieren muss, damit die Selbstbedienungskasse nicht schon wieder streikt.

„Ich weiß, dass es *wuschig* ist", sagt er. „Aber wie nennt man es?"

Kapitel 22

Humor ist, wenn man trotzdem lacht

Wenn das Beschreiben des eigenen Zustands bedeutet, dass man „sich bepissen“ sagen muss, dann ist Lachen wichtig – selbst wenn man nicht wie Elaine auf der Bühne steht, um von dort aus die Welt zu retten. Es kann die einzige Möglichkeit sein, bei Verstand zu bleiben, wenn man *immer wieder* mit Ärztinnen, Krankenpflegern, Physiotherapeutinnen, Empfangspersonal und der Notrufzentrale über die eigene Inkontinenz sprechen muss. Wenn ein Arzt dich bittet, so zu pressen, als würdest du ein Kind bekommen, musst du einen Witz reißen, denn wenn dir dann der unweigerliche Pups entfleucht, ist der Boden schon einmal bereitet. Ich fing irgendwann damit an, mich kurzer witziger Bemerkungen zu bedienen, einfach um dem Ganzen etwas von seinem Schrecken zu nehmen.

Aus dem gleichen Grund habe ich dieses Buch geschrieben und dabei mit Flüchen und gruseligen Beschreibungen nicht gespart. Ich will Sie zum Lachen bringen, denn nur so kann ich auch die schlimmsten Dinge offen erzählen, in der Hoffnung, dass sie dadurch ein wenig an Macht und Schrecken verlieren.

Meine Inkontinenz-Beichten sind wie Vampire oder dunkle Geister, und ich füttere sie bewusst nach Mitternacht, um sie zu Gremlins zu machen, die zwar gefährlicher sind, aber auch bessere Zielscheiben abgeben. Vielleicht ist das die einzige Möglichkeit, um zu zeigen, dass manche Gedanken und Erlebnisse zwar monströs sind, wir sie aber, zum Teufel noch mal, auch gemeinsam bewältigen können, wenn wir nur zusammenhalten.

Dennoch bin ich hin und her gerissen.

Lassen endlose Witze über das Pinkeln etwas Schreckliches vielleicht allzu trivial erscheinen? Sicherlich ist es doch in Ordnung, sich zu schämen, sich schlecht und lädiert zu fühlen, wenn man eines der letzten gesellschaftlichen Desaster erlebt, die Menschen wirklich fürchten? Es ist eine ganz normale Reaktion.

Ein Nebenprodukt des humorvollen Umgangs mit leichter Belastungsinkontinenz (Stressinkontinenz), die häufig mit Sport und Bewegung in Verbindung steht, ist das Verdrängen der größeren Probleme. Sportlerinnen lachen ein wenig Feuchtigkeit in ihren Laufhosen häufig weg, was eine Mauer des Schweigens rund um das Beckenbodentraining errichtet, das hier tatsächlich gebraucht würde, denn die meisten Trainer richten ihr Augenmerk leider nicht auf ein Thema, das für alle Betroffenen, die ernsthaft Sport betreiben, von immenser Bedeutung ist.

Die Physiotherapeutin Katherine Lough, die sich schwerpunktmäßig mit Beckengesundheit beschäftigt und unter anderem an der Universität Glasgow forscht, verfolgt die Theorie, dass Witze über den „Huch"-Moment es noch schwerer machen, über Prolapse zu reden. Trotz der Tatsache, dass nahezu die Hälfte aller Frauen irgendwann im Leben von einem Prolaps betroffen ist, will das unschöne Thema einfach nicht so recht zu einem unbeschwerten Leben passen, das auch aus Kichern und Joggen besteht. Stattdessen muss man Worte verwenden wie „durchhängen", „herausfallen" und der Erdanziehungskraft „nachgeben".

Sich einzunässen oder einzukoten *sind* schreckliche Tabuthemen, irgendwo zwischen Abscheu und Faszination verortet. Deshalb kommen sie in der stärksten und kontroversesten Kunst ebenso vor wie in pantomimischen Darstellungen. Es ist der Grund, warum eine gesamte Generation durch die Kurzgeschichte *Guts* (deutscher Titel: „Vorfall") von Chuck Palahnuik traumatisiert ist, in der sich ein Junge mit einer Schwimmbadpumpe befriedigt, die seinen Darm in einem langen Strang herauszieht (googeln sie es besser nicht, es ist furchtbar).

Schon ganz alltägliche Probleme mit unseren Ausscheidungsorganen sind schwierig – wer will schon im Aufzug pupsen? Ich würde wahrscheinlich immer erröten, auch wenn ich gar nicht die Verursacherin bin. Wie ein Schwamm sauge ich Peinlichkeiten einfach auf.

Wenn ich während einer Besprechung aufstehe und sich ein großer nasser Fleck in meinem Schritt abzeichnet, wäre das sicher beschämend.

Man kann den bereits geschilderten Weißweintrick sicher auch mit heißem Kaffee ausführen, aber das dürfte wesentlich schmerzhafter sein und die Hose ist anschließend auch ruiniert. Trotzdem ist es in der Situation wahrscheinlich der Wahrheit vorzuziehen.

Vielleicht habe ich so sehr zu kämpfen, weil mein Sinn für Humor einen ebensolchen Schaden erlitten hat wie mein Damm. Ich habe zu viele grobe Scherze auf meine eigenen Kosten gerissen, zu viel von mir preisgegeben. Comedienne Hannah Gadsby erzählt in ihrer bahnbrechenden feministischen Show *Nanette*, dass die Witze oft nur miese Kalauer sind und die Pointe erst dann kommt, wenn man dem Horror schon gegenübersteht. Im wahren Leben will man aber nicht immer alles ganz genau wissen, und hört man es doch, klingt es oft viel zu lange nach.

Elaine will sich selbst zur Zielscheibe zu machen. Auf diese Weise fühlen sich die inkontinenten Menschen in ihrem Publikum nicht verspottet und haben das Gefühl, gesehen zu werden. Aber als Comedienne hat sie auch immer die Zügel in der Hand. Vielleicht bin ich zu weit gegangen, vielleicht habe ich meinen Humor als Versteck benutzt und dabei vergessen, mich selbst zu schützen.

Viele Expertinnen und Fachleute aus den Bereichen Urogynäkologie und Beckengesundheit, mit denen ich in Kontakt stand, habe mich gewarnt, dass ein zu lockerer Umgang mit dem Thema Menschen auch davon abhalten kann, über alles zu reden – der Patient, der die meisten Witze reißt, ist für gewöhnlich am nervösesten. Wenn der Humor rund um eine Erkrankung ein gewisses Maß übersteigt, kann er Menschen auch davon abhalten, sich Hilfe zu suchen. Patientinnen und Patienten im gesamten Inkontinenz-Spektrum, also nicht nur Frauen mit Geburtsverletzungen, bringen Inkontinenzprobleme (von Verstopfung bis hin zu Urinabgang) manchmal gar nicht erst zur Sprache, vielleicht weil sie befürchten, der Arzt wäre verärgert, dass sie etwas so Triviales überhaupt erwähnen. Oder sie denken von vorneherein, dass es unwichtig ist, weil es in der Öffentlichkeit so leicht abgetan wird.

Ich frage mich, ob mein „Humor" am Rande des Selbstzerstörerischen wandelt. In ihrem Buch *The Naked Jape* über die Geschichte von Humor und Witzen bezeichnen Jimmy Carr und Lucy Greeves Humor als „letzten Zufluchtsort für alle, die in einer echten Klemme stecken."[1]

Sie schreiben auch über Obszönität, über den Humor, der aus den tiefsten und dunkelsten Ecken kommt und auf eine prickelnde, wenngleich häufig auch Angst einflößende Unterbrechung der gewohnten Ordnung abzielt. Es geht um das Unanständige, das Unaussprechliche, das Unverschämte. Bei ihrer Untersuchung der Geschichte von Clowns weisen sie darauf hin, dass der Trend, Clowns zu hassen, vielleicht gar keine so moderne Entwicklung ist, wie wir denken. Vielleicht war es schon immer besser, sich vor Spaßmachern in Acht zu nehmen und vor ihrem Drang, Zerstörung und Zerrüttung zu bringen.

Im Jahr 2017 eroberte das Buch *Jetzt tut es gleich ein bisschen weh: Die geheimen Tagebücher eines Assistenzarztes* von Adam Kay, einem Comedian und ehemaligen Arzt, die Welt im Sturm. Er verfasste seine Protokolle und Tagebücher zu der Zeit, in der ich gerade selbst in die düsteren Untiefen des Humors abrutschte, sodass ich eine Art von Verbundenheit spüre, als ich während des Verfassens meines eigenen Buches in seinen Memoiren lese. Ich erkenne sie wieder, diese verwirrende, forensische Obsession mit den düsteren Seiten, und ich habe mich selbst dem Expliziten verschrieben. In nüchternen Worten berichte ich über die beschämenden, aufwühlenden oder schwer zu verarbeitenden Dinge, die mir zugestoßen sind, selbst wenn ich weiß, dass ich dabei manchmal ein bisschen zu weit gehe. Ich arbeite daran. Und ich finde es interessant, wie sehr Kay hin und her gerissen ist zwischen den Witzen und dem Schmerz, und wie er sie verarbeitet, diese verrückte Mischung aus Horror, Käuflichkeit, Gleichgültigkeit, Absurdität und Freude. Eine Mischung, die vielleicht gerade für Kreißsäle typisch ist – zumindest hat es sich für mich bei der ersten Geburt so angefühlt. Vielleicht ist sie auch für das Gesundheitswesen insgesamt typisch. Es ist der Preis, den man bezahlt, wenn man sich den ganzen Tag mit kaputten Körperteilen beschäftigt.

Wir alle wissen, dass Ärztinnen und Ärzte auch nur Menschen sind, aber wir erwarten mehr von ihnen, ebenso wie von Krankenpflegern und Hebammen oder auch von Politikern, und deshalb sind wir so schnell enttäuscht. Vielleicht müssen wir das Ganze in ein neues Gleichgewicht bringen und einen Weg finden für eine neue Form der Zusammenarbeit, selbst wenn (wie nach dem Skandal um die Vaginalnetze) eine größere Vertrauenslücke entstanden ist. Um die tabuisierten

Körperstellen und ihre Erkrankungen von dem Stigma wirklich befreien zu können, müssen wir an beiden Enden des Spekulums ansetzen.

Die Kehrseite der Erkenntnis, dass Beschäftigte im Gesundheitswesen einfach Menschen sind, ist die Tatsache, dass sie nicht automatisch immun sind gegen Vorurteile, Stigmata oder Tabus. Damit Kontinenz wirklich zu einem Gesprächsthema werden kann, um bessere Interventionen zu ermöglichen und den Würgegriff der Scham zu lockern, der Patientinnen und Patienten davon abhält, sich Hilfe zu suchen – ganz zu schweigen von der doppelten Betroffenheit von Frauen (höhere Wahrscheinlichkeit, selbst inkontinent zu werden und höhere Wahrscheinlichkeit, jemanden zu pflegen, der inkontinent ist) – dann muss die ganze Wahrheit ans Licht gebracht werden.

Die meisten Menschen, mit denen sich meine Wege im Gesundheitswesen kreuzten, waren gut zu mir. Aber gehen all jene, die schlussendlich die politischen und finanziellen Entscheidungen treffen, mit dem Thema Inkontinenz ebenso offen um wie sie es mit weniger stigmatisierten Krankheiten und Leiden tun? Die kollektive Angst vor Schwäche, Alter und Kontrollverlust trifft die Halbgötter in Weiß ebenso wie jene, die am Ende über die Budgets entscheiden. Genauso wie sie mich erwischt hat, als ich in der Scham zu versinken drohte.

Aus diesem Grund muss sich der Gesprächsstil ändern, es muss menschlicher werden und alle Emotionen im Raum, wie unangenehm sie auch sein mögen, haben eine Berechtigung, selbst wenn die Zeit fehlt, um näher darauf einzugehen. Wir sollten auch hinterfragen, über wen und was wir uns wie lustig machen. Wir müssen Inkontinenz-Patienten von Stereotypen befreien: die alte Frau, die das Wasser nicht mehr halten kann, der Betrunkene, der sich nicht mehr unter Kontrolle hat, das ängstliche Kind, die lädierte Gebärende, die Menschen, die in einem ganz anderen Teil der Welt leben. Selbst wenn das bedeutet, dass wir uns die ganze Palette unserer eigenen Gefühle eingestehen müssen, von Unbehagen über Abscheu bis hin zu Voyeurismus, Faszination, Mitleid und Gleichgültigkeit.

Ich finde nahezu überall Beispiele für Humor, der inkontinente Menschen herabwürdigt, und es hat eine Wirkung auf mich, die ich nicht erwartet habe. Wenn ich mich dem groben Humor stelle, das flaue Gefühl im Magen zulasse, wenn ich aufstehe und die Hand hebe und zugebe, dass ich betroffen bin, die Zielscheibe des Spotts, dann zerstört mich das nicht, selbst in meinem schmutzigen Schlüpfer. Es zeigt, dass meine Belastung real ist und sie ist der Beweis dafür, dass einige Menschen mich tatsächlich eklig finden – ich bin also weder verrückt, noch bilde ich es mir ein!

Dennoch erhalte auch ich einen Dämpfer angesichts des gefährlichen Spiels von „Wahrheit oder Pflicht", ausgelöst durch die humorvolle Entrüstung beim Erzählen meiner Geschichte. Die Wahrheit ist nicht immer hilfreich, nicht für mich und auch nicht für andere. Vor allem deswegen, weil irgendwo hinter dem Horizont ein neues Gefühl lauert, das mich einzuhüllen beginnt. Ein Gefühl von … *und was jetzt*?

Meine „Gesundheitsreise" nähert sich dem Ende, sie erreicht eine Art Plateau. Ein Teil von mir denkt, dass ein Plateau gar nicht so schlecht ist – um mich herum gibt es sowieso genügend Veränderung. Meine Söhne sind jetzt Jungs, keine Kleinkinder mehr. Der Große bewegt sich auf die Zwischenjahre zu, die Zeit von 9 bis 12. Über das Grundschulkind hinaus und näher am Teenager oder jungen Mann. Er ist enorm gewachsen, sein Körper ist eckig und kantig geworden, sein vormals rundes Gesicht hat eine Herzform angenommen, seine dunklen Augen sind ausdrucksvoll und seine Ängste und Ziele sind ganz seine eigenen. Der Jüngere kann lesen und schreiben und einen Elfmeter halten. Er hatte schon immer seinen eigenen Kopf und jetzt kann er ihn auch durchsetzen. Achtung, ihr da draußen!

Ein anderer Teil von mir denkt jedoch, dass es nun an der Zeit ist, Altes über Bord zu werfen. Dass ich Aufruhr und Zerstörung brauche, um die Wahrheit zu erkennen.

Vielleicht kann ich Humor auch als ausgleichendes Element verwenden und nicht nur als Schlachtruf? Elaine jedenfalls empfiehlt kräftiges Lachen schon allein aufgrund all seiner medizinischen Vorteile. Sie erzählt mir bei unserem nächsten Treffen sogar, dass Witze bei der Diagnostik helfen können – Patientinnen zum Lachen zu bringen, ist nützlich für die Physiotherapie.

„Wenn ich jemanden zum Kichern bringe", erklärt sie, „kann ich schließlich spüren, ob der Beckenboden stark genug ist, um den Urin auch beim Lachen zu halten."

Die amerikanische Literaturprofessorin und Autorin Gina Barreca, die in ihrem Buch *It's Not That I'm Bitter: How I Learned to Stop*

Worrying About Visible Panty Lines and Conquered the World („Ich bin keinesfalls verbittert: Wie ich lernte, mir keine Gedanken mehr über sich abzeichnende Unterhosen zu machen und die Welt eroberte") über Frauen und Comedy schreibt, meint, dass Humor es uns erlaubt, unsere Gefühle ans Tageslicht zu bringen und zu untersuchen, anstatt sie abzuwerten oder zu verbergen. Sie fügt hinzu: „Humor tut ein Thema nicht ab, sondern ist oft ein Türöffner für Gespräche, insbesondere wenn es um etwas geht, das als unschicklich betrachtet wird."[2]

Wenn man Inkontinenz-Stereotypen auf einem silbernen Tablett serviert, dann wird das Tabu für einen Moment dem Blick des Publikums offenbart. Man setzt auf die weit verbreiteten Erfahrungen von Missgeschick und Scham, und es funktioniert, wenn die inkontinente Person nicht zur Zielscheibe für den Ekel der anderen wird. Deshalb ist das Lachen oft raumgreifend. Oder wie Homer Simpson so schön sagt: Es ist lustig, weil es wahr ist.

Ich fing an, so viel wie möglich darüber zu sprechen und die anderen – ganz nach Elaines Motto – dabei zum Lachen zu bringen, damit sie auch die Geschichten hinter den komischen Aspekten wahrnehmen konnten. Ich hatte das Gefühl, dass das Stigma ebenso wie das Paradoxon, dass Frauen das Thema zwar anschneiden, dabei aber immer an der Oberfläche bleiben, auf ein tiefersitzendes Problem hindeutete. Eines, das mit unserer Einstellung zu Frauen und sanitären Einrichtungen zu tun hat.

Inkontinenz-Humor baut auf gemeinsamem Achselzucken auf, dem einen Witz, von dem alle Frauen irgendwann um die 30, 40 oder 50 betroffen sind. Wenn Frauen (größtenteils) mittleren Alters über die Gefahren von Hüpfburgen witzeln, entsteht eine Art von Gemeinschaftsgefühl. Als die britische Komikerin Victoria Wood in der restlos ausverkauften Royal Albert Hall über Sex und Alter sprach, drehten sich die Pointen um beschlagene Brillengläser und Inkontinenz.

Etwas neuer sind Caitlin Morans Witze über ihren schwachen Beckenboden, die sie als Aufruf zu einem feministischen Manifest sieht. Die Leidenschaft der Journalistin, offen über weibliche Körper zu sprechen, bildet das Fundament ihres Buchs *How To Be A Woman. Wie ich lernte, eine Frau zu sein.* Im US-Fernsehen hat die Drehbuchautorin und Produzentin Shonda Rimes das Wort „Va-jay-jay" als umgangssprachlichen

Ausdruck für weibliche Genitalien populär gemacht und in *Grey's Anatomy: Die jungen Ärzte* spricht man zur Hauptsendezeit über weibliche Orgasmen.

Blasenschwäche kommt immer häufiger in den unterschiedlichsten Serien vor, bis hin zum durchaus kritisch gesehenen alkoholbedingten Bettnässen von Reality-Star Charlotte Crosby. Blogs, Podcasts und Online-Aktivisten dröhnen Frauen täglich mit dem Thema Beckenboden zu. Pfadfinderinnen können ein Abzeichen dafür erhalten, dass sie sich mit ihren Körpern und der Menstruation auskennen, und in einigen europäischen Ländern ist der Beckenboden sogar zum Unterrichtsthema aufgestiegen. Hätten die Teenager in der letzten Reihe im staubigen Biologiesaal das zu meiner Zeit gut gefunden? Ich bin mir nicht sicher.

All dies ist Teil der nach der Jahrtausendwende entstandenen Explosion an Bewusstheit für den weiblichen Körper, und es ist Menschen wie Elaine geschuldet, die wieder und wieder sagen, dass Inkontinenz auf die Agenda gehört. Als ihre Karriere Fahrt aufnimmt, tritt sie in ihrem Muschi-Kostüm sogar in der BBC auf, um für Physiotherapie zu werben und ihr das Stigma zu nehmen. Der Fernsehsender *CBeebies*, der sich an Kleinkinder richtet, bringt das Thema auf seiner Facebook-Seite, um die Mütter zu ermuntern, dass sie ihre Übungen machen. Da kann ich nur sagen: Weiter so!

Dennoch sollten wir uns nicht entspannt zurücklehnen. Wenn man sich zu lange in den seichten Gewässern der Pipi-Witze bewegt, dann riskiert man, Inkontinenz zu etwas Normalem zu machen, was all jenen bestimmt nicht hilft, die einer wesentlich grausameren Realität ins Auge blicken müssen. Sicherlich ist es normaler geworden, dass so manch ein Rezensent offen darüber spricht, sich bei der Lektüre vor Lachen „bepisst" zu haben, aber das hat nichts mit der harten Realität von Inkontinenz zu tun.

Wir können auf dieses Fundament bauen, damit auch Gespräche über Inkontinenz, die nicht witzig sind, an Normalität gewinnen und Frauen keine Angst mehr haben müssen, darüber zu sprechen oder sich Hilfe zu suchen. Die Witze über nasse Schlüpfer sind nur eine Aufwärmübung für den globalen Dialog. Denn so grimmig es sich auch anhören mag: Inkontinenz ist ein ernstes Thema. Sehr viel ernster als die Frage, wie man beim Yoga vermeidet, aus Versehen einen fahren zu lassen.

Kapitel 23

Männer

Plötzlich fühlt es sich so an, als bekäme das Thema eine ganz neue Dynamik. Ich schreibe und grüble über Inkontinenz und die Probleme von Frauen und habe das Gefühl, als könnte ich nicht einmal auf die Toilette gehen, ohne bei meiner Rückkehr in die Küche im Radio etwas über Joggen nach der Menopause zu hören oder eine Kampagne für bessere Behindertentoiletten (sehr begründet). Im Fernsehen sehe ich Werbung mit lächelnden Frauen im mittleren Alter, die mich anstrahlen und mir erzählen, wie selbstsicher sie dank Inkontinenzprodukten sind. Die Welt fordert auch mich auf, endlich aufzuwachen, mich dem Tabu zu stellen und meine Stimme hörbar zu machen.

Es gibt einen Namen dafür, der nichts mit verzerrter Wahrnehmung zu tun hat. Wenn man beginnt, überall die gleichen Dinge zu sehen, dann ist dies eine Form des sogenannten Baader-Meinhof-Phänomens, wenn einem eine neue oder bislang unbekannte Idee präsentiert wird, man sich daraufhin umschaut und feststellt, dass diese immer schon überall um einen herum existierte. Es gibt auch das Phänomen des Zeitgeists, bei dem ähnliche Ideen oder Gedanken kulturübergreifend gleichzeitig aufkommen, als teilten wir alle ein gemeinsames Unterbewusstsein.

Obwohl es also eine feministische Geschichte gab, die ich in die Welt bringen wollte, wurde mir zunehmend bewusst, dass ich womöglich einen anderen Blickwinkel vollkommen vernachlässigt hatte. In mehreren Jahren des Inkontinenz-Aktivismus hatte ich mir eine wichtige Frage nie gestellt: WAS IST EIGENTLICH MIT DEN MÄNNERN?

Jene Punkte, an denen die Dinge zu kippen beginnen, sind wie bereits erwähnt gefährlich, vor allem wenn man betrunken ist oder sehr wütend. Aber sie haben auch ihren Nutzen.

Als ich über Inkontinenz zu schreiben begann, war einer dieser Punkte, über die ich mich am meisten aufregte, fehlende schwarze Inkontinenz-Einlagen. Warum nur? Nahezu alle inkontinenten Frauen, die einen Schutz benötigen, tragen schwarze Hosen oder Röcke beziehungsweise Kleider über schwarzen blickdichten Strumpfhosen. (Die sind nämlich nicht nur stylisch, sondern verschaffen einem auch die dringend benötigte Zeit, wenn auf einer belebten Straße, bei der Arbeit oder dem Ausstieg aus einem Auto ein wirklich schweres Missgeschick passiert. Wenn man Pech hat, spürt man zwar einen kühlen Luftzug im Schritt, aber aus der Entfernung ist nichts zu erkennen und man hat Zeit, sich zu sortieren, bevor der Geruch das Problem entlarvt.)

Während ich an diesem Buch arbeitete und behandelt wurde, fand ich heraus, dass es tatsächlich schwarze Inkontinenz-Einlagen gibt – und zwar FÜR MÄNNER! Natürlich. Zuerst war ich extrem sauer. Warum bekommen Männer praktische schwarze Einlagen, die keine strahlend weiße Auswölbung hinterlassen, während man Frauen wahre Ungetüme andreht, die wie deformierte Windeln aussehen oder, schlimmer noch, geblümte Höschen, die selbst meine Großmutter altmodisch gefunden hätte?

Was ist da nur los, dachte ich, und schrieb an die Mutterfirma eines bekannten Einlagen-Herstellers, um nachzufragen. Auf die Antwort warte ich noch heute.

Es schien so, als würde männliche Inkontinenz wesentlich ernster genommen als weibliche. Ich fand tatsächlich Foren, in denen Männer einem Arzt eine Frage stellen durften, während die Frauen an eine Schwester oder Physiotherapeutin verwiesen wurden. Anscheinend sollten Frauen sich lieber untereinander austauschen, während Männer als ernstzunehmende Patienten galten.

Auch wenn sich mittlerweile einiges geändert hat, werden die Inkontinenz-Produkte für Frauen immer noch als etwas dargestellt, mit dem man sich um ungewollte Urinabgänge und die damit verbundenen Ängste keine Gedanken mehr machen muss, während Männer ermutigt werden, sich aus diesem ungeheuerlichen Zustand herauszubewegen und „die Kontrolle über ihr Leben zurückzugewinnen."[1]

Teufel noch eins, denke ich. *Männer kriegen immer alles. Ihnen wird sogar das Gefühl vermittelt, dass Inkontinenz kein normaler Teil ihres Lebenslaufs ist.*

Im Jahr 2017 bin ich auf dem Höhepunkt meines neu entfesselten Feminismus angekommen. Ich werde bald 40 und gebe, wie es so schön heißt, mittlerweile einen Scheiß darauf, was andere denken. Ich bin versucht, mich weiterhin darüber zu beschweren, wie viel Geld in die Entwicklung von Inkontinenz-Produkten für Männer, das Marketing und diverse Zeitungsartikel fließt. Ich lese rührselige Berichte darüber, wie tapfer es ist, wenn jemand das Thema angeht. Und dennoch möchte ich auch über Männer schreiben, weil ich den leisen Verdacht hege, dass ihre Inkontinenz ebenso stigmatisiert ist wie die von Frauen, nur eben in anderer Form.

Auf meine erste größere Veröffentlichung darüber, wie ich inkontinent wurde, erhalte ich 2018 viele Reaktionen. Von Frauen in hohen Positionen ebenso wie von Journalistinnen, die über Frauengesundheit schreiben, sich ihren eigenen Themen aber noch nicht gestellt haben, von Wohlfahrtsorganisationen und Aktivistinnen. Viele offenbaren mir in persönlichen Nachrichten, dass sie vorher nie das Gefühl hatten, darüber sprechen zu können. Und ich bekomme tatsächlich auch Rückmeldungen von Männern. Einer twittert, um sich bei mir zu bedanken, dass ich auch Männer erwähne in einem Bereich, der eher Frauen zugeordnet wird. Er schreibt, dass Männer sich bei Gesprächen über Inkontinenz und den Kampagnen zum Wecken von mehr Bewusstheit für das Thema häufig übergangen fühlten. Ihr Erleben sei ebenso schrecklich, unangenehm und mit Scham behaftet, und sie stünden vor den gleichen Dilemma, etwa der Entscheidung zwischen starken Einlagen oder Inkontinenz-Unterhosen, die beide eine unschöne sichtbare Wölbung in der Hose verursachen, oder etwas Leichterem, das aber im Zweifelsfall nicht genügend Urin oder Stuhl auffangen kann, um trocken zu bleiben. Ich habe das Gefühl, dass die lange Geschichte patriarchalischer Unterdrückung und der Stigmatisierung weiblicher Körperfunktionen uns Frauen hier vielleicht sogar einen Vorteil verschafft.

Das Thema Inkontinenz ist so gestaltet, dass Männer sich nur schwer darin zurechtfinden. Obwohl Frauen dazu neigen, nach und nach inkontinent zu werden, sind sie beim Eintreten der Inkontinenz bereits an den Zustand der Verdrängung gewöhnt und können mit den Problemen umgehen. Alle, die menstruieren, müssen lernen, sich mit Baumwollprodukten in jeglicher Form auseinanderzusetzen und sie sind geübt darin, eine knisternde Monatsbinde in eine Strickjacke zu stopfen und zur Toilette zu eilen, ohne dass es großartig auffällt. Männer, die inkontinent werden, werden in eine komplexe neue Welt gestoßen, ohne einen Tampon-Beipackzettel, der ihnen dabei helfen könnte.

Frauen finden häufig einen Vorrat an Binden und Slipeinlagen in Gemeinschaftstoiletten und praktisch alle Damentoiletten haben einen Mülleimer. Das klingt nach Kleinigkeiten, aber Männer, die unter Inkontinenz leiden, müssen sich fühlen wie ein Teenager, der zum ersten Mal die Periode bekommt. Einlagen und Analtampons haben eine Tendenz, sich aus ihren Verpackungen zu winden wie Schlangen aus ihrer Haut und irgendwo in den Untiefen von Handtaschen verloren zu gehen (wenn man überhaupt eine Handtasche hat, was bei den meisten Männern eher nicht der Fall sein dürfte). Und dann das Gefühl der Panik, wenn es keinen Abfallbehälter gibt. Ein fehlender Abfallbehälter ist der wiederkehrende Albtraum aller, die Männertoiletten benutzen und Stoma-Beutel loswerden müssen.

All dies unterstreicht den feministischen Gesichtspunkt – nur weil etwas Unangenehmes für das eigene Geschlecht so gewöhnlich geworden ist, vergisst man, dass es erlernt ist und eben nicht natürlich. Es muss nicht so sein, dass Frauen körperliche Probleme und Unbehagen klaglos auf sich nehmen. Wir sind einfach nur daran gewöhnt. Männer sind es nicht – das sieht man schon allein daran, wie viele von ihnen bereit sind, irgendwo an einen Baum zu pinkeln, bloß weil sie in den letzten zwanzig Sekunden an keiner Toilette vorbeigekommen sind.

Männer, die inkontinent werden, haben keinen Nachmittag damit verbracht, Hunderte Papierfetzen aus ihren Schamhaaren zu fummeln, nachdem sie unerwartet bei Großtante Jean ihre Tage bekommen haben und sich irgendwie mit Toilettenpapier behelfen mussten. Die meisten Männer mussten sich keine Gedanken darüber machen, wie man eine Menstruationstasse benutzt, während man gleichzeitig darauf achtet, sich an Orten aufzuhalten, wo es eine Toilette gibt mit Waschbecken im gleichen Raum, damit man seine Hände nicht in die WC-Spülung halten muss und einen blutigen Tatort hinterlässt, der jeder Krimiserie zur Ehre gereichen würde.

All das kennen sie nicht. Aber sie müssen manchmal anstehen, um eine der in Herrentoiletten seltenen Toilettenkabinen zu ergattern. Und wohin mit der verschmutzten Unterhose? Wie lange wird es dauern, bis sie herausfinden, dass man die Verpackung der Ersatzeinlage nutzen kann, um die beschmutzte einzupacken? Oder bis sie die Kunst beherrschen, Einlagen ganz klein zusammenzufalten?

Inkontinent zu werden, war schrecklich, aber ich brauchte keinen Crashkurs im Umgang mit Hygieneprodukten. Außerdem beginnen Frauen sich in der Öffentlichkeit mit ihren Körpern auseinanderzusetzen. Wie lernen uns zu zeigen und keine Angst mehr zu haben. Männer mit Inkontinenz stehen noch ganz am Anfang, nachdem sie Jahrhunderte lang bei allem die Nase vorn hatten außer bei emotionalen Themen.

Bei Männern ist die starke Verbindung zum Alter ebenfalls ein Thema. Die Prostata kann mit dem Alter wachsen, und eine Veränderung ihrer Größe, die normalerweise etwa so groß ist wie eine Walnuss und unterhalb der Blase angesiedelt ist, kann verschiedene Symptome hervorrufen, die von unangenehm bis alarmierend reichen. Der Urinfluss kann sich verlangsamen oder stoppen, es kann nur noch tröpfeln oder man muss dauernd auf Toilette, und der Urin kann sogar Blut enthalten. Bei einigen geht all das Hand in Hand mit Erektionsstörungen. Viele Männer mit Prostata-Problemen sind heutzutage Teil einer modernen Generation, die sich auch im Alter noch jung fühlt und nicht wie Großonkel Alfred unter ständigem Harndrang leiden will, obwohl ein Blick in die Familiengeschichte vermutlich zeigen würde, dass die Probleme bei allen männlichen Vorfahren etwa im gleichen Alter einsetzten. Neben den psychischen und körperlichen Aspekten der Inkontinenz kann die Häufigkeit des Wasserlassens sich auch in Schlafmangel niederschlagen.

Männergesundheit ist faszinierend, hat aber auch mit ihren ganz eigenen Tabus zu kämpfen, wie einer Neigung zu Grobheit und falscher Tapferkeit und dem Stigma des Redens über Emotionen und Depressionen. Aber vom Gedanken ans Pinkeln kontrolliert zu werden, ist für Männer, bei denen es plötzlich in die Hose tröpfelt, die ständig auf die Toilette rennen und erschöpft davon sind, nachts mehrfach aufstehen zu müssen, ebenso deprimierend wie für Frauen.

Inkontinenz bei Männern ist häufig auch eine Folge von Operationen bei Prostatakrebs oder, bei jüngeren Männern, die Folge von bestimmten

Krankheiten oder Verletzungen. Die Inkontinenz beginnt im Zusammenhang mit einer schweren Erkrankung. Die Blase oder den Darm nicht mehr kontrollieren zu können, kommt dann noch zu einem schrecklichen Eingriff, einer Krankheit oder Prognose hinzu. Allerdings können Männer, die in den Fünfzigern oder Sechzigern sind, auch ohne Prostatakrebs Probleme beim Wasserlassen entwickeln.

In Großbritannien und in anderen Ländern wird dies immer häufiger der Fall sein, da die Lebenserwartung von Männern steigt und sie ein aktives Leben erwarten und wünschen. Ein höherer Bevölkerungsanteil an älteren Menschen bedeutet auch, dass sich mehr Männer mit Inkontinenz und anderen Blasenproblemen auseinandersetzen müssen. Kein Wunder, dass in Produkten, die sich an Männer richten, viel investiert wird und Physiotherapeuten für Frauen jetzt als Beckenboden-Physiotherapeuten bezeichnet werden (was natürlich auch bedeutet, dass hier Inklusion gelebt wird und alle Patienten die Behandlung bekommen, die sie benötigen).

Aber da ist noch etwas. Als ich so nachdenke und mich frage, woher all diese Tabus und die Stigmatisierung kommen, grübele ich mehr als einmal darüber nach, wie unvorbereitet ich selbst war. Ich wende mich an Frauen, die Rückbildungskurse nach der Geburt geben – meine eigenen Lehrerinnen und Freundinnen, die in diesem Feld arbeiten. Ich möchte wissen, ob viele Frauen so unglaublich wenig Ahnung haben wie ich. Ich komme mir ein wenig blöde vor, sie zu fragen, aber ich bekomme viele ähnlich lautende Antworten.

„Frauen sind extrem unvorbereitet", sagt eine langjährige Freundin, die mittlerweile in der Schwangerschaftsberatung arbeitet und Aktivistin ist. Wir unterhalten uns online über meine ersten Erinnerungen, und sie zeigt mir die Bilder und Diagramme, die sie benutzt, um Frauen auf die Veränderungen vorzubereiten, die ihr Körper durchläuft. Die Bilder sollen den von ihr betreuten Frauen die Möglichkeit geben, bei der Geburt ihre eigenen informierten Entscheidungen zu treffen. Auf einer Abbildung (siehe Seite 298) sieht man einen weiblichen Beckenboden vor und nach einer Schwangerschaft.

„Du meine Güte", denke ich, als ich die Unterschiede zwischen den beiden Bildern betrachte. Angesichts der Abbildung erscheint es mir unwahrscheinlich, dass so viele Frauen Geburten unbeschadet überstehen.

Ich bin mir nicht sicher, ob ich es gut finde oder nicht, dass mir das vorher noch nie so deutlich gezeigt wurde.

Wir regen uns darüber auf, dass Müttergesundheit keine Priorität besitzt und wie man über unsere Körper, insbesondere die Geschlechtsorgane, spricht und sich lustig macht. Wie schwer es sein kann, klare, unvoreingenommene und stichhaltige Ratschläge zu bekommen, um eigene Entscheidungen treffen zu können.

„Wir sollten in einer Gesellschaft leben, die uns ein ganzes Leben lang darauf vorbereitet – und die hätten wir, wenn es weniger Tabus gäbe“, meint sie.

Sie zeigt mir eine weitere Abbildung, die mir so fremd vorkommt, dass ich mich frage, ob in der Schule vielleicht das falsche Säugetier durchgenommen wurde. Es sieht aus wie ein missgebildeter, verschrumpelter Apfel (siehe Seite 299).

„Was ist *das*?“, frage ich.

„Der Beckenboden eines Mannes“, antwortet sie.

Ich bin fasziniert. Meine Freundin erzählt, dass sie diese Abbildung auch in ihren Kursen zeigt, als Dienst an der Öffentlichkeit sozusagen, weil vielen Männern gar nicht bewusst ist, dass sie überhaupt einen Beckenboden haben.

„Du meine Güte“, denke ich.

„Und? Wissen die Männer das neue Wissen zu schätzen?“

„Es ist Ihnen ZIEMLICH unangenehm“, antwortet sie.

Darauf würde ich wetten. Vielleicht fällt es uns allen so schwer, uns Hilfe zu holen, weil wir nicht einmal die grundlegendsten Dinge über unsere Anatomie wissen.

Männer haben also auch einen Beckenboden, sie sind einfach nur nicht ihr ganzes Leben lang damit tyrannisiert worden, ihn zu trainieren. Und das, obwohl viele Dinge, die Männer tun, ein ziemliches Risiko für den Beckenboden darstellen, wie Arbeiten, die schweres Heben erfordern, oder auch Kontaktsportarten.

Ich frage Elaine, was Männer für ihren Beckenboden tun können, und sie sagt, nicht ohne ein gewisses Maß an Vergnügen, dass sie sich vorstellen sollten, in einem Becken mit eiskaltem Wasser zu stehen und zu versuchen, ihre Eier anzuheben, um den Kälteschock zu vermeiden. Ich habe noch keinen einzigen Mann getroffen, der diese Übung kannte,

Anatomie des weiblichen Beckenbodens

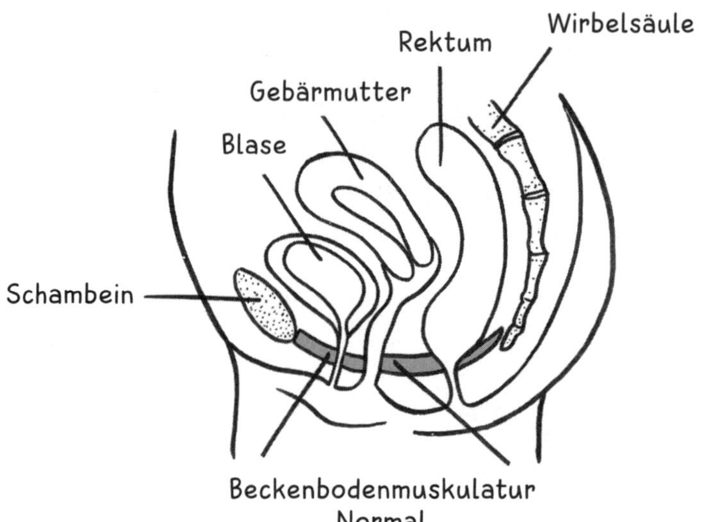

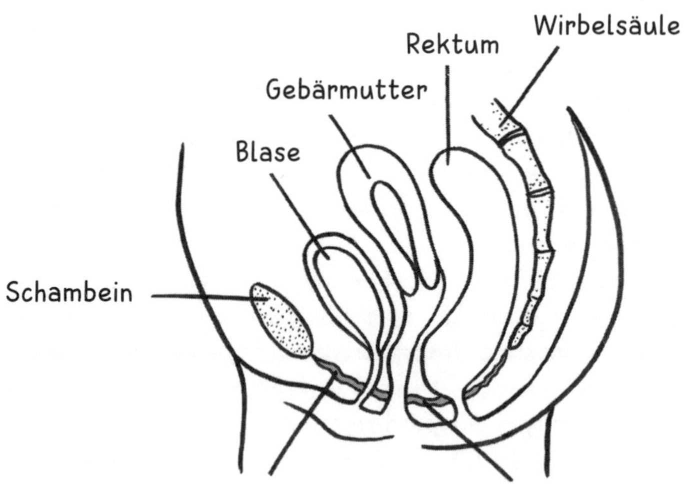

Anatomie des männlichen Beckenbodens

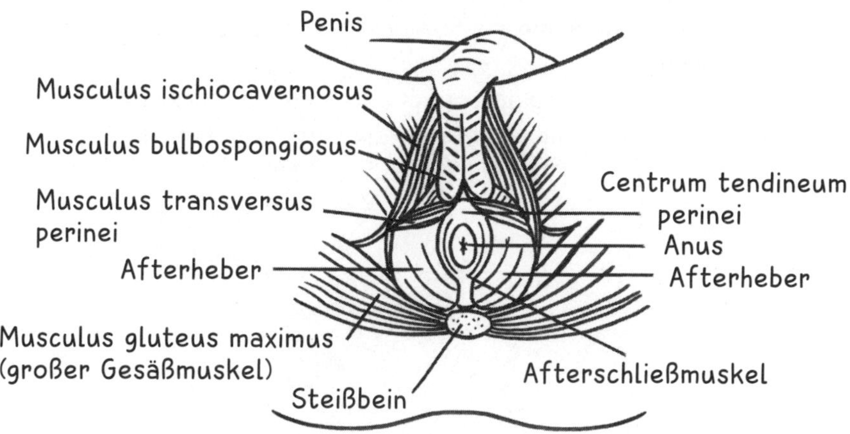

schätze aber, dass sie den gleichen irritiert-abwesenden Blick auslöst, den Frauen seit Jahren perfektioniert haben, wenn sie an roten Ampeln ihren Beckenboden trainieren.

Stephanie stimmt mir zu und ergänzt die Einschätzung von Experten zu diesem Thema, dass das Thema Beckenbodengesundheit für Männer im Vergleich zu Frauen mindestens zehn Jahre hinterherhinkt. Bei den Frauen machen Informationen über Übungen und Tipps von Therapeuten es zudem wahrscheinlicher, dass das Thema zur Sprache kommt. Männer haben hier keine Traditionen, nicht einmal das Vermächtnis der Komikerin Victoria Wood, die über das schwierige Anspannen des Beckenbodens in der Öffentlichkeit redete.

„Aber wir geben uns Mühe", sagt Stephanie. „Und die Einlagenhersteller machen jetzt auch in den Männertoiletten Werbung."

Sie sieht ihre Aufgabe darin, Mut zu machen und das Bewusstsein für Beckenbodenprobleme bei Männern zu wecken, damit die Prostata gesund bleibt und Männer Unterstützung bei Inkontinenz und schwachem Harnfluss finden.

Mir kommt ein plötzlicher Gedanke.

Sie hat mir erzählt, dass sie Hilfsmittel an sich selbst und an Freiwilligen testet, um sicherzustellen, dass sie auch ordnungsgemäß funktionieren. Hat sie auch männliche Freiwillige? Sie zögert. Ja, sie habe männliche Freiwillige, aber sie könne auch ihren eigenen Hintern verwenden, selbst wenn sie die Stimulierung bei Erektionsproblemen nicht replizieren kann.

Ich schätze mal, diese Antwort hatte ich verdient. Vielleicht hat sie mich auch ein für alle Mal von meiner Zimperlichkeit befreit.

Kapitel 24

Ärzte und Therapeutinnen

Das Problem ist, dass mein Körper trotz all dieser Überlegungen und Kreuzzüge und Versuche, mit denen ich herausfinden muss, wie ich zu meiner eigenen Inkontinenz stehe, immer noch nicht so funktioniert, wie ich das gerne hätte. Meine medizinische Geschichte hat eine Auszeit genommen, während ich lerne, wieder ein bisschen mehr ich selbst zu sein, aber es ist noch nicht vorbei, und obwohl ich nach außen hin Optimismus verbreite, weiß ich, dass sich mein Zustand verschlechtert. Ich muss eine Entscheidung treffen – mit der Tatsache zu leben, dass sich meine Inkontinenzprobleme verschärfen, oder nach einer anderen Lösung zu suchen.

Der entscheidende Auslöser ist eine denkwürdige Veranstaltung in Form einer weiteren Weihnachtsfeier, bei der ich mich zum Glück nicht komplett vollpinkele. Die Feier und die Tatsache, dass bald mein fünftes Lebensjahrzehnt anbricht, haben mich nachdenklich gemacht. Wie kann ich mehr Licht ins Dunkel bringen und die medizinische Welt, in der ich mich nun seit zehn Jahren bewege, besser verstehen lernen?

Dezember 2015, eine weitere Weihnachtsfeier

Ich sitze neben einer Hebamme. Ich versuche, nicht mehr über meine Geburten zu reden, aber ich möchte auch nicht abweisend wirken. Also frage ich sie, was sie an ihrem Job am meisten liebt, und ihre Antwort lautet: Nähen.

„Warum?", frage ich sie. Sie erklärt mir, es ginge um die Herausforderung, all die kleinen Stücke wieder richtig zusammenzusetzen, ein Puzzle mit Weichteilen sozusagen, das eine unheimliche Wichtigkeit hat. Sie hält dein Sexleben und deine Zukunft in den Händen und muss sich schnell mit ihrer gebogenen Nadel ans Werk machen, um all die Schäden zu reparieren. Dabei muss sie genau darauf achten, dass nichts zu locker oder zu stark gespannt ist und dass alle Teile richtig zusammengesetzt werden, damit kein Stück deines intimen Selbst in Hinblick auf Funktion oder Optik leidet. Für mich klingt es, als würde sie eine Gutenachtgeschichte erzählen, und ihre Begeisterung ist ansteckend. Man kann spüren, dass ihr Stolz und ihre Zufriedenheit in all den zerfetzten Vaginen liegt, die sie gesäubert und gerettet hat, und dass sie einige davon wahrscheinlich vor ihrem geistigen Auge sieht, während sie darüber berichtet.

Die anderen Partygäste blicken ein wenig peinlich berührt auf ihre Schokoladentorte, aber ich bin fasziniert.

Ich verfüge mittlerweile über eine jahrelange Praxis darin, über Belangloses zu reden und Witze zu reißen, während jemand meinen Beckenboden erkundet. Und ich hatte das Glück, so viele im Gesundheitswesen tätige Menschen kennenzulernen, die sich dafür engagieren, ihren Bereich zu entstigmatisieren und die mir zuhören, wenn ich die Widersprüche oder Absurdität einiger ihrer Standardsprüche aufzeige, wie „Es muss Ihnen nicht peinlich sein" oder „Wir sehen das nicht zum ersten Mal". Oder die schwierigste Frage von allen, wenn man keine medizinische Ausbildung hat und gerade komplett ratlos ist: „Wie können wir Ihnen helfen?"

Aber ich habe nie darüber nachgedacht, wie es auf der anderen Seite aussieht. Der schlimmste Tag im Leben des einen Menschen stellt für den anderen vielleicht die Gelegenheit dar, sich zu beweisen. Für den einen ist es eine traumatische, lebensverändernde Verletzung, für den anderen ein faszinierendes und komplexes Problem, eine Gelegenheit.

Das Gesundheitswesen scheint sich dringend eine Entstigmatisierung zu wünschen, aber die Mitarbeiter können schließlich nicht generell immun gegen Verlegenheit und all die anderen Schamgefühle sein, oder? Wir möchten, dass Ärztinnen und Krankenpfleger empathisch und freundlich sind, aber im Grunde genommen wissen wir alle, dass es genauso wichtig ist, dass sie sich nicht zu sehr mit den Patientinnen und Patienten identifizieren. Hier verschwimmen bei jedem Menschen die Grenzen.

Als ich beispielsweise an einer Studie über Pessare teilnehme, deren Ziel es ist, Forschungsbereiche zu identifizieren, indem sie die Probleme auf Seiten der Patientinnen und der Ärzte sammelt, geben die Organisatoren zu, dass sie bei den ersten Untersuchungen die Probanden baten, sich als Ärztin oder Betroffene zu outen und dabei vergaßen, dass manche Teilnehmer möglicherweise beides waren. Eine von drei Frauen ist eine Menge. Nur weil man Krankenschwester, Physiotherapeutin oder Chirurgin ist, bedeutet das nicht automatisch, dass man die Probleme, die man behandelt, auch selbst vermeiden kann.

Ich beschließe, mir erneut Hilfe zu suchen, auch wenn die Aussicht auf einen möglichen zweiten Eingriff mich nicht gerade enthusiastisch stimmt.

Ich bin es leid, Patientin zu sein, auch wenn ich noch nicht trocken bin. Ich vermeide sogar die sogenannten Selbstsabotage-Verhaltensweisen, die häufig bei Frauen auftreten, bei denen die Behandlung nicht anschlägt. Ich bin brav, mache jeden Tag meine Übungen und trage keine Einlagen „nur für den Fall" – alles Dinge, die mich davon abhalten könnten, achtsam mit meinem Zustand umzugehen –, aber ich leide immer noch unter Harnverlust.

Als um mich herum immer mehr Apps auftauchen, bei denen es um das Praktizieren von Dankbarkeit geht, wird mir bewusst, dass Dankbarkeit für mich nicht bedeutet, aufzugeben und irgendwie zurechtzukommen, sondern eher, es noch einmal zu wagen. Ja, ich habe das alles ziemlich satt, aber ich werde nicht aufgeben, nur weil meine erste Operation nicht hundertprozentig erfolgreich war.

Ich bemühe mich also erneut um Hilfe, wieder in der Urogynäkologie.

September 2016, dieselbe große Uniklinik, ein neuer Arzt mit neuen Ideen

Mein neuer Arzt ist ein weiteres Mitglied des Muschi-Magier-Teams. Er schaut frisch und motiviert aus, obwohl er meinen umfangreichen Aktenberg studieren musste, was sicherlich keine angenehme Aufgabe war. Ihn aber scheint es nicht zu stören, und er ist voller neuer Ideen. Er versteht meine Enttäuschung darüber, dass die erste Operation nicht vollständig gelungen ist, und blickt mich erstaunt an, als ich gestehe, dass ich befürchte den Muschi-Magier enttäuscht oder im Stich gelassen zu haben. Diese Art von Denken, mit dem Fokus auf Unzulänglichkeiten, kommt in seiner Welt des Reparierens und Optimierens nicht vor.

Er schlägt mir das operative Einsetzen eines sogenannten TVT-Bands vor, das auch als Netzchirurgie bekannt ist, da ich nun eine geeignete Kandidatin dafür bin. Dabei ist ihm bewusst, dass die Operation aufgrund der bekannten Probleme, die bei einigen Patientinnen aufgetreten sind, kein wirklich neutraler Vorschlag ist. Er schlägt mir vor, dass ich mir Zeit lassen und das Ganze in Ruhe durchdenken soll.

Wie wir mittlerweile wissen, bleibt der Netzskandal ein Thema. Seit meinem letzten Treffen mit dem Chirurgen hat sich die Sachlage noch einmal verändert. Als ich die Arbeit an diesem Buch abschloss, hatte das britische *National Institute for Health and Care Excellence* (NICE) einen Zeitraum definiert für die Überwachung von eingesetzten Vaginalnetzen bei Stressinkontinenz oder Prolapsen von Beckenorganen, und *NHS Improvement* und *NHS England* hatten an die Geschäftsführer und medizinischen Direktoren aller britischen Gesundheitseinrichtungen entsprechende Briefe versandt, in denen die genauen Konditionen aufgeführt waren. Im Grunde bedeutete das, dass in diesem festgelegten Zeitraum keinerlei chirurgische Eingriffe unter Verwendung von Vaginalnetzen erfolgen sollten, es sei denn, die Krankengeschichte eines Patienten erfüllte ganz bestimmte Kriterien.

Sobald die Einschränkung aufgehoben wird, können chirurgische Eingriffe mit Netzen wieder angeboten werden, aber seit April 2019 steht in den NICE-Richtlinien zu Harninkontinenz beziehungsweise Prolaps von Beckenorganen, dass primär nicht-chirurgische Möglichkeiten in Betracht gezogen werden sollten, bevor andere Optionen erwogen werden.[1] Es wird auch betont, dass Patientinnen und Patienten ausführlich über die zur Verfügung stehenden Behandlungsmöglichkeiten und das Risiko chirurgischer Eingriffe informiert werden müssen.

Während ich also über die Operation nachdenke, schicken mir Freunde Zeitungsartikel über die Risiken und absolute Horrorgeschichten. Ich lese von einer inkontinenten Frau, die ebenfalls während der Geburt ihres Kindes Verletzungen erlitt und damals im gleichen Forum war wie ich. Sie hatte sich für die OP entschieden und benötigt heute eine Gehhilfe. Eine andere Freundin gesteht mir, dass sie nun mit der ständigen Angst lebt, dass ihr Netz – einst die große Rettung – sich jeden Moment verschieben oder sie verletzten könnte. „*Bis jetzt* funktioniert es gut", sagt sie. Es gibt viele Geschichten, die noch erzählt werden müssen.

Es sind zwar nicht meine Geschichten, aber die potenziellen Komplikationen bereiten mir Kopfzerbrechen. Die erste Operation hat meine Inkontinenz zwar nicht komplett behoben, aber sie hat meine Situation auch nicht verschlechtert. Ich muss mir darüber klar werden, ob ich bereit bin, das Risiko von Komplikationen auf mich zu nehmen, um das erhoffte Ziel zu erreichen: ein Leben, in dem ich wieder dicht bin.

Der Arzt verschweigt mir diese Risiken keineswegs. Er gibt mir seitenweise Studien zum Lesen, sodass ich in einer wesentlich besseren Ausgangsposition bin als viele andere Frauen, die die TVT-Operation haben durchführen lassen, auch wenn einiges unklar bleibt. Ich bin nämlich immer noch eine Patientin, und auch wenn ich nicht blöd bin, fehlen mir das Hintergrundwissen und das Vokabular, um die Studien richtig vergleichen zu können.

Die medizinischen Daten sind schwer zu deuten. Bei einigen Studien geht es beispielsweise nur um Frauen, die älter sind als ich, und es scheint zudem viele verschiedene Arten von Netzen zu geben. Ich habe keine Ahnung, ob das einen Unterschied macht. Es ist auch nicht immer klar, ob die Art des Eingriffs immer gleich ist oder wie „Erfolg" definiert wurde.

Mittlerweile erscheinen selbst bei oberflächlichen Suchen im Internet unzählige Geschichten über Klagen und verletzte Frauen. Die Mediziner, mit denen ich außerhalb meines Falls spreche, erzählen mir von dem Schaden, den ihr Fachbereich dadurch erlitten hat. Ich muss über eine Menge Dinge nachdenken.

Es fällt mir schwer, jetzt über die Netze zu schreiben. Mein ganzes Mitgefühl gilt natürlich den Betroffenen, deren Leben ruiniert wurde. Für Chirurgen, die ihre Patientinnen möglicherweise belogen haben, oder Zahlenakrobaten, die die Stimmen von Patienten statistisch unterdrückten, hege ich allerdings gar keine Sympathien. Oder gar für Ärzte, die nur die halbe Wahrheit erzählt haben, wenn Frauen fragten, ob die Netze, von denen sie gelesen hatten, bei ihnen verwendet würden.

Ich habe allerdings Mitgefühl für einen medizinischen Fachbereich, der mitansehen muss, wie eine revolutionäre Operationstechnik in

Grund und Boden gestampft wird. Eine Physiotherapeutin erzählt mir, dass sie vor Jahren einen Bericht über einen TVT-Pionier sah, als das Ganze noch als radikale Lösung galt. Ich frage sie nach ihm, wie er aufgetreten sei. Bescheiden und demütig, war ihre Antwort. Demütig angesichts der Tatsache, an etwas so Bahnbrechendem beteiligt zu sein, vielleicht weil er wie die Chirurgen von einst, die verzweifelt versucht hatten, die schlimmsten Geburtsverletzungen und Traumata zu heilen, begeistert davon war, eine einfache Lösung für ein schreckliches Problem gefunden zu haben, die sich für alle eignete.

Das Netz wurde als die Wunderwaffe schlechthin angesehen, die Antwort auf ein medizinisches Problem, das so alt war wie die Menschheit selbst. Vielleicht war es einfach zu schwer, der Vorstellung zu widerstehen, dass ein schneller Schnitt und eine raffinierte Plastikhängematte es schon richten würden, und zudem im Gegensatz zu den vielen verschiedenen Behandlungen, die seit Jahrtausenden getestet und wieder verworfen wurden, eine einfache Heilung ermöglichen würden.

Ich schätze, ich hatte doppeltes Glück beim Timing. Beim ersten Eingriff wurde mir das Netz gar nicht erst angeboten, weil ich zu jung war. Im Winter 2016 wiederum gab es mehr Erfahrungen und Forschungsergebnisse, was bedeutete, dass ich älter, weiser und resoluter war. Ich bekam alles über meine möglichen Operationen zu lesen, und weil mich die Aussicht auf ein implantiertes Netz verunsicherte, bot mir der Chirurg die Option an, dass Urologen eine Schlinge aus meinem eigenen Gewebe bauen würden.

Ich hatte also einerseits Glück, andererseits aber auch eine Zeitlang das Gefühl, dass mir meine Fähigkeit, verfügbare Möglichkeiten zu sehen oder mich für eine davon zu entscheiden, abhandengekommen war. Ich fühlte mich wie gelähmt, und das nicht nur, weil ich unter einer so bekannten und unsäglichen Krankheit litt, sondern weil ich nun Jahre medizinischer Erfahrungen beurteilen sollte. Außerdem standen die Aussagen der betroffenen Frauen der ärztlichen Definition von „erfolgreich“ konträr gegenüber, was scheinbar niemanden zu bekümmern schien.

Als Reaktion auf ein Gefühl der Ohnmacht betonen wir häufig, wie sehr wir uns wünschen würden, verschiedene Wahlmöglichkeiten zu haben. Dabei ist das manchmal noch schlimmer. Viele Optionen sind nicht immer eine Hilfe. Manchmal sind sie wie Hindernisse, zwischen denen wir uns irgendwie einen eigenen Weg bahnen müssen.

Dezember 2016 bis April 2017, Krankenhaus, wieder einmal

Ich gehöre jetzt zu den Stammgästen. Der Chirurg hat mir so viele Informationen geschickt, dass ich überfordert bin. Und ich fühle mich ein wenig so, als müsste ich nun die komplette Verantwortung für die Irrtümer der Medizin schultern. Ich kann die Artikel, die für Fachzeitschriften verfasst wurden und so viele verschiedene Parameter berücksichtigen, ebenso wenig beurteilen wie ein Kind, das nicht Auto fahren kann.

Mein Mann hat vor unserem letzten Termin einige Fragen eingesendet – über die verschiedenen Arten der verwendeten Bänder und ihre Zusammensetzung, aber selbst wenn der Arzt unsere Fragen beantworten kann, wissen wir nicht, was wir mit den Informationen anfangen sollen.

Zur Liste der Risiken, die man uns genannt hat, zählen:

- Erosion des Netzes (das bedeutet, dass das Netz durch die Vaginalwand in Gewebe, Nerven und Organe schneiden kann)
- Nervenschäden
- Punktierte Blase
- Harnwegsinfektionen
- Dyspareunie (Schwierigkeiten oder Schmerzen beim Sex)

Gedanklich bleibe ich bei einem der geringeren Risiken hängen. Einem Risiko, das meine irrationale, aber immer noch enorme Angst vor allem Körperlichen betrifft. Bei Bandoperationen kann es in seltenen Fällen dazu kommen, dass man einen Katheter benutzen muss, um Wasser lassen zu können (sogenannte Selbstkatheterisierung). Und zwar permanent. Schon allein beim Gedanken daran zieht sich alles in mir zusammen. Was passiert, wenn ein Atomkrieg kommt und ich zwar überlebe, aber mir die Katheter ausgehen? Was passiert, wenn ich den letzten beim Camping aus Versehen in der Toilette hinunterspüle und meine Blase platzt? Was passiert, wenn ich es gar nicht hinkriege und den Schlauch in die falsche Körperöffnung schiebe?

Im Gegensatz zu anderen Ärzten, die anmerken, wie sehr ich mich an Details aufhänge, nimmt dieser Mann einen tiefen Atemzug und gibt ein Versprechen ab. Er schickt uns nach Hause, damit wir weiter nachdenken können, aber er schwört mir, dass er mir in seiner Praxis genau zeigt, wie man einen Katheter legt, wenn ich mich für einen Eingriff entscheide, der mit diesem Risiko verbunden ist. Er versichert mir, dass das Nutzen eines Katheters für viele Menschen, wie es mir auch später von Betroffenen bestätigt wird, relativ einfach und befreiend ist, weil es einem ein Maß an Kontrolle zurückgibt, das vorher nicht vorhanden war.

Er behandelt meine wachsende ängstliche Vorsicht mit Mitgefühl und der trockenen Bemerkung „Es ist ja nicht so, als ginge es nur darum, sich eine Pizza auszusuchen", die mehr als alles andere sein Verständnis zeigt.

„Nein", denke ich, während ich vor meinem inneren Auge Bilder eines Skalpells in meiner Intimregion sehe. „Nein, es geht nicht."

Wir gehen nach Hause und ich denke noch ein bisschen nach. Aber je mehr ich über Netze höre, desto mehr habe ich das Gefühl, dass ich es nicht riskieren kann. Mein Bewegungsradius ist bereits durch eine Arthritis eingeschränkt, und meine Erfahrungen mit chronischen Beckenschmerzen und schweren psychischen Belastungen waren zu viel für mich. Ich würde alles tun, um nicht wieder in diesen Zustand zurückzufallen.

Der Chirurg ist uns nicht böse, als wir beim nächsten Termin sagen, dass uns die Operation als zu invasiv erscheint. Irgendwie habe ich immer noch Angst, dass er mich schelten wird.

Vielleicht ist er einfach netter als andere oder weniger gestresst oder einfach glücklich. Jedenfalls hat er noch eine andere Option in petto. Er beginnt uns von einer neuen Technik zu erzählen, bei der eine Art Füllstoff in den Blasenhals injiziert wird (nein, ich weiß auch nicht, wie genau das geht, selbst nachdem er mir auf seinem Handy ein Video dazu gezeigt hat). Ich schaue im Internet nach und finde Bilder der erstaunlichen Spritzendinger, mit denen das Ganze bewerkstelligt wird. In der Theorie wird so dafür gesorgt, dass nichts mehr aus Versehen überlaufen kann. Eine solche Injektion könnte mir das bescheren, was ich mir seit Jahren wünsche: einen Waffenstillstand im schrecklichen

Aufpolsterung der Harnröhre mit Hydrogel

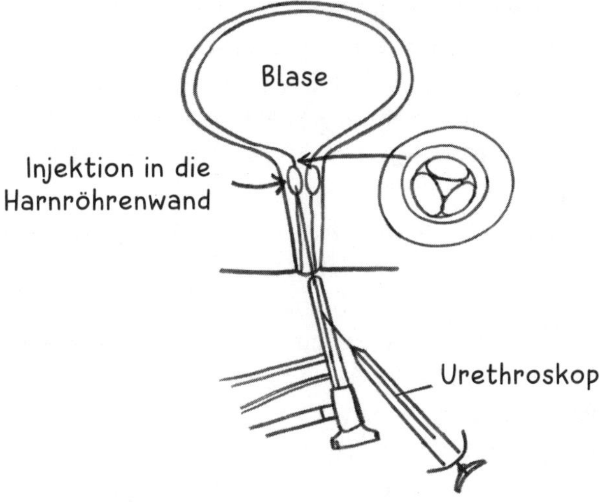

Schlüpferkrieg. Ein gewisses Maß an trockener Zeit. Vielleicht nur kurz. Vielleicht nicht für immer. Aber doch ein gewisses Maß.

Das wäre doch mal was.

Es gibt noch nicht viele empirische Ergebnisse zu den Injektionen, was mich ein wenig skeptisch macht, aber was es an Erfahrungen gibt, scheint darauf hinzudeuten, dass die Risiken erheblich geringer sind als bei den Netzen. Und wenn es nicht funktioniert, gibt es möglicherweise irgendwann in der Zukunft neue Möglichkeiten.

Neben dem Bulkamid-Hydrogel versprüht der Chirurg auch eine gehörige Portion Humor. Er ist recht geistreich und liebt Wortspiele, was mich ein wenig nervös macht. Jedes Mal, wenn er den Mund aufmacht, frage ich mich, was wohl als Nächstes kommt. Er hat mich schon, nicht ohne Bewunderung, als „produktive Pinklerin" bezeichnet und erklärt mir mit bühnenreifer Begeisterung, dass die Injektionen „das Patentrezept" schlechthin für mich sind. Aber vielleicht bilde ich mir seinen Überschwang auch nur ein. Er scheint auch das Wort „Vagina" in Gebärdensprache zu bilden, wenn er beschreibt, wohin er die Spritzen setzen wird, um das „Wackeln" meiner Harnröhre zu korrigieren. Vielleicht überprüft er auch unbewusst nur, ob ich weiß, was die Worte bedeuten.

Wenn der Muschi-Magier so etwas wie Harry Potter ist, dann ähnelt dieser Typ am ehesten einem von Ron Weasleys Zwillingsbrüdern. Aber obwohl er gerne Witze macht, behandelt er mich wie eine Erwachsene, wenn es darauf ankommt. Ich vergebe ihm sogar, dass er einen Termin für eine weitere Urodynamik-Untersuchung vereinbart, als wäre das keine große Sache.

Ich stimme zu, bekomme aber ziemliche Bedenken, als ich höre, dass der Termin an einem Wochenende stattfindet. Es ist zwar albern, sich darüber Gedanken zu machen, aber ich weiß, dass Carol dann nicht da sein wird. Ich schreibe ihr sogar eine E-Mail, und sie antwortet mir freundlich, aber bestimmt, dass ich es auch alleine schaffen werde.

Ihr Glaube an mich ist genauso wichtig wie mein Glaube an mich selbst – und sie hat Recht. Der Test verläuft gut. Es sind nur drei Mitarbeiter anwesend. Eine Frau begleitet mich, während ihre beiden männlichen Kollegen sich an die Arbeit machen. Einer von ihnen bringt mich in den Feuchtraum und fragt mich aus reiner Gewohnheit, ob ich den Test schon einmal gemacht hätte.

„Ja“, antworte ich, und er bleibt wie angewurzelt stehen.

„Und Sie sind trotzdem hier?“, sagt er. „Sie sind wirklich tapfer.“

Ich bin auf dem Weg zu einer wesentlich besseren Note. Glaube ich zumindest. Vielleicht gehöre ich ja doch irgendwann zu den Klassenbesten.

Wir erbringen den Beweis, dass ich immer noch undicht bin, und sie verlassen am Ende den Raum, damit ich mich alleine komplett entleeren kann. Man hört es zwar immer noch plätschern, aber ich weiß die Geste zu schätzen. Sie erzählen mir von einer Klinik, in der diese Untersuchungen in der obersten Etage stattfinden. Das Gebäude ist so hoch, dass die Räume nicht einsehbar sind und man die Gardinen offenlassen kann, sodass die Patienten beim Pinkeln den Blick über die Umgebung schweifen lassen können.

„Danke für die Räume im Untergeschoß“, denke ich. „Eine gute Aussicht ist das Letzte, was ich gerade brauche.“

Im April setzen wir alles auf eine Karte und ich bereite mich auf eine zweite Operation vor. Es ist Ostern und die Sonne scheint. Obwohl ich eine Vollnarkose bekomme, bestätigt man mir mehrmals, dass es sich um einen einfachen ambulanten Eingriff handelt.

Alles ist gut, bis ich in die glänzenden Flure der Chirurgie komme. Ich versuche tapfer zu sein. Ich möchte nicht, dass die Angst sich ungehemmt in mir breitmacht. Aber an den grellen Lichtern und meinem Krankenhaushemd ist etwas, das meine Furcht weiter anheizt, als ich mich auf den Weg in den OP-Saal mache.

Ich möchte, dass mein Mann, meine Schwestern, meine Eltern mich bis zur Tür bringen. Dass unsere Doula mich beruhigt. Oder sogar, wie mir plötzlich bewusst wird, dass meine kleinen Söhne mich an die Hand nehmen und mich sanft zur Tür geleiten und noch einmal fest meine Hand drücken, weil sie wissen, dass ich nicht hineingehen will. Das geht aber leider nicht, denn sie sind mit Freunden beim Trampolinspringen und außerdem ist der Flur steril. Ich gehe also alleine, sehe die Liege und klettere hinauf, hoffend, dass ich mich dabei nicht allzu sehr entblößt habe. Ich habe Tränen in den Augen und frage mich, ob ich es mir nicht noch einmal überlegen sollte. Und dann passiert es.

„Luce", sagt eine vertraute Stimme. Ich kann nicht sehen, woher sie kommt, weil ich – wie die Gynäkologen gerne sagen – „in Rückenlage" bin.

Ein Kopf erscheint über mir. Es ist der Muschi-Magier. Er hat meinen Namen auf dem OP-Plan gesehen und gedacht, er schaut mal kurz vorbei. All diese Jahre später – und da sind wir wieder. Er beugt sich wie damals über mich, in seiner höflichen und engagierten Art, und strahlt immer noch die Begeisterung darüber aus, Frauen wie mich wieder in Ordnung zu bringen. Er war bei den Gesprächen über meinen geplanten Eingriff dabei und findet, sein jüngerer Kollege habe da eine gute Idee gehabt. Wir plaudern ein wenig über die Prozedur.

Ich kann mich nicht daran erinnern, wie man Bulkamid ausspricht – immer diese schwierigen Fachbegriffe –, also sage ich einfach „Danke". Und dann noch, weil ich leicht verrückt und unglaublich nervös bin: „Wünschen Sie mir Glück."

Er lächelt. Und wünscht mir Glück. Ich muss keinen groben Witz reißen oder mein Gesicht wahren. Weil ich einfach nur wahrhaft dankbar bin und es sonst nichts zu sagen gibt. Es berührt mich, dass er sich meinen Namen gemerkt hat. Ich würde ihm und Carol und all den anderen gerne sagen, dass auch ich mich an all ihre Namen erinnere und an ihre Freundlichkeit zu einer Zeit, als ich in mir nicht viel mehr sah als eine sich einnässende Frau, zu jung für diese Klinik, ein Ekel erregender Totalschaden.

Und dass ich ihnen ewig dankbar sein werde, dass sie sich so für mich eingesetzt haben. Für das einfache Geschenk eines freundlichen Gesichts und einer vertrauten Stimme voller Hoffnung, wenn die Lichter ausgehen. Was auch immer die Bedeutung dieses kurzen Moments aus seiner Sicht war, er hat mir geholfen. Dieses Mal sinke ich ruhig in den Betäubungsschlaf. Mit gedrückten Daumen und gespreizten Beinen.

Kapitel 25

Bewältigungsstrategien

Mit Inkontinenz zu leben, ist nicht leicht. Wie sich gezeigt hat, besteht die Strategie einiger Frauen und Männer darin, sich eine Strickjacke um den Bauch zu binden, einen großen Bogen um Trampoline zu machen und zu hoffen, dass niemand die gelegentlich auftretende leichte Duftnote bemerkt. Hut ab, kann ich da nur sagen – niemand muss Scham akzeptieren, nur weil ein Thema gesellschaftlich damit behaftet ist.

Als ich mich auf einem Hügel stehend wiederfand, nachdem mir der erste Arzt mitgeteilt hatte, dass ich einen Prolaps habe und ein echtes Problem, das über den gelegentlichen Harnverlust hinausging, fiel mir das nicht so leicht. Ich war am Boden zerstört, verängstigt, fassungslos und einsam, und ich schämte mich. Vor allem aber war ich wütend.

Ich wusste nicht, wie ich reagieren sollte. Immer wieder sagten mir Menschen, es müsse mir nicht peinlich sein – meist dann, während sie sich mein Pipi von den Händen wuschen, bevor sie mir weitere Übungen oder Behandlungen oder düstere Prognosen präsentierten. Aber wie macht man mit seinem Leben weiter, wenn man nur einen Schritt von einer Operation entfernt ist? Wie kann man die Welt des Gesundheitswesens betreten, eine Welt voller abschreckender und peinlicher Dinge, und danach ungerührt die klamme Hose wieder hochziehen und ins Büro zurückkehren? Mit einem strahlenden Lächeln, das sagt: „Ich führe ein fantastisches Leben, habe diese ganze Muttersache voll im Griff und mir geht es richtig gut."

Und wie findet man die richtige Behandlung oder Unterstützung oder weiß, wann es an der Zeit ist, die nächste Stufe an Akzeptanz und Lebensveränderung zu akzeptieren? Es ist hart genug, selbst wenn man beschließt, sich Hilfe zu suchen. Alle Ärztinnen und Therapeuten, mit denen ich gesprochen habe, waren sich in einer Sache einig: Es gibt Hilfe da draußen, sowohl in Form von Heilung als auch in Form von Möglichkeiten, mit Problemen zu leben, die nicht vollständig geheilt werden können. Alle waren sich des enormen Stigmas bewusst und gleichzeitig jederzeit bemüht, darauf zu achten, dass ich mir weder dumm noch widerlich vorkam, wenn ich um Hilfe bat.

Aber es geht auch um die größeren Zusammenhänge. Inkontinenz ist schambehaftet und ein Tabu. Sie wird zu einem Gefängnis, wenn Unterstützung fehlt oder kostenlose beziehungsweise verfügbare medizinische Unterstützung oder auch der Mut, öffentlich darüber zu sprechen. Inkontinenz bringt wie ein Wirbelwind alles durcheinander. Sie ist verstörend, anormal, lächerlich, albern, chaotisch, übelriechend, unterbehandelt, behandelbar, schmutzig, merkwürdig und noch viel mehr. Als Krankheit ist sie eine Art offenes Geheimnis, das vorgibt, eine simple Sache zu sein, die man besprechen und problemlos lösen kann. Aber diese Einfachheit ist ein Trugbild, eine Illusion, unter deren Oberfläche das Tabu brodelt. Denn wenn dem nicht so wäre, gäbe es weitere Millionen Menschen, die sich Hilfe suchen würden.

Wenn Sie, so wie ich, auch nicht ganz dicht sind, aus welchen Gründen auch immer, dann kann ich Ihnen nicht sagen, wie Sie reagieren oder was Sie tun sollten. Ich habe versucht zu erklären, wie ich vorgegangen bin. Ich hoffe sehr, dass Sie es besser hinkriegen als ich! Aber suchen Sie sich bitte Hilfe. Und glauben Sie mir, Sie sind nicht verrückt, wenn Sie Inkontinenz nicht für einen Idealzustand halten.

Die Frage, wie genau man reagieren sollte, ist schwierig. Wenn es hart auf hart kommt, habe auch ich kein Patentrezept. Stattdessen habe ich zwei ziemlich drastische Geschichten anzubieten, die ich Ihnen mit auf den Weg geben möchte.

Auf meinem Weg durch das Gesundheitswesen habe ich mich entschuldigt und Witze gerissen. Meine Standardreaktion auf Kliniken ist, wenngleich ich in Verteidigungshaltung gehe, dass ich unverblümt rede oder mich in Grund und Boden schäme. Sobald ich diese Phase überwunden habe, beuge ich mich so weit wie möglich der Fachmeinung, selbst wenn ich eine andere habe (oder ich ziehe mich, wie bereits beschrieben, in Trauma und Wahnsinn zurück). Manchmal klappt das. In seltenen Fällen explodiere ich auch einmal ein wenig, indem ich mich entweder entrüstet zeige (und meine Wut und Empörung an allen auslasse, die mir nicht zuhören) oder mich selbst herabsetze, mir die Schuld an der ganzen Situation gebe und mich auf dem Klo ausheule.

Im Laufe der Zeit habe ich viele verschiedene Ansätze ausprobiert. Ich habe mein Leiden geleugnet, meine Scham zugegeben, zu viel erzählt und Witze darüber gerissen. Ich habe auch gelernt, mich mit guten Tipps einzudecken und Taktiken für die peinlichsten und schrecklichsten Termine zu finden. Ich habe ganze Listen an Fragen ausgedruckt, Statistiken gewälzt und zu meinen Terminen eine Begleitung mitgenommen, die die Fragen stellte, die ich mich nicht traute vorzubringen. Und ich habe vor einem Spiegel geübt, bestimmte Sachen zu sagen und schwierige Fragen zu stellen. Ich habe sogar Fragen in meinem Handy notiert und dieses stumm einem wunderbaren Hausarzt in die Hand gedrückt, den meine Ehrlichkeit zwar schockierte, der aber gleichzeitig froh war, dass ich ihm meine Probleme zumindest in elektronischer Form mitteilen konnte. Es gibt viele Möglichkeiten, über Tabus zu sprechen. Wenn Sie eine Möglichkeit brauchen, dann wird sich auch eine finden. Das verspreche ich Ihnen. Auf den letzten Seiten finden Sie im Anhang auch ein paar Vorschläge dazu.

Dieses Buch ist meine Geschichte. Zur Abrundung und zum besseren Verständnis möchte ich Ihnen zwei Menschen vorstellen, die unterschiedliche Vorstellungen davon hatten, wie man etwas zutiefst Peinliches medizinisch angehen kann. Nennen wir sie einfach die Karottenfrau und die Birnenfrau. Mir scheint, dass sie in unserer verrückten und komplexen Welt so etwas wie HELDENHAFTE ROLLENVORBILDER für uns alle sein können.

Meine Freundin kennt einen Arzt, der während seiner Ausbildung eine Zeit lang in der Notaufnahme arbeitete. Als aufgeweckter junger Bursche war er bemüht, einer Frau mit offensichtlichen Schmerzen zu helfen. Er untersuchte sie gründlich und fand zügig heraus, wo das Problem lag. Sie hatte eine Karotte so tief in ihrer Vagina stecken, dass sie sich dort verklemmt hatte.

Er fragte sie freundlich: „Es sieht so aus, als würde eine Karotte in ihrer Vagina stecken. Wissen Sie, wie sie dahin gekommen ist?“

Die Antwort lautete: „Ich weiß, dass eine Karotte in meiner verdammten Vagina steckt. Wie sie dorthin gekommen ist, ist unwichtig. Holen Sie sie einfach heraus.“

Bumm.

Heldenhaft.

Ich möchte bis ans Ende meiner Tage die Karottenfrau sein.

Wenn mich also beim nächsten Mal ein Arzt bittet, mich „untenrum freizumachen“ (und es nicht etwa 1994 und George Clooney in *Emergency Room* ist), werde ich sagen: „Ich weiß, es ist ein Schlamassel, aber das ist jetzt Ihr Problem. Ich bin eine von Ihren Patientinnen. Bringen Sie es in Ordnung.“

Aber Menschen sind komplizierte Wesen. Und wie sich herausstellt, ist das nicht die einzige Art, wie man mit einer schwierigen Situation umgehen kann. Als ich die Geschichte meinen Schwestern erzählte und beschloss, mein künftiges Auftreten entsprechend zu ändern, setzten sie noch einen drauf.

Denn sie kannten auch jemanden, in dieser Geschichte ist es eine Krankenschwester, die in der Notaufnahme arbeitete. Sie traf ebenfalls auf eine Frau, die über Schmerzen und vaginalen Ausfluss klagte. Sie untersuchte sie und sah schnell, wo das Problem lag: In der Vagina der Patientin steckte eine verschimmelte Birne. Sie haben richtig gelesen. Eine matschige, schon leicht verschimmelte Birne.

Die Schwester und der Arzt versuchten der Patientin zu erklären, dass in ihrer Vagina eine nicht mehr ganz so frische Birne steckte. Aber obwohl klar war, dass sie von der Birne wusste, unterbrach sie die beiden und behauptete, sie wisse von nichts und verstünde nicht, wovon sie sprächen.

Während der ganzen Zeit, in der Arzt und Schwester das Vorhandensein der Birne beteuerten, Fragen stellten und schließlich die Birne entfernten, hielt sie ihr provokatives Leugnen durch. Als die Ärzte den schleimigen Sündenbock herausgeholt, alles gesäubert und ihr Antibiotika gegeben hatten, ging sie zum Angriff über und behauptete, etwas so Peinliches und Verrücktes könne ihr keinesfalls passiert sein. Die Ärzte sollten sich doch bitte einmal fragen, was in ihren schmutzigen Gehirnen vor sich ginge. Ich stelle mir das in etwa so vor:

„Das ist ja ekelerregend! Wer würde so etwas tun? Ich *mag* Birnen noch nicht einmal. Und außerdem, warum sollte sich jemand eine Birne in die Vagina stecken?“ Ich sehe sie vor mir, wie sie seitlich in die Kamera blickt, nicht gewillt, darüber zu diskutieren, und strikt bei ihrer

Geschichte bleibt, wie eine über und über mit Schokolade beschmierte Dreijährige, die auf das leere Osterhasenpapier starrt und entrüstet ruft: „Das war ich nicht!" Und dann hätte sie zum Schluss noch etwas in der Art ergänzt: „Was sagt es denn eigentlich über SIE aus, wenn Sie dabei gleich an Sex denken?"

In beiden Geschichten steckt ein wunderbarer Kern Wahrheit. Scham kann viele Formen annehmen. Uns allen kann es passieren, dass unser Körper etwas Peinliches verursacht. Sie können eine Karotte oder eine Birne sein.

Ich bin keine Expertin, wenn es um Psychologie oder Therapien geht. Ich weiß wirklich nicht, wie man etwas anders angehen kann als mit Vernunft. Dazu zählt beispielsweise, so nett zu sich selbst zu sein, wie man es auch zu anderen sein würde. Oder sich immer wieder daran zu erinnern, dass Körper einfach nur Körper sind und die meisten Menschen auf die meisten Dinge freundlich und menschlich reagieren. Und selbst wenn Sie sich in einem kulturellen oder anderen Umfeld befinden, in dem Ihr behandelbares Leiden stigmatisiert wird, dann gibt es da draußen immer noch Hilfe für Sie, an anderen Orten, wo das Stigma nicht so ausgeprägt ist und Sie Unterstützung finden, beispielsweise im Gesundheitswesen, in neuen Freundschaften oder auch in Online-Foren.

Juni 2017, sonniges Stadtzentrum, am Morgen vor der Party zu meinem 40. Geburtstag

Ich plane eine Riesenparty, um zu feiern, dass dieses verdammte Jahrzehnt endlich vorbei ist. All das Gerede vom Älterwerden macht mich nachdenklich, also bin ich auf dem Weg zum Highlight aller beinahe Vierzigjährigen – ein Make-up in einem glamourösen Kosmetikstudio mit dem Versprechen eines strahlenden Teints und knallroten Lippenstifts. Aus einem Impuls heraus kehre ich zuvor in einem Pub ein, setze mich in eine Nische und beginne, über zukünftige Veränderungen nachzudenken und über jene, die schon stattgefunden haben.

Ich bin nicht depressiv. Ich muss mich nicht mit Alkohol zuschütten oder mich beschissen fühlen, weil die *Verrückte Luce* mir die Ohren volldröhnt. Und mein Termin ist erst in einer Stunde. Ich kann also ganz in Ruhe hier sitzen. Dank des Bulkamid-Hydrogels in meiner

Harnröhre kann ich mittlerweile ein Gläschen trinken, ohne undicht zu werden, und ich werde erst heute Abend entscheiden, ob mir bei meiner Feier nach einer Einlage zumute ist oder nicht. In der ruhigen Bar, inmitten all des hellen Holzes und der glänzenden Zapfhähne, bin ich bereit, mir einige Fragen zu stellen.

„Wie weit bin ich tatsächlich gekommen?“, denke ich.

Ich habe Zeit. Traue ich mich, einen letzten Blick auf die Frau zu werfen, die ich war, bevor all das begann? Es ist nahezu ein Jahrzehnt her, dass mein rundgesichtiges, wütendes, schwangeres Ich sich darüber aufregte, dass ich die Einzige sein würde, die an meinem 30. Geburtstag nichts trinken könnte. Gleichzeitig war ich unheimlich gespannt auf alles, was kommen würde. Es fühlt sich richtig an, dass ich sie noch einmal hervorhole, die frühere Luce, bevor ich ein neues Jahrzehnt beginne.

Ich muss ziemlich lange durch die Fotos auf meinem Handy scrollen. Aber da ist sie, in den Kinderschuhen der sozialen Medien präsentiert sie stolz ihren Babybauch. Ich denke zurück an den Tag, an dem ich den Schwangerschaftstest gemacht habe, und an die konspirativen SMS zwischen mir und meinem Mann:

„Ich bin schwanger.“

„Hihi.“

Mein früheres Ich musste sich praktisch die Hand vor den Mund halten, um nicht gleich jedem zu erzählen, dass ich ein Kind erwartete.

Es ist verlockend, sich über die damalige Luce lustig zu machen – wie sie offen auf die Welt zugeht, immer noch überzeugt, dass sie ein Buch schreiben und in der Elternzeit genug Zeit haben würde, ihre superlangen Haare zu waschen – und ihre gutgläubige Unschuld für den mentalen Zusammenbruch verantwortlich zu machen und vielleicht sogar für den körperlichen. Hätte sie doch nur mehr über ihren Beckenboden gewusst. Aber im Grunde will ich nicht so denken. Stattdessen möchte ich sie noch ein wenig länger in Erinnerung behalten.

Als wäre dies ein kitschiger Film, betritt in diesem Moment eine schwangere Frau mit einer Freundin den Pub. Ich sehe ein Echo meiner Gedanken in dieser wunderbar aus der Form geratenen Fremden, die gemeinsam mit ihrer Freundin über etwas lacht. Ein stolz gereckter Bauch in einem gestreiften Top, eine Wunschliste der Warenhauskette John Lewis auf ihrem iPad und wahrscheinlich keinen Plan, wie es danach weitergeht.

Ich übertrage meine Erfahrung einfach auf ihr schwangeres Selbst.

Und dann spüre ich, wie Güte in mir aufsteigt. Ich bin ihr und mir selbst freundlich gesonnen. Ich sehe das wunderbare werdende Schriftstellerinnen-Ich, mit all der eingebildeten freien Zeit zwischen Stillen und Windelwechseln. Die damalige Luce war verrückt und lag völlig daneben. Aber dennoch – für mich stellt sie eine Mischung aus starkem Ehrgeiz und kompletter Naivität dar, und ich hätte gern ein wenig von ihrer weltfremden Unwissenheit zurück.

Sie ist ein Leuchtfeuer, genau wie diese Frau am Tisch neben mir, die kichernd ihren Orangensaft trinkt. Sie steht für eine Triebfeder, eine Idee von mir aus den Tagen „davor". Den Tagen, bevor ich Kinder hatte oder Inkontinenz oder eine Art Wochenbettdepression oder posttraumatische Belastungsstörungen oder was auch immer die letztendliche Diagnose war, und all das als Folge einer furchtbaren Geburt und einer schwierigen Krankheitsgeschichte. Den Tagen, in denen ich eine andere, glücklichere Frau war, die ein Baby wollte und die Hoffnung hegte, dass alles ganz wunderbar sein würde. Eine Frau, die nie eine schwierige Diagnose irgendeiner Art bekommen hatte und zwischen ihrem 3. und 30. Geburtstag erfolgreich 27 Jahre lang trocken gewesen war.

Ich möchte sie festhalten und ihre Unwissenheit spüren und sie mir irgendwie bewahren. Wenn das Leben hart ist und ein freudvoller Moment von Pech oder schlimmen Erlebnissen überlagert wird, dann ist das Gemeine daran, dass nicht nur etwas Furchtbares passiert ist, sondern dass das Ereignis auch all die zuvor vorhandene Hoffnung und Lebenslust und das Leuchten in den Augen dämpft. Wie traurig ist es, wenn man des schönen Erlebnisses beraubt wird und all der Vorfreude auf das Gute, das dann nicht eintrifft.

Jahrelang war es nicht schön, daran erinnert zu werden. Der Anblick einer Schwangeren hätte dazu geführt, dass ich den Pub verlassen oder statt eines Glases gleich eine Flasche bestellt hätte. Heute ist das anders.

Schwangere Frauen machten mir lange Zeit Angst und trieben mir die Tränen in die Augen. Ich hatte Angst davor, sie zu verletzen, wenn ich ihnen die Wahrheit über mein Leben nach der Geburt erzählen würde. Wie in diesen Ammenmärchen darüber, dass Schwangerschaften durch den bloßen Anblick von etwas Schlimmem oder Deformierten gefährdet sind.

Ich dachte, sie könnten mein Versagen riechen, zusammen mit meiner ganz speziellen Pipiduftnote. Heute fühle ich mich größtenteils hoffnungsvoll, als ich weinend auf die Bilder in meinem Telefon schaue und meine Tischnachbarinnen wahrscheinlich denken, ich wäre eine arme Alte, die sich schon früh am Tag betrinkt. Dabei bin ich im Grunde so etwas wie glücklich. Ich hoffe, dass es ihr und all den anderen schwangeren oder nicht ganz dichten Frauen gut ergehen wird. Und dass sie die wunderbaren Momente genießen können, die auch in den dunkleren Tagen stecken.

Das löst allerdings nicht das Problem mit dem Stigma. Mich selbst und alle Frauen dafür zu schelten, dass wir nicht offener damit umgehen und unsere Verunsicherung die Oberhand gewinnen lassen, wäre einfach, aber nicht ehrlich. Ich *weiß*, warum ich manchmal so aus der Spur war, dass ich nicht einmal über das Thema schreiben konnte, geschweige denn darüber zu reden oder Witze zu machen. Ich weiß, warum ich schlechte Entscheidungen traf oder nahezu unterging – weil Inkontinenz beschissen *ist* und deprimierend und wirklich erschütternd. Und außerdem (und das flüstere ich nur) macht sie sehr einsam.

Aber es muss noch mehr geben. Wenn ich mir den Flickenteppich meines Lebens im Rückblick anhand der Aufzeichnungen meiner elektronischen Geräte betrachte, dann kann ich die Beweise sehen – an meinem Körper und der Art, wie er sich verändert hat, anhand der Gedanken, Momente und Freunde, die mich in den letzten Jahren verändert, aus der Bahn geworfen und gnadenlos vorangetrieben haben. Als ich durch meinen Blog blättere, kommen mir die Tränen, als ich von Urodynamik und den ersten Worten meines Babys lese. Ich bin überrascht zu sehen, wie viel normales Leben ich dort neben Inkontinenz und Depression finde. Wenn ich mir Mühe gebe, kann ich ein Muster erkennen – nicht nur die komplette Geschichte, wie ich zu *einer dieser Frauen* wurde, sondern auch wie diese eines Tages weiterziehen, ihre nassen Schlüpfer einpacken und zu einer anderen Frau werden können.

Dennoch würde ich nicht sagen, dass es das wert war – und mit „es" meine ich meine ganzen Inkontinenzerfahrungen. Dass es mich gelehrt hat, ich zu sein, ein besseres Ich, eine weisere Frau. Es macht mich wütend, dieser Versuch der Beschönigung, wenn Menschen dich fragen, was du aus einem schrecklichen Erlebnis gelernt hast, und die davon überzeugt sind, dass selbst in einer furchtbaren Diagnose etwas Gutes stecken muss. So als müsste man fast schon dankbar dafür sein, dass jede Vorstellung, die man von sich selbst und von allem hatte, was man sich je gewünscht hat, in aller Öffentlichkeit vom böse lachenden Schicksal pulverisiert wurde und man sich seine Träume und Hoffnungen sonst wohin stecken kann.

Ich weiß, dass ich auf einige Dinge, die mir passiert sind, besser hätte vorbereitet sein können. Ich hätte schlauer sein können und besser informiert und definitiv erwachsener. Aber was bringen mir diese Schuldzuweisungen jetzt noch? Zum Teufel damit.

Wenn man von kranken Menschen erwartet, ihr Pech rational zu betrachten, indem sie daraus etwas lernen, ist das weder hilfreich noch fair. Und es ist nicht einmal wahr. Es gibt jede Menge Lektionen, die ich aus netten Dingen hätte lernen können.

Ich habe also bei Weitem nicht alle Antworten gefunden. Aber ich habe eine Erkenntnis, während ich da so ruhig sitze, kurz vor dem nächsten großen Wechsel in meinem Leben. Sie ist nicht gerade neu, aber sie ist wertvoll. Die Dinge ändern sich und sind in Bewegung, selbst wenn man mitten im größten Schlamassel sitzt und es gar nicht sehen kann. Die Unbarmherzigkeit des Lebens bedeutet, dass selbst die furchtbarsten Momente (und Traumata, wenn sie behandelt werden) nicht für immer andauern. Auch die stärksten Emotionen, die schlimmsten Dinge wie überwältigende Trauer, Wut und Hass, legen sich mit der Zeit. Die größten Ängste können angegangen werden. Und auch wir verändern uns.

Jetzt, ein Jahrzehnt später, bin ich ein anderer Mensch. Ich habe Dinge gelernt. Meine Kinder sind älter, ich habe andere Sorgen. Es geht nicht mehr darum, ob sie jemals sprechen oder schreiben oder ihre Schuhe richtig anziehen können, sondern ich frage mich, ob sie die Straße sicher überqueren, glücklich werden, gesund bleiben, sich verlieben (oh Gott!) oder in den moralischen Strudel unserer brüchigen politischen Landschaft geraten werden. Jetzt, da sie zu schlaksigen Wesen herangewachsen sind, wir über Insider-Witze lachen und sie sich alleine ihr Frühstück machen können, liebe ich sie genauso sehr, oder vielleicht sogar noch ein bisschen mehr.

Ich bin selbstbewusster geworden. Und ich habe gelernt, an den meisten Tagen damit zurechtzukommen, was mir passiert ist und es in den Kontext der Weltgeschehnisse und meines eigenen Lebens zu setzen. Ich bin dankbar für mein Glück und für die Fähigkeit, mir wenigstens gelegentlich Hilfe zu suchen, und auch für gute Neuigkeiten in dem, was sich immer noch wie eine trostlose Kulisse anfühlt. Was ich nicht gelernt habe, sind Mut, Bescheidenheit und Stärke, und ich bin nicht tapfer, nur weil ich darüber spreche. Ich war noch nie tapfer, nur frustriert und traurig und wütend. Und ungehobelt. Ungehobelt genug, um zu wissen, dass es mir den Rücken stärkt, wenn ich offen und ehrlich über Inkontinenz aus Sicht einer Patientin rede, in der Hoffnung, dass jemand, irgendwer, sieht, dass niemand allein damit bleiben muss, es schwierig und absurd und lächerlich und abscheulich und öde zu finden. Offen und ehrlich über ein stigmatisiertes Leiden zu sprechen, *ist* hart, aber nicht darüber zu sprechen oder sich allein und buchstäblich im Regen stehen gelassen zu fühlen, ist noch schlimmer.

Ich möchte, dass alle Betroffenen wissen, dass es in Ordnung ist, Peinlichkeit und Hoffnungslosigkeit und Wut zu empfinden. Oder die Inkontinenz wegzulachen und Witze darüber zu reißen. Oder scheu zu sein und sich zurückzuziehen. (Weglachen hilft nur, wenn man sich damit besser fühlt, und niemand soll sich gezwungen fühlen, zur Fürsprecherin zu werden, wenn man den eigenen Zustand lieber für sich behalten möchte.) Wichtig ist, dass man wirklich versucht, dass diese Gefühle einen nicht davon abhalten, sich Hilfe zu suchen oder eine Möglichkeit, den eigenen Zustand zu verbessern. Ich möchte allen sagen, dass ich weiß, wie schwer es ist, alles zu erklären und die abgrundtiefe Scham zuzugeben, die man fühlt. Für mich war das fast unmöglich. Lassen Sie nicht zu, dass es sie demütigt und besiegt. Verlieren Sie Ihre Stimme nicht, verschaffen Sie sich Gehör. Suchen Sie sich Hilfe.

Ja, ich habe einiges gelernt. Ich kenne nun die Schwachstellen aller Einwohner des imaginären Ortes *Pontypandy*, in dem Feuerwehrmann Sam lebt. Ich weiß um die kleinen Schätze jedes einzelnen Tages und was Resilienz kostet – aber ich kenne auch ihren Wert. Ich verstehe, wie machtvoll Scham ist, aber auch, wie man sie austricksen kann, wenn der Wind aus der richtigen Richtung weht, man die passende Unterstützung erhält und man sich ihr stellt, in dem Wissen, dass sie ebenso wenig Substanz hat wie der Zauberer von Oz. Selbst wenn man in der Scham versinkt, kann man sich immer wieder am Boden abstoßen und erneut ans Licht kommen. Vor allem, wenn man sich an Folgendes erinnert:

Scham ist ein persönliches Gefühl, aber in diesem Fall wird sie durch andere Menschen ausgelöst und das Stigma, das sie mit sich herumtragen. Es ist nicht Ihr Stigma, es gehört den anderen, also überlassen Sie es diesen Menschen auch. Scham, die Ihnen durch Vorurteile aufgezwungen wird, ist nie gerechtfertigt. Und selbst wenn Sie nicht darüber sprechen wollen, sollten Sie die Scham nie die Oberhand gewinnen lassen. Machen Sie sich bewusst, dass Sie nicht allein sind. Und versuchen Sie, nett zu sich selbst zu sein.

Ich leere mein Glas und trete hinaus in den wundervollen Junitag. „Das Glas war für euch, ihr undichten Frauen und Männer", denke ich. „Für euch alle, überall auf der Welt."

Ende gut, alles gut – oder: Wie habe ich es bis hierhin geschafft?

Ich weiß nicht, wann der Tag kommen wird, an dem ich meinen letzten Termin in der Urogynäkologie habe. Aber als ich mich im Januar 2018 auf den Weg dorthin mache, muss ich mir den Namen der Fachfrau, die mich behandeln wird, nicht erst mühsam merken, wie es die ersten Male in der Physiotherapie der Fall war. Ich kenne ihren Namen und nicht nur das. Ich weiß eine Menge über ihre Familie, ihre Kinder und Enkelkinder. Ich weiß, dass sie an ihre Patientinnen und Patienten denkt und enorm viel Ehrgeiz hat. Sie ballt ihre Hand tatsächlich zur Siegerfaust, als sie meine Größe schätzt, ein Pessar einsetzt und es gleich auf Anhieb passt.

Sie weiß auch eine Menge über mich – dass ich manchmal erotische Bücher lese, auch wenn mein Geschmack ansonsten konservativer ist als ihrer, dass ich meine Söhne liebe und über das schreibe, was ich erlebt habe, und dass ich zu viel fluche, wenn ich nervös bin. In den nächsten zwei Wochen wird sie außerdem erfahren, dass ich im Vergleich zur beeindruckenden Länge meiner Vagina erstaunlich kurze Finger habe.

Jeder weiß, dass die besten Geschichten einen Aufhänger benötigen, eine Art Haken. Oder mit dem Satz beginnen „Meine Freundin kennt jemanden, der in der Notaufnahme arbeitet, und …“ Nun gut, diese Geschichten hatten wir ja schon. Aber diese hier endet mit einem hervorragenden Haken, der in etwa die Größe einer Stricknadel hat und leuchtend grün ist.

Ein Samstag, Dezember 2017, große Uniklinik, Untergeschoss

Ich bin in Carols Büro. Sie setzt ein Ding ein, das ich gerne ausprobieren möchte – ein ringförmiges Pessar mit Kalotte. Ein Ring mit einem Knubbel sozusagen. So weit ist es also gekommen.

Dieses Pessar reiht sich ein in die vielen Dinge, die wir gemeinsam bewältigt haben. Dazu zählen Übungen, Operationen, die Aufpolsterung meiner Harnröhre mit einem Hydrogel, Abwarten und noch einiges mehr.

Das sogenannte Urethra-Pessar sieht aus wie ein Donut mit einem Klumpen oder Knubbel an einer Seite, wie eine Art Knauf oder Knopf. Sitzt es richtig, dann drückt der Knubbel sanft von der Seite gegen die Harnröhre und sorgt dafür, dass die „hängenden" Organe sich aufrichten, nicht im Weg sind oder was auch immer. Ich habe es immer noch nicht so mit den anatomischen Details.

Aber das Pessar ist eine gute Sache, weil ich es selbst einsetzen kann und man damit, im Gegensatz zu Modellen aus grauer Vorzeit, auch Sex haben kann. Es gibt immer noch einige Pessartypen, mit denen das nicht möglich ist. Sie werden vorwiegend bei Frauen eingesetzt, die schon älter und krank oder nur eingeschränkt bewegungsfähig sind (und keinen regelmäßigen Sex haben). Ganz offensichtlich haben einige ältere, kränkliche und nur eingeschränkt bewegungsfähige Frauen aber immer noch Sex. Ich hoffe daher, dass ich in ein paar Jahrzehnten auch zu ihnen gehören werde.

Zu Beginn hat mich der Gedanke an ein Pessar erschlagen. Ich hatte Angst, es zu vergessen und aus Versehen den Penis meines Mannes zu beschädigen oder den Ring oder beides. Aber als Patientenvertreterin bei einer Konferenz habe ich mit allen möglichen Anwesenden gesprochen: Chirurgen, Ärztinnen, Schwestern, Hausärzten, Physiotherapeuten und Forscherinnen. Ich glaube, es könnte mir neuen Auftrieb geben, vielleicht sogar ein größeres Maß an Kontrolle, während ich über den Rest meiner Gesundheitsgeschichte nachdenke. Ein weiterer Neustart, ein neues Lebensjahrzehnt mit einem höheren Maß an Kontinenz. Selbst wenn ich es nicht dauerhaft tragen mag, kann ich es zumindest für spezielle Tage nutzen. Fest- oder Urlaubstage. Wenn ich ausgehe und

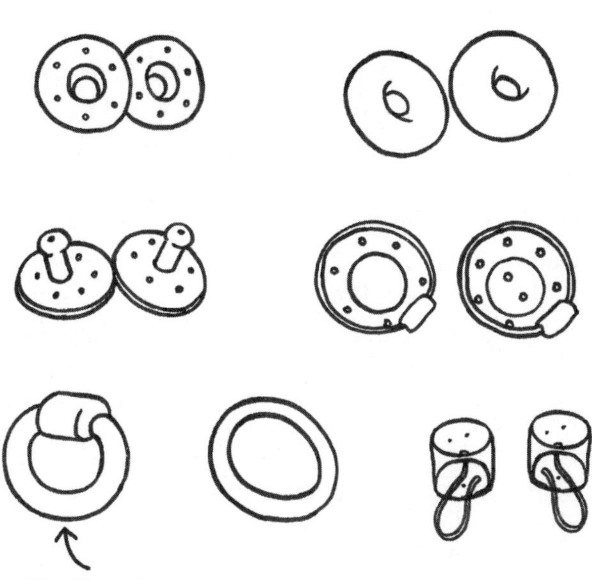

etwas trinken möchte, über mittelalterliche Poesie nachdenke oder Pilates-Übungen machen will, ohne auf die Matte zu pinkeln. Oder wenn ich einfach nur zum Supermarkt einkaufen gehen will, ohne mir Gedanken darüber zu machen, ob ich zu viele schwere Sachen eingekauft habe. Carol und das interdisziplinäre Team halten es für eine gute Idee. Solange ich vernünftig damit umgehe und weiß, wie ich es wieder herausbekomme, ist alles gut.

Ich glaube ihnen. Und ich versuche, der selbstsicheren, nicht verrückten Luce zu glauben, die darum gebeten hat. Es ist alles ein wenig beängstigend, aber sobald das Pessar an Ort und Stelle sitzt, stehe ich auf. Nichts. Ich spüre nichts. Und ich laufe nicht aus. Ich mache einen schlurfenden Schritt, dann zwei. Ich huste. Und nichts passiert, obwohl das Dinge nur den Umfang einer kleinen Mandarine hat.

Carol lächelt mich an. „Na los", sagt sie, „machen Sie ein paar Hampelmänner." Es ist ein Insider-Witz zwischen uns. Wer bittet schon eine inkontinente Frau, mit gespreizten Beinen auf und ab zu hüpfen?

Ich komme aus der Klinik, ohne auf die Treppenstufen gepinkelt zu haben, obwohl ich aus Angst vor Schmerzen sogar einen Gehstock benutze. Carol hat mich gebeten, eine halbe Stunde herumzulaufen und das Pessar zu testen. Da Weihnachten vor der Tür steht, beschließe ich, ein Geschenk für sie zu besorgen. Ich finde eine Orchidee, die ein wenig an eine Vulva erinnert. Außerdem benötigt sie viel Zuwendung und ist einzigartig. So wie ich. Ich habe während meines Lebens mehr als eine Frau getroffen, die ihre Vagina als Blume bezeichnet hat, also fühlt es sich richtig an.

Ich nehme die Orchidee mit in die Klinik, zusammen mit ein paar Leckereien für das Personal in der Urodynamik. Ich habe ihnen vergeben. Carol ist überrascht und mein Geschenk ist ihr ein wenig peinlich, aber ich glaube, sie freut sich. Es ist ein merkwürdiges Gefühl, so als hätten wir für einen Moment die Rollen getauscht: ich selbstsicher und hoffnungsvoll, sie verunsichert und sprachlos.

„Das hätten Sie nicht tun müssen", sagt sie. Stimmt.

„Ich wollte es aber tun", sage ich. Dabei habe ich das Gefühl, nichts wird jemals richtig oder genug sein. „Sie haben so viel für mich getan." Ich weiß nicht, wie ich es ihr erklären soll: Jedes Mal, wenn sie und die anderen etwas für mich getan haben, mich zu einer neuen Frau gemacht oder mich unterstützt haben, wollte ich Geschenke kaufen, um mich richtig zu bedanken, um etwas für sie zu tun, aber ich war fast immer zu durcheinander. Oder schockiert. Oder krank. Oder beschämt. Und es hätte sich merkwürdig angefühlt, einfach so dort aufzukreuzen, ganz ohne Termin. Das habe ich nur einmal gemacht, um nach meinem letzten Termin bei Lizzie einen Schal für sie abzugeben. Ich bin ganz schnell wieder gegangen. Es fühlte sich falsch an und ich kam mir wie ein Eindringling vor.

Aber vielleicht ist das auch gut so und signalisiert, dass man bereit ist, ein Kapitel abzuschließen.

Carol zeigt mir, wie ich das Pessar wieder herausnehme. Es sieht ganz einfach aus, aber ich habe leider ziemliche Probleme damit. Ich schaffe es kaum, es überhaupt zu greifen. Es ist furchtbar, in mir herumwühlen zu müssen.

Carol dreht mir den Rücken zu.

„Es gibt nichts Schlimmeres, als wenn einem jemand dabei zusieht, wie man in seiner eigenen Vagina herumfummelt“, sagt sie erklärend und seufzt, während ihr Blick auf das Waschbecken fällt.

„Ich weiß nicht“, sage ich, „die Urodynamik-Tests können ganz gut mithalten.“

Aber auch als niemand zuschaut, kann ich den Silikonring, der in mir steckt, nicht erreichen. Ich bekomme ihn einfach nicht zu fassen, geschweige denn, dass ich ihn herausnehmen könnte. Ich habe keine Vorstellung davon, was der richtige Winkel ist. Oder welche Kraft ich benötigen werde, um ihn herauszuziehen – falls ich ihn jemals zu fassen kriege.

Ich versuche, nicht dabei zu grunzen. Aber meine Finger sind zu wurstig für meine Vagina. Ich schaffe es einfach nicht.

Wir sprechen über andere Optionen. Carol meint, dass ich in der entspannteren Situation zu Hause wahrscheinlich in der Lage bin, den Ring – wenn nötig – zu entfernen. Außerdem könne ich jederzeit vorbeikommen und sie würden ihn herausnehmen, wenn ich ihn aus irgendeinem Grund früher entfernen will und es nicht selbst schaffe. Es ist Weihnachten. Ich bin voller Wohlwollen und Optimismus. Und trotz meiner groben Versuche, das Pessar zu entfernen, sitzt es immer noch an der richtigen Stelle. Es ist ein Zeichen. Wir beschließen zu testen, ob es funktioniert …

Am Abend vor Weihnachten spüre ich eine Art Ruck in mir. Erst nur eine Bewegung, dann das irritierende und komische Gefühl des harten Pessars, das in mir nach oben drückt. Es fühlt sich so an, als wäre der Knubbel an einer anderen Stelle gelandet. Fairerweise muss ich zugeben, und dafür kann der arme Silikonring ja nichts, dass der Rest meines Körpers gerade mit einem anderen Thema beschäftigt ist. Zum Teufel mit der Inkontinenz, jetzt ist meine Arthritis dran. Ich bin gerade einmal 40, aber meinem Körper gefällt es offensichtlich, vorzeitig an Altersleiden zu erkranken.

Ich kann das Pessar jetzt ganz deutlich spüren. Es fühlt sich ein bisschen an, als würde jemand einen Abstrich nehmen, als es meinen Muttermund berührt. Ich denke: „Houston, wir haben ein Problem.“

Nach vier geschlagenen Stunden, in denen ich zwei Bäder nehme und zwischendurch das Internet befrage, schaffe ich es, das Pessar zu entfernen. Junge Frauen aus aller Welt, die auf YouTube und in Blogs darüber berichten, wie ihre Vagina gebaut ist und wie sie Menstruationstassen einsetzen und entfernen sind meine Rettung. Frauen, die ihren eigenen Körper schätzen und erforschen, anstatt sich von dem Stigma ausbremsen zu lassen, das damit verbunden ist. So funktioniert *Unser Körper, unser Leben* im digitalen Zeitalter. Sie zeigen mir ihren, ich lerne meinen kennen.

Ich denke: „Frohe Weihnachten euch allen da draußen und schlaft gut." Und danke dem lieben Gott für diese neue Generation, die einen Scheiß auf die Meinung der anderen geben.

Ich reinige mein Pessar und lege es in den Badezimmerschrank. Dann bewaffne ich mich mit Tesafilm – schließlich steht Weihnachten vor der Tür und ich muss Strümpfe befüllen. Ich werde es nach Weihnachten wieder versuchen …

Wir sind auf dem Weg in Carols Samstagssprechstunde. Wir haben es wieder versucht, es hat sich erneut gedreht, aber nun führe ich Tagebuch. Es ist nicht das Ding an sich, das mir zu schaffen macht – denn es funktioniert wirklich gut –, sondern meine anderen Gesundheitsprobleme. Trotzdem verfalle ich erneut in Unsicherheit und Selbstbeschuldigungen, und ich rede mir ein, dass es an meinem Körperbau liegt.

„Ist die Form ein Problem? Ist meine Vagina komisch geformt?", kiekse ich nervös.

„Ich glaube, das ist einfach Ihre Anatomie", versucht Carol mich zu beruhigen.

„Aber sie ist so lang und ausgeleiert, vielleicht habe ich deshalb all diese Probleme?", frage ich.

Carol starrt mich an. Zehn Jahre Inkontinenz und ich bin immer noch eine planlose Idiotin, die keine Ahnung von ihrem Körper hat, obwohl ich inzwischen meine innere und äußere Frau angenommen habe.

„Sie sind da unten eher klein gebaut."

Ich schaue sie an.

„Es ist ENG, Mädchen. Lang, aber eng. Deshalb kommen Sie nicht dran", sagt Carol.

„Oh!", sage ich besänftigt. „Wenn das so ist …"

„Das ist so“, sagt sie. Ich beschließe, ihr zu glauben.

Das Problem löst es allerdings nicht. Carol kann das Pessar mit ihren Fingern herausholen. Und es superschnell wieder einsetzen, genau an der richtigen Stelle. Ich bekomme es hinein, aber nur mit einem Manöver, das Carol als „Münze in einen Schlitz schieben“ bezeichnet. Aber entfernen kann ich es nicht. Und ich werde nie wieder unvoreingenommen auf ein Sparschwein blicken können.

„Ich habe immer Angst, dass ich alles falsch mache, wissen Sie? Dass ich alle enttäusche, weil ich immer wieder hier auftauche“, sage ich, um meine Enttäuschung zu erklären. „Und jetzt kriege ich nicht einmal dieses Pessar heraus. Ich bin die schlimmste Patientin von allen.“

„Nein“, sagt sie, freundlich wie immer. „Nein, das sind Sie ganz sicher nicht. Wir mögen es nur nicht, wenn Menschen immer wieder zu uns kommen *müssen*. Wir wünschen uns einfach, dass Sie nicht mehr herzukommen bräuchten.“

Carol versichert mir, dass das Pessar immer wieder auffindbar sein wird. Ich sorge mich, dass andere Therapeuten in mir herumfummeln müssen, wenn sie sich mit Pessaren nicht auskennen, und sie bietet an, mir die „Häkelnadel“ zu zeigen – ihr Spitzname für ein medizinisches Instrument, das speziell dafür gedacht ist, medizinische Hilfen wieder herauszufischen. Sie holt es – ein enormes grünes Ding, das am ehesten so aussieht, als würde es bei illegalen Abtreibungen Einsatz finden. Es befindet sich in einer Verpackung.

„Es ist steril“, erklärt Carol.

„Das will ich aber auch hoffen“, denke ich.

Ich spüre, wie Wut in mir aufsteigt, aber auch Angst. Ich bin dabei, ins Schwanken zu geraten, aber dann trifft sie mich. Eine Welle des Optimismus. Eine Welle, die genauso hart und stark ist, wie es zuvor die Depression war.

Es ist zu gefährlich, den Haken Patienten anzuvertrauen. Das verwundert mich nicht, denn das grüne Ding ist ziemlich massiv. Dennoch zieht es mich nicht herunter. Ich würde bei seinem Anblick am liebsten weglaufen, aber ich reiße mich zusammen und denke mir: „Mitgefangen, mitgehangen!“

Das Wissen, dass es so etwas wie diesen Haken gibt, beruhigt mich, und ich fotografiere ihn, damit ich dem medizinischen Personal im

Zweifelsfall zeigen kann, womit man das Pessar wieder herausholen kann. Carol versichert mir, dass es dazu nicht kommen wird – ich kann jederzeit in die Klinik kommen, wenn es sich jemals wieder verklemmt. Und ich werde nicht aufgeben, ich werde lernen, mit diesem Ding umzugehen. Oder eben mit dem nächsten.

Carol öffnet den Terminkalender auf ihrem Computer.

„Sie wissen, dass wir an die Zukunft denken müssen", sagt sie.

Ich bin ziemlich berührt und platzte damit heraus, dass ich ein Buch geschrieben habe. Über Inkontinenz und wie es ist, nicht ganz dicht zu sein, und über Frauen und Emotionen. Ich erkläre ihr, dass ich sie und ihre Kolleginnen, die anderen wunderbaren Spezialistinnen, zu einer Person verschmolzen und sie Carol getauft habe, weil sie mir so sehr am Herzen liegt.

„Das gefällt mir", sagt sie.

„Ich wollte Sie nicht in Verlegenheit bringen, aber ich wollte auch nicht, dass Sie am Ende denken, ich wüsste nicht, wer Sie sind und wer die anderen", sage ich. Ich erzähle ihr von John Skelton und wie ich alle Informationen zusammengesucht habe. Und dann sage ich es, ganz leise. Dass ich nämlich weiß, dass dies hier kein Abschied ist.

„Das wird so bleiben, stimmt's? Oder zumindest werde ich immer jemand bleiben mit Problemen, und mit der Gefahr, dass die Dinge sich verschlimmern, vor allem, wenn ich älter werde, oder? Ich bin jetzt 40. Ich werde daran arbeiten müssen. Vor allem in der Menopause. Das stimmt doch, oder?"

„Ach", seufzt Carol, auf eine Art, wie das nur Schottinnen können, selbst wenn sie es nicht oft sagen. Sie hat die Güte und den Respekt, sich zu mir umzudrehen und mich mit ihrem festen und ehrlichen Blick anzusehen.

„Ach, meine Liebe. Sie werden es immer im Auge behalten müssen. Es wird ein Teil von Ihnen sein."

„Dann sehen wir uns also wieder?", frage ich.

„Vielleicht" sagt sie. Sie möchte mir keine falschen Versprechungen machen, in keiner Richtung. Und sie hat keine Angst vor der Wahrheit. Sie blickt mich erneut an. „Wir bleiben in Verbindung", sagt sie. „Wir schauen, was passiert. Und wenn Sie wieder einmal mit den Jungs von der Chirurgie sprechen müssen …"

„Schon in Ordnung", sage ich, und meine Stimme zittert nur ein kleines bisschen. „Ich mag den Muschi-Magier und seine Bande."

„So nennen Sie sie also?", lacht sie.

Wir sind uns einig. Es gibt viele Dinge, die passieren können. Neue Techniken. Neue Ideen. Wer weiß schon, was in meinen Vierzigern, Fünfzigern, Sechzigern oder Siebzigern passieren wird?

„Sie schaffen das", sagt Carol.

Ich küsse sie auf die Wange, wir nicken und zwinkern uns verschwörerisch zu, wegen all der schmutzigen Bücher und Gespräche über Muschis und all der Freundlichkeiten, die wir untereinander ausgetauscht haben. Und dann gehe ich. Die Patiententoilette steht offen, aber ich muss mich nicht noch einmal in sie flüchten, um mich auszuheulen. Im Warteraum sitzen andere Frauen. Carol summt vor sich hin und geht zum Empfangstresen.

„Ich liebe die Samstagssprechstunde", sagt sie zu sich selbst, aber auch zu allen anderen im Raum. „So viele bekannte Gesichter." Mitglied in diesem Club zu sein, ist womöglich doch keine so schlechte Sache.

Und dann spüre ich es. Ein Lächeln. Natürlich grinse ich nicht über das ganze Gesicht. Ich bin nicht *glücklich* darüber, dass die vor vielen Jahren gestellte Diagnose – dass ich für den Rest meines Lebens mit Inkontinenz zu kämpfen habe werde – leider korrekt war. Dass die Inkontinenz immer hinter einer Ecke lauern wird; wenn ich Glück habe, bleibt sie in einem anderen Raum, aber genau wie die Depression wird sie auf der Lauer liegen und bereit sein, wieder zuzuschlagen.

Dennoch lächle ich. Das ist kein Weltuntergang. Ich kann es nicht mehr als solchen empfinden. Die Ehrlichkeit hilft. Die Akzeptanz, die Bestätigung, dass ich weitermachen und achtsam mit mir selbst sein werde, statt geheilt zu sein. Ich weiß jetzt, dass dies nur ein Teil einer längeren Geschichte ist. Und das ist in Ordnung. Anstatt in Panik oder Wut zu geraten, fühle ich mich frei. Seltsam, aber vor allem frei. Ich komme mir nicht verstoßen oder verlassen vor. Obwohl es sicher ist, dass ich mir irgendwann wieder irgendwo Hilfe suchen muss, so sicher wie die Tatsache, dass ich eines Tages sterben werde, Steuern bezahlen muss und die zwei Kilos aus der letzten Schwangerschaft nicht wieder abnehmen werde, so weiß ich aber auch, dass das nicht sofort der Fall sein wird. Und ich weiß auch, wie ich es bis hierhin geschafft habe.

Meine Situation ist auf ehrliche, stolze und solide Weise genau so, wie sie eben ist, und das ist in Ordnung. Es ist davon auszugehen, dass ich sehr wahrscheinlich oder sogar definitiv wieder zurückkehren werde. Und zwar als die, die ich bin – eine Frau, deren Inkontinenz nicht gerade ideal ist, aber die Pläne und Hoffnungen hat. Ich kann die Inkontinenz kontrollieren und ich muss mich nicht durch sie definieren lassen. Es geht mir gut und ich weiß, woran ich bin – wohl wissend, dass in Zukunft vielleicht noch mehr vonnöten sein wird. Der endgültig letzte Termin bei einer Spezialistin für Frauengesundheit wird vielleicht niemals stattfinden.

Ich fühle, wie mich der Geist von etwas ergreift. Ist es der berühmte Geist der Weihnacht? Oder einer Weihnacht in der Zukunft? Der Silvesterabend? Irgendetwas berührt mich, und ich spüre die Tränen aufsteigen. Mein Pessar sitzt. Ich werde mich nicht vollpinkeln, auch dann nicht, wenn ich weinen muss. Ich spüre eine Träne im Augenwinkel und winke Carol zu, als sie den Flur entlanggeht mit ihrer nächsten Patientin, um die Dinge wieder zurechtzurücken. Ich lächle der Frau am Empfang zu und vereinbare für das nächste Quartal einen Telefontermin. Die Neonröhren bringen meine Geschichte erbarmungslos ans Licht. Aber ich bin immer noch da. Und ich habe keine Angst mehr.

Sind Sie auch nicht ganz dicht?

Ein Inkontinenz-Überlebenshandbuch für Anfänger

Zehn Dinge habe ich auf die harte Tour gelernt, damit Sie das nicht tun müssen.

1. Machen Sie Ihre verdammten Beckenbodenübungen.

Ja, sie sind langweilig. Wahrscheinlich haben Sie Besseres zu tun und ohnehin zu wenig Zeit. Und ja, die Kontrolle, ob man sie auch richtig macht, kann sich ein bisschen anfühlen wie zu masturbieren. Außerdem kann man beim Üben zu Hause den Fortschritt nicht unmittelbar erkennen, im Gegensatz zu beispielsweise Physiotherapie, was ein wenig frustrierend sein kann. Aber Beckenboden- oder Kegel-Übungen funktionieren bei den meisten Betroffenen bis zu einem bestimmten Grad gut, und es gibt viele Möglichkeiten, über eine Internetsuche herauszufinden, wie man sie richtig macht, selbst wenn Sie noch nicht bereit oder in der Lage sind, einen Arzt aufzusuchen. In der Regel dauert es nicht lange, bis sich erste Erfolge zeigen. Sechs Sitzungen bei einer Physiotherapeutin oder regelmäßiges Üben zu Hause über mehrere Wochen können ausreichen, um das Problem aus der Welt zu schaffen. Aber bitte machen Sie die Übungen, und zwar richtig und gegebenenfalls auch mit Hilfe, wenn Sie sie brauchen, damit Sie die richtigen Stellen trainieren. Dann müssen Sie nur noch dranbleiben, damit Ihr Schlüpfer so trocken wie die Wüste wird und das auch bleibt. Schummeln Sie nicht, indem Sie die Muskulatur nur kurz anspannen, denn es ist eben wichtig, die Spannung auch länger halten zu können – und ich weiß, wovon ich rede.

2. Nutzen Sie Ihren gesunden Menschenverstand.

Es ist zwar nicht ideal, Einlagen „für den Fall der Fälle“ zu tragen, aber wenn Sie sie brauchen, dann nutzen Sie sie für eine Weile. Finden Sie heraus, welche gut passen (das kann ein wenig Experimentieren erfordern), damit Sie zumindest eine Übergangslösung haben, während Sie überlegen, wo Sie Unterstützung bekommen können. Nutzen Sie alle Möglichkeiten, die Sie finden können. Laden Sie sich eine App mit Beckenbodenübungen herunter und informieren Sie sich online. Sprechen Sie mit Ihrer Ärztin, einem Physiotherapeuten, Ihrer Yoga-, Fitness- oder Pilates-Trainerin. Viele Menschen wissen, wie bitter Inkontinenz sein kann, und können mit Ihnen darüber sprechen und Sie unterstützen.

Und: HÖREN SIE NICHT, AUF WASSER ZU TRINKEN, UM MISSGESCHICKE ZU VERMEIDEN. Das funktioniert nicht und ist nicht hilfreich, sondern birgt andere Risiken, beispielsweise Dehydrierung.

3. Ziehen Sie sich übergangsweise praktisch an.

Das macht zwar nicht immer Spaß, ist aber trotzdem besser, als durchgeweicht nach Hause zu gehen. Ich habe mich für relativ einheitliche Klamotten entschieden, vorzugsweise alle in der gleichen Farbe, die sowohl die Reste des Babybauchs als auch die Wölbung der Einlage überspielen. Praktisch sind auch Kleidungsstücke, die sich klein zusammenfalten lassen und bügelfrei sind. Ich jedenfalls hatte keine Lust zum Bügeln und konnte sie so außerdem problemlos in meine Wechseltasche stopfen.

Ich wurde zu einem Fan von Handtaschen im Shopper-Format und vernünftigen großen Unterhosen, kombiniert mit schwarzen Leggings, Kleidern und langen Strickjacken. Dreifacher Schutz. Sie werden sicher Ihre ganz eigene Lösung finden.

4. Inkontinenz und Sex – nicht ohne Grund ein Tabuthema

Niemand spricht gerne darüber, aber sexuelle Funktionsstörungen aufgrund von Inkontinenz sind nicht gerade selten. Medizinische Forschungen gehen davon aus, dass zwischen 25 und 50 Prozent aller Frauen mit

Harninkontinenz darunter leiden[1] – ein schreckliches und deprimierendes Ergebnis. Sie stehen also nicht alleine da, wenn Sie es problematisch finden, über Sex zu reden, Sex zu haben oder nur über Sex nachzudenken. Schauen Sie sich die Statistik an: Ein Viertel bis die Hälfte aller undichten Frauen haben irgendeine Form von Problem mit ihrem Sexualleben, also lassen Sie sich bitte nicht von dem Gefühl, andersartig, lädiert, pingelig oder eklig zu sein, davon abhalten, mit Ihrem Partner darüber zu sprechen. Ich weiß, wie schwierig das ist. Es ist eine weitere einsame Erfahrung für alle, die unter Inkontinenz leiden, aber ich hoffe, es hilft Ihnen zu wissen, dass Sie auch hier nicht alleine sind. Und dass die Möglichkeit besteht, dass es Ihnen irgendwann besser gehen wird. Inkontinenz bedeutet nicht automatisch das Ende Ihres Sexlebens.

Wenn Sie ganz praktisch gesehen feststellen, dass Ihre Inkontinenz gerade beim Sex alle Register zieht oder Sie sich Sorgen machen, noch bevor Sie es versucht haben, dann sollten Sie zuerst nach einem Schutz für Ihre Matratze suchen, mit dem Sie leben können, damit Sie sich sicher und wohl fühlen. Es gibt spezielle Produkte dafür oder Sie nehmen einfach die wasserdichte Unterlage aus dem Baby- oder Kinderbett, sofern Ihr Kind sie nicht mehr braucht und sie nicht allzu viele Geräusche macht. (Oder testen Sie eine der Wegwerf-Bettauflagen, wie sie beispielsweise auf Entbindungsstationen verwendet werden. Sie sind in der Apotheke erhältlich.)

Zu Beginn meiner Inkontinenz waren die Nächte am schwierigsten, auch dann, wenn sich nichts im Bett abspielte. Ich habe nicht „klassisch" ins Bett gepinkelt, obwohl auch das bei Inkontinenz vorkommen kann. Das unabsichtliche Einnässen meiner Unterwäsche sorgte auch für nasses Bettzeug. Sich also eine Art von Schutz zuzulegen, ist wichtig, damit sich keine Wäscheberge auftürmen oder Sie Geld für neue Matratzen ausgeben müssen.

5. Das Leben geht weiter, auch wenn schreckliche Dinge passieren.

Es klingt brutal, ist aber wahr. Sie werden trotzdem noch Allergien, Heuschnupfen, Erkältungen und Bronchitis bekommen, und traurige Dinge werden passieren, die Sie zum Weinen bringen, auch wenn Sie finden, es könne nun wirklich einmal gut sein. Das Leben geht weiter. Das ist zu Beginn schockierend, aber genau aus diesem Grund ist Unterstützung bei den Themen Inkontinenz, Geburtstrauma und Depression so wichtig. Holen Sie sich Hilfe, wo und wann immer möglich. Im Anhang finden Sie weitere Informationen und Adressen, die hilfreich sein können.

6. Untersuchungen sind erträglicher, wenn Sie nicht alleine sind.

Ich könnte viele Seiten über den Schrecken, die Komik, die Absurdität und die Grausamkeit von Untersuchungen schreiben, bei denen es um Ihre intimsten Teile geht. Eines steht fest: Sie verlaufen besser, wenn man seine Glückssocken trägt und jemand draußen auf einen wartet, sofern dies möglich ist.

Vor allem aber sind sie in Ordnung, selbst die schrecklichsten Untersuchungen. Die Mitarbeiter sind freundlich und wissen, dass es kein angenehmes Gefühl ist, wenn die Genitalien quasi auf dem Präsentierteller sind – auch dann, wenn sie es manchmal vergessen und ganz begeistert von Ihrer ganz besonders „spannenden" Verletzung sind oder nicht verbergen können, dass sie ein wenig gelangweilt sind, weil dies nun schon die zehnte Vulva ist, die sie betrachten.

Nehmen wir beispielsweise die MRT-Aufnahmen. Sie lassen sich gut überstehen, auch wenn der Vorgang selbst laut und ein wenig stressig sein kann. Man fühlt sich ein bisschen wie Sandra Bullock in *Gravity*, angeschickert vom Wodka, aber leider ohne George Clooney, der einem die Hand hält. Nahezu alle, die einen MRT-Scan erleben, finden, dass es eine merkwürdige Erfahrung ist. Denken Sie daran, dass es in niemandes Interesse ist, in Panik zu geraten oder eine Untersuchung nicht zu machen, die benötigt wird. Seien Sie also ehrlich zu dem anwesenden Klinikpersonal und dem Arzt, der die Untersuchung verschreibt, und bitten Sie sie, Ihnen genau zu erklären, wie der Ablauf ist. Haben Sie kein schlechtes Gewissen, wenn Sie danach einfach nur eine Tasse Tee wollen und Ihre Ruhe.

Gehen Sie hin. Und denken Sie daran, dass das hier ein Buch ist, das dieses Thema auch mit ein wenig Galgenhumor betrachtet. Trotzdem bin ich den Weg gegangen, und Sie können das auch. Und *natürlich* müssen Sie keine humoristische Nummer daraus machen – gehen Sie Untersuchungen auf die Art an, die für Sie am besten ist.

7. Reden Sie nicht von Windeln, wenn es Ihnen das Herz bricht.

Wenn Ihre Inkontinenz stärker ausgeprägt ist, müssen Sie womöglich von Schlüpfern mit Einlagen auf Wegwerfhöschen umsteigen. Die Amerikaner nennen sie Erwachsenenwindeln oder einfach nur Windeln. Ich für meinen Teil fand es angenehmer, diesen Begriff zu vermeiden.

Als ob das nicht schon schlimm genug wäre, sind sie auch noch unheimlich teuer. Und hässlich. Als ich sie zum ersten Mal benötigte, gab es nur weiße Modelle mit Blümchen. Die Blümchen empfand ich als enorm kränkend, als könnten diese aufgehübschten Details etwas am Umfang der Hosen und ihrer trostlosen Nützlichkeit ändern. Mittlerweile haben die Hersteller Fortschritte gemacht und die Höschen sind relativ bequem. Es gibt auch waschbare Modelle und – endlich – auch schwarze Varianten, sodass man den Effekt des weiß leuchtenden Schritts vermeiden kann.

Wie schon erwähnt, tun sich einige Menschen sehr schwer damit, sie zu kaufen, aber wenn man es zum ersten Mal macht, lernt man die wichtigste Lektion von allen: *Inkontinenz erfordert Pragmatismus, selbst wenn es sich so anfühlt, als würde es einen umbringen. Und Pragmatismus? Das kriegen Sie hin.*

Und wenn wir gerade beim Thema sind – ich kann zwar keine Finanztipps geben, aber ich bedaure, dass ich nicht vor zehn Jahren meinem Impuls gefolgt bin und meinen Rentenbeitrag in Inkontinenz-Produkte investiert habe. Wir werden alle zunehmend älter und es ist nur eine Frage der Zeit, wann die geburtenstarken Jahrgänge nicht mehr ganz dicht sind. Nur so ein Gedanke …

8. Erkunden Sie Ihre Möglichkeiten.

Weder empfehle ich Ihnen, sich operieren zu lassen, noch rate ich dazu, sich nicht operieren zu lassen; ich kann auch keinen Rat geben in

Hinblick auf bestimmte Sportarten, Kuren oder Hilfsmittel. Ich habe noch nie einen Blick auf Ihre Muschi geworfen oder einen Becher mit Ihrem Pipi untersucht. Dafür gibt es das medizinische Fachpersonal, erfahrene Ärztinnen und Beckenspezialisten und deren Mitarbeiter, die ihr Fachwissen gezielt an Betroffene weitergeben können. Sie wiederum können Fragen stellen, Zweitmeinungen einholen, um Rat bitten. Notieren Sie Ihre Fragen, nehmen Sie eine Freundin mit, tippen Sie Stichworte in Ihr Smartphone ein und reichen Sie es rüber – Menschen, deren Patienten schwierige Erkrankungen haben, wissen genau, dass es manchmal schwerfällt, die Dinge offen anzusprechen.

Ich empfehle Ihnen allerdings, eine Möglichkeit zu finden, Ihren Weg gezielt zu gehen. Ich möchte an dieser Stelle auch noch einmal betonen, dass eine Netzoperation in meinem speziellen Fall nie als erste Wahl zur Diskussion stand. Und selbst als die Frage beim zweiten Mal auf mich zu kam, benötigte ich Hilfe, um die Forschungsergebnisse und Informationen zu verstehen. Machen Sie sich in Ruhe schlau, informieren Sie sich über mögliche Risiken und besprechen Sie das Ganze dann mit einem Arzt, der sich Zeit für Sie nimmt.

9. Lassen Sie das Stigma nicht Ihr Leben kontrollieren – soziale Kontakte helfen, es zu überwinden.

Stigmata sind schrecklich, ebenso wie Scham, und sie sind nicht fair. Die Folgen können gravierend sein und zu Depressionen, Selbsthass und Heulkrämpfen auf der Toilette führen. Außerdem hat die Tatsache, dass Inkontinenz mit solch einem Stigma behaftet ist, auch gesellschaftliche Auswirkungen, denn tabuisierte gesundheitliche Probleme wie Inkontinenz erhalten nicht die finanziellen Mittel, die sie verdienen. Auch aus diesem Grund leiden inkontinente Menschen immer noch überdurchschnittlich unter ihrem Zustand, obwohl weltweit Millionen betroffen sind.

Das bedeutet natürlich nicht, dass es Ihnen von einem Tag auf den anderen gelingen wird, alles einfach so hinter sich zu lassen – die Unterdrückung, die blöden Witze und Ausdrücke, die einen klein machen und das Gefühl vermitteln, man sei eklig. Leider kann man andere nicht dazu zwingen, normal über Themen zu reden, bei denen sie sich unwohl fühlen. Auch müssen Sie natürlich nicht wie ich öffentlich „die Hosen herunterlassen". Kein Druck. Achten Sie einfach darauf, dass das Stigma nicht die Oberhand gewinnt. Sie sind der Boss Ihres Lebens.

Sie müssen nicht darüber reden, aber es gibt Orte, wo Sie es können, wenn Sie möchten, vor allem dann, wenn Sie sich allein oder schlecht fühlen oder vielleicht depressiv werden. Orte und Möglichkeiten der Unterstützung sind vielfältig vorhanden – vom Reden über Inkontinenz bis hin zum Erhalt von Medikamenten, von Selbsthilfegruppen bis hin zu Wohlfahrtsorganisationen, die sich auf Geburtsfolgen, Inkontinenz und die damit zusammenhängenden emotionalen Themen spezialisiert haben. Sie sollten sich wirklich Hilfe suchen – auf den folgenden Seiten finden Sie erste praktische Informationen.

Das Internet hat das Erleben von Patienten, die sich für ihre Inkontinenz schämen, verändert. Es gibt Foren, in denen sich Menschen austauschen können, die mit den gleichen Dingen konfrontiert sind. Manchmal hilft es sogar schon, sich einfach nur die Zahlen der Betroffenen anzusehen. Es gibt so viele Menschen, die unter dem gleichen Problem leiden. Es gibt Twitter-Hashtags, unter denen Sie schreiben oder denen sie folgen können, wenn Sie lieber im Hintergrund bleiben möchten. Es gibt viele Wege, wie man Erfahrungen austauschen kann – über andere Menschen zu lesen, kann genauso hilfreich sein wie eine Unterhaltung, wenn Sie sich nicht in die Öffentlichkeit trauen. Denken Sie allerdings immer daran, dass theoretisch jeder wie ein Experte klingen kann und Sie die Dinge im Zweifelsfall lieber noch einmal mit qualifiziertem medizinischem Personal abklären sollten.

Machen Sie sich immer wieder bewusst, dass kein Körper perfekt ist, aber jeder Körper Hilfe verdient. Menschen wissen, dass Körperfunktionen versagen können. Meistens tut es ihnen einfach leid für Sie (oder sie viel sind zu sehr mit ihren eigenen Problemen beschäftigt, um sich über Ihre Schwierigkeiten Gedanken zu machen).

Wenn das Stigma Sie nicht kümmert, dann ist das wunderbar. Einige der Expertinnen und Experten, mit denen ich gesprochen habe, meinten allerdings, dass Frauen so eindeutig das Gefühl hätten, sich schämen zu müssen, dass sie es nicht schafften, Dinge zu sagen wie: „Ich möchte eigentlich keine Operation, vielen Dank. Ich möchte es lieber mit einem Pessar und Einlagen versuchen, wenn das in Ordnung ist." Das ist *vollkommen in Ordnung, niemand kann Sie zwingen, mit Ihrem undichten Unterleib irgendetwas zu tun, das Sie gar nicht wollen.*

10. Es ist nicht Ihre Schuld.

Wirklich nicht. Sie verdienen es nicht, es ist nicht fair und es ist ziemlich hart, mit einem medizinischen Problem zu kämpfen, das so sehr mit Tabus behaftet ist. Irgendwann werden Sie wahrscheinlich tief durchatmen müssen und Reserven anzapfen, von denen Sie gar nicht wussten, dass Sie sie besitzen. Und auch das ist nicht fair. Wenn Sie also einen Moment brauchen, um einmal kräftig mit dem Fuß aufzustampfen, weil es einfach ungerecht ist, dann tun sie es. Es ist beschissen, und es tut mir leid. Ich bemitleide Sie nicht, ich fühle nur einfach mit Ihnen.

Sollten Sie zusätzlich mit Depressionen zu kämpfen haben, dürfen Sie durchaus empört sein und am Boden zerstört von dieser grausamen Kombination aus Inkontinenz und Depression. Aber schminken Sie sich auch hier gleich alle Schuldgefühle ab. Es ist Blödsinn, es liegt nicht daran, dass Sie nicht tapfer oder tatkräftig genug waren. Es hat sich deutlich gezeigt, dass Inkontinenz für viele Betroffene absolut niederschmetternd ist. Sie hatten schlicht Pech.

Also bleiben Sie ruhig. Fühlen Sie sich traurig und verloren, wenn es gerade so ist, aber suchen Sie sich hilfreiche Unterstützung, sobald Sie ein wenig Kraft aufbringen können, und nutzen Sie Hilfsmittel, die Sie über den Tag bringen. Das kann alles Mögliche sein – von Einlagen bis hin zur Physiotherapie, von Ärzten bis zur langen Strickjacke, von einer Operation bis zur Interessensvertretung, von Therapie bis zu Witzeleien mit Freunden.

Eines allerdings sollten Sie beachten: Traumata, Depressionen, Ängste, Panikattacken und das Gefühl, dass sie nicht mehr weiterwissen, sind alles reale Probleme, bei denen Sie Hilfe benötigen. Sie können sie nicht einfach abtun und hoffen, dass sie sich von selbst erledigen, wenn Sie versuchen, sie zu ignorieren. Aus diesem Grund finden Sie im Anhang nicht nur hilfreiche Links zu körperlichen Problemen, sondern auch Informationen zu seelischen Nöten.

Denken Sie immer daran: Es ist nicht egoistisch oder dumm, Hilfe zu wollen. Sie stellen sich nicht unnötig an. Sie *haben das Recht*, sauber sein zu wollen und gesünder und glücklicher. Und Sie gehören möglicherweise zu jenen, bei denen konservative (oder nicht-invasive) Maßnahmen Wunder wirken – Sie könnten auch schnell und problemlos geheilt werden! Niemand muss in nassen Schlüpfern herumlaufen und den ganzen Spaß, Sport und Sex verpassen, vor allem keine Frauen, denen ein Leben lang verboten wurde, über diese Themen zu sprechen. Sie müssen sich nicht mit etwas abfinden, das Sie schrecklich finden, Ihr Sexualleben und ihre Beziehungen beeinflusst und andere gesundheitliche und soziale Probleme mit sich bringt. Das Schweigen ist erdrückend, aber wir beginnen, es zu übertönen.

Ich weiß, dass ich vielleicht gut reden habe. Aber ich weiß auch, dass Sie es schaffen können. Ehrenwort.

Und ein Letztes noch: Werfen Sie Ihren schönsten Slip weg, wenn sein Anblick Sie unglücklich macht.

Ich habe mich selbst lange mit meiner Unterwäscheschublade gefoltert, die überquoll von Spitzenteilen in allen möglichen Farben, in denen ich mich einmal gut gefühlt hatte. Aus meiner Sicht haben Sie vier Wahlmöglichkeiten:

1. Behalten Sie sie, wenn es Sie dazu motiviert, Ihre Übungen zu machen und das zu verbessern, was verbessert werden kann.
2. Behalten Sie sie, aber bewahren Sie sie an einem anderen Ort auf als Erinnerung an eine andere Zeit.
3. Tragen Sie sie und geben Sie einen Scheiß darauf, wenn es Ihnen nicht das Herz bricht, sie zu versauen – wer schreibt schon vor, dass Menschen, die nicht ganz dicht sind, das nicht ab und an auch in teuren Spitzenhöschen sein können? Ich jedenfalls nicht.
4. Werfen Sie sie weg. Wenn Sie zu denen gehören, die sie als tägliche Erinnerung an das empfinden, was Sie einst waren, dann werfen Sie sie in Gottes Namen weg. Und wenn Sie es sich leisten können, dann gleich alle. Im Idealfall sollten Sie bequemere Schlüpfer tragen, bei denen Sie keine Probleme mit den Einlagen bekommen. Kaufen Sie sich ein paar hübsche Höschen, wenn es

Ihnen gesundheitlich besser geht und Sie sich auch besser fühlen. (In der Zwischenzeit können Sie einen sensationellen Lippenstift oder irgendetwas anderes verwenden, mit dem Sie sich gut und attraktiv fühlen.)

Keine falsche Scham: So sprechen Sie mit Ihrer Ärztin oder Ihrem Arzt*

Dieses Buch ist kein Selbsthilfebuch, und ich habe keinerlei Ausbildung im medizinischen Bereich. Wenn Sie unter Inkontinenz oder Depressionen leiden, dann ist die gute Nachricht, dass es trotz aller Härten eine Menge Orte gibt, an denen Sie Hilfe und Unterstützung bekommen können. EINE MENGE!

Bei Inkontinenz ist die erste Anlaufstelle Ihr Hausarzt, Ihre Frauenärztin oder ein Urologe, die genau wissen, welche Leistungen Ihnen zur Verfügung stehen. Wenn Sie nicht genau wissen, wie Sie das Gespräch angehen sollen, gibt es auch hier viele verschiedene Ansätze.

Die meisten Hausärzte kennen sich bis zu einem gewissen Grad auch mit Frauengesundheit und Inkontinenz aus, aber sie sollten sich im Zweifelsfall lieber an einen Facharzt überweisen lassen. Schauen Sie sich die Internetseite verschiedener Praxen an, bevor Sie einen Termin vereinbaren, oder fragen Sie in Ihrer Hausarztpraxis nach einer Empfehlung.

Es ist auch vollkommen in Ordnung, wenn Sie darum bitten, ausschließlich zu einer Ärztin gehen zu können, wenn Sie sich dann wohler fühlen. Sie können auch darum bitten, dass Sie jemand begleiten darf. Mit dieser Bitte werden Sie nicht die Erste sein. Der Wunsch, beispielsweise in einer Gemeinschaftspraxis von einer Ärztin behandelt zu werden, weil es sich um ein Frauenproblem (mit dem Beckenboden) handelt, kann dafür sorgen, dass Sie auch gleich bei der richtigen Person landen.

---

* Geschrieben mit der Ärztin Rachel Boyce

Wie Sie über Ihren Zustand sprechen, wird immer sehr individuell sein. Ich habe mich für die nackten Tatsachen entschieden, garniert mit ein paar deftigeren Ausdrücken, aber Sie werden sich wahrscheinlich gewählter ausdrücken. Das Entscheidende ist, dass Sie nicht der einzige Mensch sind, der all das durchmacht, und die meisten Mediziner werden verstehen, dass es Ihnen peinlich ist (auch wenn sie Ihnen versichern, dass es das nicht sein muss). Ärzte wissen, dass nicht jeder im Alltag über Harnröhre, Blase, Darm und Prolaps spricht, und sie wissen wahrscheinlich auch genau, was Sie meinen, wenn Sie sagen, dass Sie nicht ganz dicht sind, in die Hose machen oder Ihnen Missgeschicke passieren. Dann kann Ihr Gegenüber anhand von Fragen herausfinden, was genau nicht funktioniert und welche Hilfe Sie benötigen.

Bedenken Sie auch, dass die meisten Ärztinnen und Ärzte diesen Beruf ergriffen haben, weil sie den menschlichen Körper faszinierend und nicht ekelhaft finden. Jeder Mediziner hat irgendwann einmal alle möglichen verschiedenen Körperflüssigkeiten schon abbekommen (nicht nur Blut, Rotz, Stuhl und Pipi, sondern auch Dinge wie Eiter und Fruchtwasser), und sie finden den menschlichen Körper nicht annähernd so widerwärtig, wie es die Patienten häufig tun.

Es ist ihnen auch vollkommen egal, ob eine Patientin sich ihre Beine oder ihre intimsten Teile rasiert hat. Das macht für die Untersuchung und die Ergebnisse überhaupt keinen Unterschied. Also sollten auch Sie sich darüber nicht den Kopf zerbrechen.

In Zusammenarbeit mit einer befreundeten Ärztin habe ich eine Liste von Aussagen erstellt, die Sie zu Ihrem Termin mitnehmen können, indem Sie dieses Buch einpacken oder die entsprechenden Seiten mit dem Smartphone abfotografieren.

Sie decken sicher nicht alle Bereiche ab, aber sie beschäftigen sich mit den häufigsten Symptomen und sollten zumindest ein guter Ausgangspunkt sein, auch wenn sie nur in Teilen auf Sie zutreffen.

Ärztinnen und Ärzte sehen in ihrem Berufsleben eine Menge. Sie werden also niemanden schockieren. Stattdessen wird man froh sein, eine Patientin vor sich zu haben, der man helfen kann, denn Inkontinenz kann häufig mit einfachen und nicht-invasiven Maßnahmen behandelt werden, wie dem Durchführen von Übungen zu Hause, geringfügigen

Anpassungen dessen, wie viel Sie wann trinken oder wie häufig Sie zur Toilette gehen, und dem Finden der richtigen Übungen.

Ein Wort noch zu den Mitarbeiterinnen am Empfang. Sie werden häufig dafür kritisiert, dass sie sehr persönliche Fragen stellen. Dies geschieht jedoch nicht aus Neugier, sondern es ist Teil ihrer Aufgaben. Je nach Anliegen wird für einen Termin auch unterschiedlich viel Zeit eingeplant. Wenn Sie also zusammenfassen sollen, warum Sie einen Termin benötigen, dann können Sie beispielswiese einen der allgemeineren Sätze verwenden, die im Folgenden aufgeführt sind.

Wie spreche ich das Thema an?

Das Schreiben dieses Buches hat mich gelehrt, dass sehr viele Frauen und Männer – unabhängig davon, wie selbstsicher und aufgeschlossen sie ansonsten sind –, Probleme haben, über Inkontinenz zu reden. Deshalb finden Sie hier einige Vorschläge, wie sich ein Gespräch in Gang bringen lässt sowie einige kurze Sätze zu den häufigsten Problemen.

Gesprächsanfänge

- Ich habe Probleme mit meinem Beckenboden.
- Ich würde gerne über einige Probleme sprechen, die ich beim Toilettengang habe.
- Ich mache mir Sorgen darüber, dass ich meinen Urin und / oder meinen Stuhl nicht immer halten kann.
- Ich brauche Hilfe, weil ich unter Harnverlust / Inkontinenz leide.

Besondere Probleme, die Sie erwähnen möchten

(Die Sätze funktionieren immer, egal ob es um Harn / Urin / Pipi oder um Stuhl / Kot geht.)

- Ich habe Schmerzen beim Wasserlassen.
- Mein Urin ist nicht klar. / Ich habe Blut im Urin.
- Ich muss sehr häufig zur Toilette gehen.
- Es geht Urin ab, wenn ich huste / laufe / springe / niese usw.

- Ich habe Probleme, meinen Beckenboden zu kontrollieren. / Ich kann meinen Urin nicht so gut halten wie früher.
- Ich muss nachts mehrfach die Toilette aufsuchen.
- Ich muss manchmal ganz plötzlich auf die Toilette, obwohl ich nicht damit gerechnet habe.
- Manchmal geht ohne einen äußeren Anlass Urin ab.
- Ich leide unter Harnverlust, wenn ich aufgeregt oder emotional bin.
- Wie viel und wie häufig ich Wasser lasse, hat sich sehr verändert.
- Manchmal kommt auf der Toilette noch Urin / Pipi nach, obwohl ich dachte, schon fertig zu sein.
- Ich verliere beim Geschlechtsverkehr Urin / Pipi.
- Ich mache ins Bett.
- Ich kann nicht pinkeln, obwohl ich den Drang dazu verspüre.
- Wenn ich dringend zur Toilette muss, bin ich oft nicht schnell genug und habe Angst, vor lauter Hektik hinzufallen.
- Ich spüre es nicht, wenn ich Wasser lasse.
- Ich habe Probleme mit Inkontinenz und bin deswegen ängstlich und niedergeschlagen.

Alternativ notieren Sie das Problem in Ihren eigenen Worten auf einem Stück Papier oder in Ihrem Smartphone und zeigen es der Ärztin.

Was passiert in der Arztpraxis?

Man wird Sie fragen, inwieweit das Problem Ihr tägliches Leben beeinflusst. Das ist Ihre Gelegenheit, über all die Möglichkeiten zu sprechen, die Sie ausprobieren möchten, aber auch über Ihre Sorgen und Erwartungen (ob Sie beispielsweise auf eine Überweisung zur Physiotherapie hoffen oder gerne ein Pessar verschrieben bekommen wollen).

Außerdem wird man Ihnen Fragen stellen über:

- mögliche Komplikationen während der Schwangerschaft oder Geburt, wenn Sie Kinder haben,
- Ihre Verdauung,
- Ihre Ernährung und wie viel Sie trinken,

- mögliche Vorerkrankungen oder gesundheitliche Einschränkungen beziehungsweise vorherige Operationen,
- die Medikamente, die Sie einnehmen,
- mögliche Verhütungsmittel und ob die Probleme Einfluss auf Ihr Sexualleben haben.

Vielleicht müssen Sie auch eine Urinprobe abgeben. Ihre Ärztin beziehungsweise die Arzthelferin wird Ihnen einen speziellen Plastikbehälter dafür geben. Wenn Sie hilfreich sein wollen, dann bringen Sie eine Urinprobe zum Termin mit oder Sie bitten Sie die Arzthelferin um einen Probenbecher und erledigen Sie das Ganze, bevor Sie im Wartezimmer Platz nehmen. Wichtig ist auch, dass Sie genügend getrunken haben. Solche Urinbecher bekommen Sie in der Praxis zum Mitnehmen oder Sie können sie im Vorfeld in Apotheken käuflich erwerben.

Nehmen Sie bitte nicht irgendeinen alten Behälter von zu Hause, weil er steril sein muss. Idealerweise stammt ihre Probe aus dem sogenannten Mittelstrahl, wird also aus dem bereits laufenden Harnstrahl gewonnen. Im Zweifelsfall ist aber jede Form von Urinprobe besser als gar keine.

Einige Ärzte haben eine Art Krug in der Praxistoilette, den Sie ausspülen und dann nutzen können, um Ihr Pipi anschließend in den Urinbecher umzufüllen. In anderen Praxen gibt es hierfür Wegwerfbecher, aus denen der Urin umgefüllt wird, bevor er ins Labor geht.

Wenn man Sie um eine Stuhlprobe bittet, erhalten Sie wahrscheinlich einen Spezialbehälter mit einem spatelähnlichen Werkzeug, mit dem Sie eine kleine Menge Kot aufnehmen können. Es ist wichtig, dass Sie Ihren Stuhl in einem Behälter oder auf Toilettenpapier auffangen, bevor Sie einen Teil davon als Probe nehmen, weil er nicht ins Toilettenwasser gelangen darf, das die Probe kontaminieren würde. Das klingt vielleicht etwas schwierig, aber wenn Sie sich ohne Probleme selbst den Hintern abwischen können, bekommen Sie auch das hin.

Einige Menschen ziehen es vor, ihr großes Geschäft gleich in einen sauberen Behälter zu erledigen, den sie anschließend wegwerfen. Dann lässt sich mit dem Spatel eine Probe in den sterilen Behälter befördern. Es ist wichtig, dass der Spatel und die Innenseite des sterilen Behälters sauber bleiben, also sollten sie nur mit Ihrem Stuhl in Berührung kommen. Wenn Sie unter Durchfall leiden, dann umwickeln Sie die Außenseite des Behälters mit Küchen- oder Toilettenpapier, um Verunreinigungen zu vermeiden. Denken Sie daran, sich anschließend die Hände zu waschen.

Untersuchungen

Manchmal ist es zeitlich schwierig, bei einem einzigen Termin sowohl die Krankengeschichte aufzunehmen als auch eine Untersuchung durchzuführen. Es kann also sein, dass man Sie bittet, noch einmal zu einer gründlichen Untersuchung zu kommen.

Bei der Untersuchung führt die Ärztin zwei behandschuhte Finger in Ihre Vagina ein und legt die andere Hand auf Ihren Unterbauch. Eventuell bittet man Sie, einmal kurz zu husten, damit festgestellt werden kann, ob ein Prolaps oder Ähnliches vorliegt. Im nächsten Schritt erfolgt meist eine Untersuchung mit dem Spekulum (wie Sie es vom Abstrich beim Gynäkologen kennen). Meist wird ein Einmalspekulum aus Plastik verwendet, das einem Entenschnabel ähnelt. So lässt sich besser erkennen, ob die Scheidenwände in irgendeiner Form schlaff oder beschädigt sind.

Bei Männern muss untersucht werden, ob die Prostata vergrößert ist. Normalerweise hat sie die Größe einer Walnuss und liegt unterhalb der Blase. Es ist normal, dass die Prostata mit dem Alter an Größe zunimmt, aber sie sollte dennoch beobachtet werden, da eine vergrößerte Prostata ein Anzeichen für ernsthafte Probleme sein kann. Veränderungen an der Prostata können Symptome hervorrufen, die von lästig bis alarmierend reichen. Dazu zählen eine Verlangsamung oder ein unabsichtliches Stoppen des Urinflusses, manchmal tröpfelt der Urin auch nur noch. Manche Patienten müssen auch häufiger Wasser lassen und nachts öfter aufstehen. Im Urin kann Blut enthalten sein oder es kann zu Erektionsstörungen kommen. Bei diesen Symptomen wird die Untersuchung wahrscheinlich eine Abtastung der Prostata umfassen, bei der der Arzt einen behandschuhten Finger in den Anus einführt. Das hört sich schlimmer an als es ist, denn die Untersuchung dauert nicht lange, ist effektiv und Größenveränderungen lassen sich so leicht feststellen. Gegebenenfalls muss noch eine Blutprobe abgegeben werden.

Wenn man Sie an eine Klinik oder zur Physiotherapie überweist, dann werden Sie vielleicht noch einmal untersucht oder müssen weitere Proben abgeben. Es ist auch möglich, dass ein MRT oder andere Untersuchungen durchgeführt werden. All das dient dazu, die beste Behandlung und Hilfe für Sie zu organisieren. Oder wie Carol zu sagen pflegte: Halten Sie durch! Sie schaffen das!

Adressen und Hilfe bei körperlichen Problemen

Im Internet finden Sie jede Menge Informationen, von Chats und Hotlines mit Physiotherapeuten und anderen Experten bis hin zu Foren, in denen Sie durch den Austausch mit anderen Betroffenen – den Schlüpfer-Veteraninnen und Überlebenden der Inkontinenz – Trost und Unterstützung finden und Hoffnung schöpfen können. Bevor Sie allerdings beginnen, sich selbst zu behandeln, sollten Sie sich ärztlich beraten lassen, damit Sie wissen, wo genau Ihr Problem liegt. Es gibt viele Arten von Inkontinenz, und manchmal leiden Menschen unter mehreren Formen gleichzeitig. Es ist also in jedem Fall eine gute Idee, zuerst einmal herauszufinden, womit genau Sie es zu tun haben, bevor Sie Ihr Leben umstellen.

Im Folgenden finden Sie verschiedene Internetseiten, die ich sehr hilfreich finde.* Einige verfolgen alternative Ansätze und einige sind Seiten von bekannten Herstellern, aber ich empfehle hier keine besonders und habe auch keine finanziellen Vorteile dadurch, dass ich sie hier aufliste.

- *www.kontinenz-gesellschaft.de* – Auf der Website der Deutschen Kontinenz-Gesellschaft finden Sie umfangreiche Informationen zum Thema, z. B. zahlreiche Downloads, nach PLZ sortierte Kontinenz- und Beckenbodenzentren sowie ärztliche Beratungsstellen und Vorträge von Spezialisten.
- *www.tena.de* – Hier finden Sie Ratschläge und Ressourcen von Einlagenherstellern sowie die Option, Gratisproben zu bestellen. Es gibt Rubriken für Frauen und Männer, für Betroffene und auch für Pflegende.

* Anm. d. Verlags: Die hier genannten Informationen entsprechen nur teilweise den Angaben in der englischen Originalausgabe. Sie wurden für den deutschsprachigen Raum angepasst.

- *www.alwaysdiscreet.de* – Auch dieser Hersteller bietet Beratung und Unterstützung zum Thema Inkontinenz, inklusive der Möglichkeit, Produkte online zu bestellen, wenn man sich schämt, sie im Supermarkt oder in der Drogerie zu kaufen.
- *www.familienplanung.de* – Hier finden Sie umfangreiche Informationen zu allem rund um die Geburt und auch zu Geburtsverletzungen.
- *www.inkontinenz-selbsthilfe.com* – Dieser gemeinnützige Verein setzt sich seit vielen Jahren für Betroffene ein. Auf der Seite finden sich zahlreiche Informationen sowie ein Forum für den Austausch und richtet sich an Frauen und Männer gleichermaßen.
- *www.cantienica.de* – Hier finden Sie Informationen zu einem speziellen Beckenbodentraining sowie eine Übersicht, wo Kurse stattfinden (meist findet sich auch eine zertifizierte Trainerin in Wohnortnähe).
- *www.ag-ggup.de/therapeutenliste/therapeutenliste-beckenboden/* – Auf der Seite der „Arbeitsgemeinschaft Gynäkologie, Geburtshilfe, Urologie und Proktologie“ im deutschen Verband für Physiotherapeuten findet sich eine nach PLZ sortierte Übersicht mit Beckenboden-Spezialisten.
- *www.fistula.de* – Eine gemeinnützige Organisation, die es sich zum Ziel gesetzt hat, Frauen zu helfen, die unter Geburtsverletzungen und insbesondere Fisteln leiden und in vielen Teilen der Welt stigmatisiert werden.

Wenn Sie Probleme haben, eine schwierige oder traumatische Geburt oder eventuell daraus resultierende Verletzungen zu verarbeiten, gibt es spezielle Beratungsstellen, an die Sie sich wenden können. Fragen Sie bei Ihrer Krankenkasse nach. Inzwischen gibt es auch die Möglichkeit, einen Ersttermin bei einem Facharzt (mit Überweisung) oder für eine psychotherapeutische Beratung (ohne Überweisung) innerhalb von vier Wochen zu bekommen. Hierfür rufen Sie (in Deutschland) die Nummer 116 117 des ärztlichen Bereitschaftsdienstes an oder nutzen das Formular auf der Internetseite: *www.eterminservice.de*

Adressen und Hilfe bei seelischen Problemen

Denken Sie daran: Ihr Gehirn ist ein Teil Ihres Körpers, es braucht auch Zuwendung und Aufmerksamkeit.

Ich habe ausführlich beschrieben, welchen Einfluss eine traumatische Geburt und ein tabuisiertes körperliches Problem auf meine Psyche hatten. Genau wie bei Inkontinenz kann es auch hier schwierig sein, aktiv zu werden und sich Hilfe zu suchen, oder auch nur zu erklären, wie man sich fühlt. Vielleicht fühlen Sie sich einsam, frustriert, weinerlich, isoliert, traurig, erschöpft und verzweifelt. Doch auch hier gibt es eine Menge Dinge, die helfen können, von Medikamenten bis hin zu unterschiedlichen Therapien; viele der Kosten trägt die Krankenversicherung, manches muss aber auch privat finanziert werden.

Ihr Hausarzt, Ihre Gynäkologin oder Ihre Hebamme sind gute erste Anlaufstellen, um herauszufinden, welche Hilfen zur Verfügung stehen und wie man auf eine Besserung hinarbeiten kann.

Ebenso wie bei Inkontinenz sollten Sie auch bei seelischen Problemen zunächst das Gespräch mit einer medizinischen Fachkraft suchen. Es gibt allerdings auch einige telefonische und Online-Angebote, die hilfreich sein können, wenn Sie sich wirklich schlecht fühlen und dringend mit jemandem sprechen müssen. Die folgenden Angebote können eine Unterstützung sein:

- *www.telefonseelsorge.de* – Unter der kostenfreien Rufnummer 0800 / 111 0 111 und 0800 / 111 0 222 sind Tag und Nacht geschulte Gesprächspartner für ein anonymes Gespräch zu erreichen. Wenn Sie lieber schreiben statt telefonieren möchten, besteht auch die Möglichkeit per E-Mail oder Chat Kontakt aufzunehmen. (Auch in Österreich und der Schweiz existiert ein vergleichbares Angebot.)

- *www.profamilia.de* – pro familia ist die größte nichtstaatliche Organisation in Deutschland für Sexual-, Schwangerschafts- und Paarberatung. Die mehr als 180 Beratungsstellen gibt es in fast allen größeren Städten. Zusätzlich besteht auch die Möglichkeit der Online-Beratung.
- *www.deutsche-depressionshilfe.de* – Die Stiftung bietet auf ihrer Internetseite zahlreiche Informationen sowie die Möglichkeit, sich telefonisch beraten zu lassen unter 0800 / 334 45 33.
- *www.diskussionsforum-depression.de* – Dieses Online-Forum wird unterstützt von der oben genannten Stiftung Deutsche Depressionshilfe.
- *www.eltern.de* – Die Zeitschrift bietet auf ihren Internetseiten im Servicebereich ein Forum, im dem sich Betroffene in verschiedenen Gruppen austauschen können, u. a. zum Thema „Körper nach der Schwangerschaft".
- *www.frauengesundheitsportal.de* – Die Online-Plattform der deutschen Bundeszentrale für gesundheitliche Aufklärung bietet zahlreiche Informationen zur Gesundheit von Frauen sowie eine Übersicht von Selbsthilfegruppen zu verschiedenen Themen.

Literaturverzeichnis

Seite 6

1. www.duden.de/rechtschreibung/Stigma
2. www.wfip.org/world-continence-week-2019

Vorwort von Elaine Miller

1. www.ics.org/Publications/ICI_5/INCONTINENCE.pdf
2. Craig P, Dieppe P, Macintyre S, Michie SN, I., Petticrew M.: „Developing and evaluating complex interventions: the new Medical Research Council guidance“, in: *MMJ* 2008;337(a1655)
3. Hunskaar S., Lose G., Sykes D., Voss S.: „The prevalence of urinary incontinence in women in four European countries“, in: *BJUI* 2004(93):324–30
4. Woodley S.J., Boyle R., Cody J.D., Mørkved S, E.C. H-S.: „How effective are pelvic floor muscle exercises undertaken during pregnancy or after birth for preventing or treating incontinence?“, in: *Cochrane Library*, 2017
5. Schreiber Pedersen L., Lose G., Høybye M.T., Elsner S., Waldmann A., M. R.: „Prevalence of urinary incontinence among women and analysis of potential risk factors in Germany and Denmark“, in: *Acta Obstet Gynecol Scand.* 2017; 98(8):939-48
6. Lang K., Alexander I.M., Simon J., Sussman M., Lin I., Menzin J., et al.: „The impact of multimorbidity on quality of life among midlife women: findings from a U.S. nationally representative survey“, in: *Journal of Women's Health*, 2015;24(5):374-83
7. www.bmj.com/rapid-response/2011/10/29/research-expert-patient-concept

Kapitel 1

1. www.nct.org.uk/about-us/news-and-views/news/breaking-taboo-incontinence-after-childbirth
2. Kegel, Arnold H.: „The Nonsurgical Treatment of Genital Relaxation“, in: *West, Med & Surg.* 31: 213-216, Mai 1948; Kegel, Arnold H.: „Progressive Resistance Exercise to the Functional Restoration of the Perineal Muscles“, in: *Am. J. Obst. & Gynec.* 56: 238-248, August 1948; Kegel, Arnold H.: „The Physiologic Treatment of Poor Tone and Function of the Genital Muscles and of Urinary Stress Incontinence“, in: *West, J. Surg., Obst. & Gynec.* 57: 527-535, November 1949

Kapitel 2

1. https://rdcu.be/b2nVV

2. Ein Blick auf Schwangerschaft und Geburt, wie sie in den Medien dargestellt werden: „Is it realistic?“ von Ann Luce, Marilyn Cash, Vanora Hundley, Helen Cheyne, Edwin van Teijlingen, Catherine Angell

Kapitel 3

1. „Kindliches Leid“ von William Blake, aus: *Lieder der Unschuld und Erfahrung*, neu übersetzt von Thomas Eichhorn, in: *Zwischen Feuer und Feuer, Poetische Werke*, dtv 2007

Kapitel 5

2. Plath, Sylvia: „Morning Song“, aus: *Ariel*, Faber & Faber 1965. © 1961 Ted Hughes; mit freundlicher Genehmigung von HarperCollins Publishers

Kapitel 7

1. www.sciencedaily.com/releases/2011/06/110620103941.htm
2 .„Verbindung ist alles“, in: Forster, Edward M.: *Wiedersehen in Howards End*, München: Nymphenburger 2002

Kapitel 8

1. Bristol-Stuhlformen-Skala, aus: *Skandinavian Journal of Gastroenterology*, 1997 (auch: de.wikipedia.org/wiki/Bristol-Stuhlformen-Skala)
2. www.theguardian.com/commentisfree/2016/nov/02/french-mothers-bladder-incontinence-nadia-sawalha
3. www.obgyn.net/hysterectomy/urinary-incontinence-closet-condition

Kapitel 9

1. „The Tunning of Elynour Rummyng“, in: *The Poetical Works of John Skelton*, Band 1, angelehnt an die Ausgabe von Revd. Alexander Dyce, In Three Volumes, Vol. 1, Riverside, Cambridge, 1855, S. 110
2. Ibid, S. 122, Zeilen 372-377

Kapitel 13

1. Der Begriff wurde 2014 nochmals aktualisiert zu *fysioterapeuterna*: www.wcpt.org/news/name-changein-Sweden-Apr14
2. Arnold H. Kegel: „Stress Incontinence and Genital Relaxation“, in: *CIBA Clinical Symposia*, Feb-Mar 1952, Vol. 4, Nr. 2, S. 35-5, aus: www.physio-pedia.com/index.php?title=Kegel%27s_Exercise_:_Females&oldid=200899

Kapitel 15

1. ww.cfmedicine.nlm.nih.gov/physicians/biography_35.html

2. www.broughttolife.sciencemuseum.org.uk/broughttolife/people/elizabeth garrettanderson
3. www.discovery.nationalarchives.gov.uk/details/r/8786bc82-6daa-4ef5-90d2-5481d937ae7a; www.books.google.co.uk/books?id=G4xbAAAAQAAJ
4. Ibid.
5. www.aihw.gov.au/reports/disability/incontinence-in-australia/contents/table-of-contents
6. www.bmj.com/company/newsroom/investigation-exposes-vaginal-mesh-scandal-that-has-left-thousands-of-women-irreversibly-harmed
7. www.scotsman.com/news-2-15012/mesh-implant-listed-as-cause-of-death for-first-time-1-4795723
8. Hui Ling Ong, Inna Sokolova, Holly Bekarma et al.: „Development, validation and initial evaluation of patient-decision aid (SUI-PDA ©) for women considering stress urinary incontinence surgery“, in: *International Urogynecology Journal, Springer Nature*, 1.1.2019, in: www.doi.org/10.1007/s00192-019-04047-z
9. Hoffman, K.M., Trawalter, S., Axt, J.R., Oliver, M.N.: „Racial bias in pain assessment and treatment recommendations, and false beliefs about biological differences between blacks and whites“, in: *Proc Natl Acad Sci USA*, 2016; 113(16):4296-4301, in: doi:10.1073/pnas.1516047113, auch: www.bbc.co.uk/news/uk-england-47115305
10. www.history.com/news/the-father-of-modern-gynecology-performed-shock ingexperiments-on-slaves
11. www.rmg.co.uk/discover/behind-the-scenes/blog/removing-bladder-stone size-tennis-ball

Kapitel 17

1. Butler, R.J., Heron, J.: „The prevalence of infrequent bedwetting and nocturnal enuresis in childhood: A large British cohort“, in: *Scandinavian Journal of Urology and Nephrology* 42, 2008: S. 257-64

Kapitel 18

1. Szatrowski, Polly E.: *Language and Food: Verbal and nonverbal experiences*, John Benjamins Publishing Company, 2014
2. www.coloplast.co.uk/peristeen-anal-plug-en-gb.aspx#section=product-de scription_3
3. www.theguardian.com/uk/1999/oct/05/vivekchaudhary
4. www.telegraph.co.uk/culture/tvandradio/11126835/Lynda-Bellingham-inter view-Im-readyto-let-nature-take-its-course.html
5. Rubin, E.B., Buehler, A.E., Halpern, S.D.: „States Worse Than Death Among Hospitalized Patients With Serious Illnesses“, in: *JAMA Intern Med.* 2016; 176(10): 1557-1559, in: doi:10.1001/jamainternmed.2016.4362

Kapitel 19

1. Jeanette Winterson: *Auf den Körper geschrieben*, Kein & Aber, 2020

2. www.msf.org.uk/issues/fistula
3. www.mariecurie.org.uk/globalassets/media/documents/research/publications/continence-report.pdf
4. Combaz, N., Kuhn, A.: „Long-Term Urogynecological Complications after Sex Reassignment Surgery in Transsexual Patients: a Retrospective Study of 44 Patients and Diagnostic Algorithm Proposal“, in: *Am J Urol Res.* 2017;2(2): 038-043, in: www.scireslit.com/Urology/AJUR-ID21.pdf
5. www.glaad.org/reference/transgender; www.obgyn.onlinelibrary.wiley.com/10.1111/aogs.12618

Kapitel 21

1. www.gfi forum.com/incontinence
2. Geschätzte Zahlen zu Inkontinenz-Betroffenen: International Continence Society Fact Sheets, A Background to Urinary and Faecal Incontinence, www.ics.org
3. www.bhf.org.uk/-/media/files/research/heart-statistics/physical-inactivity-report---mymarathon-final.pdf

Kapitel 22

1. Jimmy Carr, Lucy Greeves, Michael Joseph: *The Naked Jape: Uncovering the Hidden World of Jokes*, Michael Joseph Ltd., 2006
2. www.psychologytoday.com/us/blog/snow-white-doesnt-live-here-anymore/200910/your-humor-your-strength-your-creativity-your

Kapitel 23

1. www.tena.us/on/demandware.store/Sites-Tena_US-Site/en_US/FearlessStories-Women; www.tena.us/on/demandware.store/Sites-Tena_US-Site/en_US/FearlessStories-Men

Kapitel 24

1. www.i.emlfiles4.com/cmpdoc/9/7/2/8/1/1/files/47633_mesh-letter-to-acute-ceos-and-mds.pdf

Sind Sie auch nicht ganz dicht?

1. Sinclair, A.J., Ramsay, I.N.: „The psychosocial impact of urinary incontinence in women“, in: *The Obstetrician & Gynaecologist*, 2011;13:143-148, in: www.obgyn.onlinelibrary.wiley.com/doi/pdf/10.1576/toag.13.3.143.27665

Danksagung

Mein Dank gilt allen Mitarbeiterinnen und Mitarbeitern bei *Green Tree* und *Bloomsbury*, die meine Ergüsse gelesen haben, insbesondere natürlich meiner wundervollen Lektorin Charlotte Croft, die das Konzept dieses Buchs von Anfang an verstanden und mir geduldig verschiedenste Begriffe für das weibliche Geschlechtsorgan aufgelistet hat. Sarah Skipper und Helen Williamson danke ich für ihre Solidarität, Güte und wunderbare Überarbeitung und Jasmine Parker für die Zeichnungen. Es tut mir leid, was ihr alles mit mir durchmachen musstet. Meiner Agentin Julia Silk gilt mein Dank dafür, dass sie mich als Klientin angenommen hat, als ich noch voller Wut und Empörung steckte, und mir geholfen hat, aus dem Ganzen ein Buch zu machen: Du hattest *mit allem* Recht. Ich hoffe, wir haben etwas erschaffen, auf das wir alle stolz sein können. Dank gebührt auch meiner „Brieffreundin“ Deborah Crewe – für gute E-Mails, das Mögen meiner Witze, das Lesen eines kompletten Blogs und dass du mich dazu gebracht hast, ein Angebot zu schreiben. Wenn ich ganz ehrlich bin, dann weiß ich nicht, womit ich euch alle verdient habe.

Danke an meinen Mann Robin und unsere Jungs, über die es zu viel zu sagen gibt und ohne die all das nichts wert wäre: Ihr habt mich gelehrt, worum es bei der Liebe am Ende geht. Mama, Papa, Alice, Rosie und Martha – bitte entschuldigt das viele Fluchen, und ich danke euch. Ihr habt mich als Erste gelehrt, was Liebe ist.

Ich danke all den Menschen und Institutionen, die mit ihrem Fachwissen zu diesem Buch beigetragen haben, einschließlich Elaine Miller, Mars Lord, Rachel Boyce, Katharine Lough, Nicolette Zeeman, Lois Boyle, Vicky Franks, Pippa Mundy, Patrick Campbell, Amy Peake, Mary Lynne van Poelgeest, Stephanie Taylor, Myra Robson, Kath Samson, Viv Grey, Ella Hoskin, *Pelvic Roar, Freedom From Fistula*, den Leuten von der *Bladder and Bowel Community*, IFCP und vielen anderen, die ich hier nicht namentlich aufführe, die mir aber so viel gegeben haben. Danke an *The Pool* (RIP) dafür, dass ich mit ihnen ins Gespräch kommen konnte. Und an den *Naked Podcast*, bei dem ich üben konnte, alles offenzulegen.

Elaine Miller, ich fühle mich geehrt, dass du an meiner Seite stehst. Wie alle im Gesundheitswesen, die Tag für Tag daran arbeiten, Menschen mit Inkontinenz zu helfen, sollen deine Wege mit Rosen gepflastert sein. *#SMASHTHESTIGMA*

Weiterhin gilt mein Dank den wunderbaren Physiotherapeutinnen, Schwestern, Ärzten, Hebammen, Chirurgen, Arzthelferinnen, Apothekerinnen und anderen Fachkräften, die in den schlimmsten Zeiten für mich da waren, mich auf unterschiedliche Weise wieder auf die Beine brachten und mir Mitgefühl, Hilfe und Hoffnung gaben. Wie viele andere habe ich euch hier anonymisiert und teilweise zu einer Person verschmolzen, aber ich hoffe, ihr wisst, dass ich mich an jede und jeden Einzelnen erinnere und immer für die aufmunternden Worte dankbar sein werde (vor allem, wenn ich am Boden war). Dieses Buch ist genauso sehr euch gewidmet wie allen anderen.

Ich danke meinem Buchclub STBC (plus Lea), der so viel mehr ist als das. Ihr habt mir Käse, Wein und Liebe angeboten, als ich an einem Tiefpunkt in meinem Leben zu euch stieß. Becky Rykalski danke ich für viele Dinge, einschließlich ihrer Großzügigkeit, euch alle mit mir zu teilen. Ihr seid einfach nur großartig.

Die Mitglieder meiner Schreibgruppe – Ellen Hewing, Tammy Hoyle, Alex Sarll, Tamar Burman – durften die schlimmsten Passagen zuerst hören. Danke, dass ihr nicht schreiend aus meiner Küche gerannt seid.

Vielen Dank an die wunderbaren Seelen (und großartigen Freunde), die meine ersten Entwürfe gelesen und Erkenntnisse beigetragen haben, bei denen sie manchmal ihre Komfortzone verlassen mussten, insbesondere Scott Pack, Beck Bream, Catherine Baigent, John Oates, Antonia Thompson, Kath Aiken, Ellie Levenson und Matt Shinn (trotz seiner schrecklichen Ratschläge, was Buchtitel angeht). Kerry Smith danke ich für das zweimalige Lesen, Jess Ruston für die Freundschaft um 5 Uhr morgens, Rachel Harris dafür, dass sie die netteste Gynäkologin der

Welt ist, und Sophie Ranald für großartige Ratschläge beim zweiten Entwurf.

Und dann ist da noch der Rest von euch – wunderbare Menschen, die für mich da waren, im Berufs- wie im Privatleben, in guten wie in schlechten Zeiten, als Mutter und Freundin, online und offline. Hier gilt mein Dank insbesondere Alison, Billie, Caitlin, Cathy, Clare, Claudia, Emma, Emily, Hamira, Heidi, Leah, Mel, Neil, Sal, Sheryll, Tanya, den NCT-Alumni, *The Kids*, *Mums on the Run*, meinen Kollegen, insbesondere den Millenials, den Jungs, die vorbestellt haben, und meinem persönlichen Kommunikationsteam. Und ein Gruß an *Big Green Bookshop*, *The All Good Bookshop* und Chris Brosnahan für Retweets, Empfehlungen und dass ihr einer unter Schlafentzug leidenden Kundin, die etwas schreiben wollte, aber nicht wusste, was genau, Mut gemacht habt.

Mein besonderer Dank geht an Cath Dean, meine furchtlose Cheerleaderin. Du hast den Entwurf zuerst gelesen und warst auch die Erste, die mir dazu gratuliert hat, dass tatsächlich ein Buch daraus wird. Ich wünschte, du wärst hier und könntest das erste Exemplar in den Händen halten.

Luce Brett, Februar 2020

Stichwortverzeichnis

ÜBER DIE AUTORIN

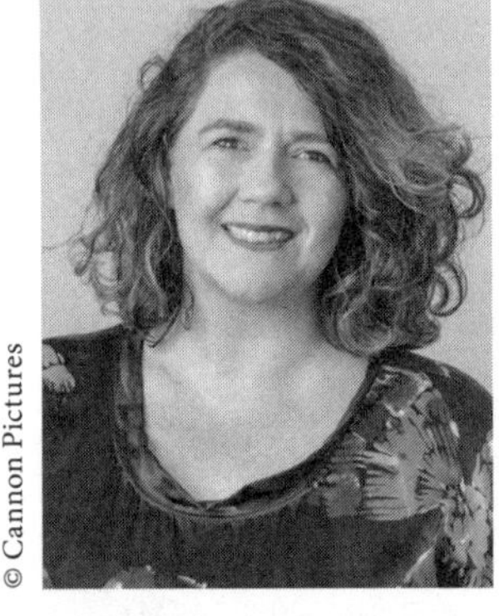

© Cannon Pictures

Luce Brett, Jahrgang 1977, wuchs in London auf. Alles, was sie seinerzeit über ihren Intimbereich wusste, hatte sie in Teenagerzeitschriften gelesen, von den älteren Schwestern ihrer Freundinnen gehört, sich mithilfe der Anleitung aus einer Tamponschachtel zusammengereimt und beim heimlichen Lesen der feministischen Bücher ihrer Mutter erfahren. Dieses vermeintlich umfangreiche Wissen reichte allerdings nicht aus, um sie auf die Geburt ihres ersten Kindes vorzubereiten, geschweige denn auf die Geburtsverletzungen und die darauf folgende Inkontinenz.

Schonungslos ehrlich und mit trockenem Humor schreibt die inzwischen zweifache Mutter über ihre Erfahrungen und die Jahre nach der traumatischen Geburt, in denen sie weder ihren Beckenboden noch ihre Blase unter Kontrolle hatte.

Luce Brett engagiert sich dafür, das Stigma rund um das Tabuthema Inkontinenz aufzulösen. In vielen Interviews und Gastbeiträgen, unter anderem für die *BBC* und die *New York Times*, spricht sie über ihre Erfahrungen und setzt sich für die körperliche und seelische Gesundheit von Frauen ein.

Wie es der Zufall so will, beginnt die World Continence Week, die das Thema Inkontinenz in das öffentliche Bewusstsein rücken will, jedes Jahr am Geburtstag der Autorin.

Luce Brett ist auch auf Twitter: @lucebrett